◆成人看護学◆
リハビリテーション看護論
【第3版】

愛媛県立医療技術大学保健科学部教授　　　上智大学総合人間科学部看護学科教授

中　西　純　子　　　　　石　川　ふみよ

編　集

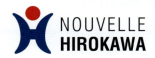

執筆者一覧 (50 音順)

粟生田　友　子	埼玉医科大学保健医療学部看護学科教授	
浅　元　美津子	札幌麻生脳神経外科病院看護科長	
飯　野　智恵子	札幌麻生脳神経外科病院看護部長	
石　川　ふみよ	上智大学総合人間科学部看護学科教授	
石　﨑　由加利	東京湾岸リハビリテーション病院	
石　原　さとみ	NTT 東日本伊豆病院／脳卒中リハビリテーション看護認定看護師	
伊　東　由美子	長崎リハビリテーション病院	
植　田　喜久子	日本赤十字広島看護大学看護学部教授	
奥　田　美　恵	愛媛県立医療技術大学保健科学部講師	
小　澤　尚　子	常磐大学看護学部准教授	
窪　田　　　静	愛媛県立医療技術大学保健科学部准教授	
後　藤　由　美	いわてリハビリテーションセンター	
齋　藤　　　健	札幌麻生脳神経外科病院看護科長	
斉　藤　結　香	東京湾岸リハビリテーション病院	
佐　藤　綾　子	札幌麻生脳神経外科病院看護科長	
鈴　木　千佳代	聖隷浜松病院看護部課長／脳卒中リハビリテーション看護認定看護師	
髙　木　朋　子	東京湾岸リハビリテーション病院／脳卒中リハビリテーション看護認定看護師	
高　崎　良　子	東京都リハビリテーション病院／皮膚・排泄ケア認定看護師	
高　橋　仁　美	札幌麻生脳神経外科病院副看護部長	
寺　尾　　　洋	東京都リハビリテーション病院／摂食・嚥下障害看護認定看護師	
中　西　純　子	愛媛県立医療技術大学保健科学部教授・学部長	
中　信　利恵子	日本赤十字広島看護大学看護学部教授	
中　村　里　江	近森リハビリテーション病院シニア看護師長	
畠　山　恵　美	札幌麻生脳神経外科病院／皮膚・排泄ケア認定看護師	
前　田　美貴子	札幌麻生脳神経外科病院看護科長	
宮　内　清　子	愛媛県立医療技術大学客員教授	
宮　内　康　子	オアシス湘南病院看護部長	
武　藤　則　子	札幌麻生脳神経外科病院看護科長	
持　木　香　代	厚木看護専門学校総括主査	
森　本　雅　史	長崎リハビリテーション病院	
矢　後　佳　子	神奈川リハビリテーション病院看護科長／皮膚・排泄ケア認定看護師	
山　本　恵　子	九州看護福祉大学看護学科教授	
渡　辺　小百合	愛媛県立中央病院看護長	

第3版まえがき

　本書『リハビリテーション看護論』は，心身の機能・構造になんらかの障害を有し，日々の生活や社会生活に支障をきたした人とその家族が，障害を抱えながらもその人らしい生活を再構築していく過程を支援するための理論と実践方法を提供しています．第2版の刊行から10年余りが経過し，その間に，少子・高齢化はますます進み，地域包括ケアシステムの構築と医療機能の分化・強化，連携の推進が強く求められています．このような変化に合わせて，このたび本書は第3版として大幅な改訂を行いました．パートⅠの理論編，パートⅡの実践編，最後に事例編を加えた3部構成は従来どおりとしましたが，章立てを見直し，旧版と同じ項目についても最新の動向やデータに更新しました．

　パートⅠ：理論編では，リハビリテーション看護の考え方やリハビリテーション看護を展開していく基本的枠組み，看護の果たすべき役割，障害者施策の変遷とリハビリテーションにおける倫理的原則，経過別リハビリテーション看護など，実践の基盤となる考え方や理論について示しています．今回の改訂ではⅡ章に「倫理的課題」の項を新たに設けるとともに，重複をできるだけなくすよう旧版の「リハビリテーションを必要とする人の特徴と理解」の章は，Ⅲ章「経過別リハビリテーション」のなかに統合しました．

　パートⅡ：実践編では，障害を抱える人に共通する看護援助について，根拠に基づいた実践的な内容を事例やコラムを交えながら展開しています．今改訂では，Ⅳ章6節「生活の再構築を支える社会資源の活用」のなかに「福祉用具の活用」と「地域生活への移行支援」という新たな項を加えました．さらに，旧版の「機能障害別リハビリテーション看護」の章を，Ⅴ章「疾患別リハビリテーション看護」とⅥ章「生活機能障害別リハビリテーション看護」という異なる切り口で再構成しました．Ⅴ章では4つの代表的な疾患について急性期から生活期（維持期）までトータルな看護の視点で解説しています．Ⅵ章では嚥下，排泄，言語，高次脳機能，視覚，聴覚機能の障害を取り上げ，各機能障害のメカニズムやメカニズムに対応したケア方法に焦点を当てています．なお，今回，リハビリテーション看護の範囲の全体像は理論編で示しつつも，実践編では循環器・呼吸器・がん等は他書にゆだねることとし，割愛しました．生活行動障害により直結する疾患および障害に焦点を当てています．

　パートⅢ：事例編では，看護の実際がイメージできるように特徴的な3つの事例に絞って看護過程の展開を紹介し，事例のポイントをまとめました．

　本書が，多くの看護学生，看護教員，看護実践者に使用していただくことができ，障害を負った人々の回復支援に役立つことを願っています．

2018年11月

編　者

目　次

パートⅠ　理論編 ……………………………………………… *1*

Ⅰ　リハビリテーション看護の考え方 …………………… （中西純子）*3*

1．リハビリテーションの歴史と理念　*4*
1）リハビリテーションとは　*4*
（1）語源，概念の変遷　*4*
（2）「人間らしく生きる」権利の回復　*4*
2）リハビリテーション医学の歴史　*5*
3）リハビリテーション看護の歴史　*5*
（1）研究会から学会の発足へ　*5*
（2）基礎教育での位置づけ　*6*
4）リハビリテーション看護とは　*6*
（1）アメリカ看護師協会による定義　*6*
（2）日本における定義　*6*

2．リハビリテーションを必要とする人　*7*
（1）その人らしく生活することが障害された人　*7*
（2）生活活動を成り立たせる機能が障害された人　*8*
（3）法律に規定された障害者　*8*

3．チームアプローチと看護師の役割・専門性　*9*
1）チームを構成するメンバー　*9*
2）協働のあり方　*9*
（1）患者・家族を中心に　*9*
（2）異なる視点や意見の交換と相互理解　*9*
（3）チームのなかの看護師　*10*
（4）リハビリテーション看護の専門性　*10*

4．リハビリテーション看護の展開　*12*
1）リハビリテーション看護を展開する枠組み　*12*
（1）国際生活機能分類（ICF）　*12*
（2）ICFに基づくアプローチ　*14*
（3）ICFと看護過程　*15*
2）リハビリテーション看護展開のポイント　*15*

vi　目　次

　　（1）日常生活行動を通して機能回復をはかる　*15*
　　（2）心身状態の観察と環境整備　*16*
　　（3）本来のその人らしさの尊重　*16*
　　（4）自然の動きを阻害しない介助技術　*17*
　　（5）学習理論の活用　*17*

Ⅱ 障害者施策の変遷と倫理的課題 ………………………………… *19*

1．「障害者」の定義と概況　（宮内清子）*20*
　1）「障害」という特性をどうとらえるか　*20*
　　（1）障害者の権利宣言　*20*
　　（2）障害者基本法　*20*
　　（3）身体障害者福祉法　*21*
　2）身体障害者数の推移・状況　*21*
　　（1）身体障害者（児）数の推移　*21*
　　（2）身体障害者（児）の年齢階層別状況　*22*
　　（3）身体障害者（児）の障害の程度別状況　*23*
　　（4）身体障害の原因別状況　*23*

2．施策と理念の発展　（宮内清子）*23*
　1）障害者施策の歩み　*23*
　　（1）戦後復興期：体制整備の時期　*25*
　　（2）高度成長期：発展の時期　*25*
　　（3）転換の時期：ノーマライゼーション思想の普及　*26*
　　（4）新たな改革の時期：自己選択・自己決定の実現へ　*28*
　2）障害者施策を支える主要概念　*31*
　　（1）ノーマライゼーション　*31*
　　（2）IL運動（自立生活運動）　*32*
　　（3）QOL（生活の質）　*33*

3．倫理的課題　（鈴木千佳代）*33*
　1）倫理とは　*34*
　　（1）文化的価値　*34*
　　（2）宗教的価値　*34*
　　（3）個人的価値　*34*
　　（4）専門的価値　*34*
　2）看護実践にとって重要な倫理原則　*34*
　3）看護者の倫理綱領　*35*
　4）リハビリテーションにおける倫理的課題　*35*

目　次　vii

（1）意思決定能力の問題　*35*
（2）患者の尊厳を考える　*36*
（3）インフォームドコンセントと自己決定　*36*
（4）平等な看護　*37*

Ⅲ　経過別リハビリテーション ………………………（石川ふみよ）*39*

1．リハビリテーションのステージ　*40*
1）ステージの考え方　*40*
2）各期区分の考え方　*41*

2．急性期のリハビリテーション看護　*41*
1）患者の状態の特徴　*41*
（1）身体面　*41*
（2）精神・心理面　*42*
（3）生活面　*42*
2）リハビリテーションの目的　*42*
3）看護援助　*43*
（1）進行・悪化の予防　*43*
（2）廃用症候群の予防　*43*
（3）リスク管理に基づいた訓練　*43*
（4）日常生活活動の援助　*43*
（5）患者の精神的援助　*44*
（6）家族の援助　*44*

3．回復期のリハビリテーション看護　*45*
1）患者の状態の特徴　*45*
（1）身体面　*45*
（2）精神・心理面　*45*
（3）生活面　*45*
2）リハビリテーションのポイント　*45*
（1）日常生活活動の拡大　*45*
（2）回復期リハビリテーション病棟の特徴　*46*
3）看護援助　*46*
（1）機能回復への援助　*46*
（2）日常生活活動拡大への援助　*46*
（3）再発防止・合併症予防に向けての援助　*47*
（4）心理的反応への援助　*47*

viii　目　次

4．生活期（維持期）のリハビリテーション看護　*47*
1）患者の状態の特徴　*47*
（1）身体面　*47*
（2）精神・心理面　*47*
（3）生活面　*48*
2）リハビリテーションのポイント　*48*
3）看護援助　*48*

5．急性期から生活期（維持期）におけるリハビリテーションの継続　*49*

パートⅡ　実践編 ……………………………………………… *51*

Ⅳ　リハビリテーションを必要とする人への看護援助 ……………… *53*

1．全身状態を整える看護援助　　（石川ふみよ）*54*
1）リハビリテーションの阻害要因　*54*
（1）血圧の変動　*54*
（2）高血糖　*54*
（3）誤嚥性肺炎　*55*
（4）栄養状態の低下　*55*
（5）せん妄　*55*
（6）抑うつ　*55*
2）体調管理　*56*
（1）血圧の管理　*56*
（2）血糖の管理　*56*
（3）誤嚥性肺炎の予防　*56*
（4）栄養状態の維持　*56*
（5）せん妄の予防　*58*
（6）心理的サポート　*58*
3）危険行為と安全管理　*58*
（1）危険行為の諸相と原因　*58*
（2）危険度のアセスメント　*61*
（3）危険行為を未然に防ぐには　*62*
4）障害を引き起こす要因と悪化（再発）防止　*65*
（1）高血圧　*65*
（2）糖尿病　*66*
（3）脂質異常症　*66*
（4）肥満　*67*

目 次　ix

2．身体機能維持・回復を促す看護援助　（石川ふみよ）**68**
　1）筋・骨格系障害，脳・神経系障害とアセスメント　**68**
　　（1）運動機能障害　**68**
　　（2）感覚機能障害　**70**
　　（3）嚥下機能障害　**74**
　　（4）排泄機能障害　**74**
　　（5）言語機能障害　**76**
　　（6）認知機能障害　**77**
　2）機能の維持・回復のための訓練　**78**
　　（1）ポジショニング　**78**
　　（2）関節可動域訓練（ROME）　**79**
　　（3）筋力強化訓練　**82**
　　（4）嚥下訓練　**83**
　　（5）言語訓練　**84**
　　（6）認知機能訓練　**85**
　3）不動・不活動による廃用性障害と予防　**86**
　　（1）廃用症候群とは　**86**
　　（2）主な廃用症候群と予防法　**86**
　　（3）全身のアセスメントと予防法の選択　**90**

3．障害を負った人の心を支える看護援助　（粟生田友子）**91**
　1）「障害がある」「障害を負う」ということ　**91**
　　（1）身体の回復過程と心の回復過程　**91**
　　（2）受障後の自己の存在価値　**92**
　2）アセスメントとケアの基本　**92**
　　（1）行動にあらわれる無意識の側面を理解する　**93**
　　（2）アセスメントの観点を広くもつ　**93**
　　（3）アセスメントと同時にケアも進むことを理解する　**93**
　　（4）ケアをする自分自身をよく認識する　**93**
　3）心理アセスメントの観点　**94**
　　（1）日常生活の変化を察知する　**94**
　　（2）心理テストの活用，精神症状のチェック　**97**
　4）障害受容　**97**
　　（1）受容とは　**97**
　　（2）自己受容と社会受容　**99**
　　（3）障害受容の段階論　**99**
　　（4）受障後に起こる心理社会的反応　**100**
　　（5）受障後の心理状態に影響するもの　**102**
　5）受障後の障害に対する心理反応への援助　**103**

x　目　次

（1）受障後早期　*103*
（2）回復期以降　*104*
（3）支援の目標　*105*
6）生きる力を育む意思決定支援　*105*
（1）「自立」の形とありよう　*105*
（2）病の体験と生きる力　*106*
（3）意思決定とは何か　*107*

4．ADLの再獲得を支援する看護援助　*109*
1）ADL再獲得のための援助（総論）　（中西純子）*109*
（1）ADLとセルフケア　*109*
（2）ADLの自立を支える条件　*110*
（3）ADL再獲得の理論的基盤　*112*
（4）ADL再獲得を促すプロセス　*113*
2）ADL再獲得のための援助（実践）　*117*
（1）移動と移乗　（齋藤　健）*117*
（2）食　事　（前田美貴子）*130*
（3）排　泄　（畠山恵美）*137*
（4）更　衣　（武藤則子）*142*
（5）清潔（入浴）　（飯野智恵子，佐藤綾子）*147*
（6）整容（洗面，歯磨き，ひげそり，整髪など）　（高橋仁美）*151*
（7）性行動　（浅元美津子）*154*

5．家族への支援　（奥田美恵）*159*
1）看護の対象としての家族　*159*
（1）家族看護理論　*159*
（2）リハビリテーションを必要とする患者・家族への視点　*160*
2）家族のアセスメント　*160*
3）家族の関係性を重視した支援　*161*
4）事　例　*162*

6．生活の再構築を支える社会資源　*165*
1）障害者ケアマネジメントの理念と過程　（宮内清子）*165*
（1）障害者ケアマネジメントの考え方　*165*
（2）ケアマネジメントの過程　*166*
2）QOL向上のための支援　（宮内清子）*168*
（1）日常生活・社会生活の自立を支える制度　*168*
（2）障害者の医療を支える制度　*173*
（3）障害者の就労を支える制度　*174*

目次　xi

　　　（4）経済的生活を支える制度　*176*
　2）福祉用具の活用　（窪田　静）*178*
　　　（1）障害者の自立生活，機能訓練に資する　*178*
　　　（2）看護職の身体損傷・離職を防ぐ　*178*
　　　（3）安全と安楽を担保する　*181*
　　　（4）用具の活用で新たな能力を獲得　*181*

7．地域生活への移行支援　（髙木朋子，石﨑由加利，斉藤結香）*183*
　1）在宅移行の促進因子・阻害因子　*183*
　　　（1）個人因子　*183*
　　　（2）環境因子　*184*
　2）事　例　*184*

Ⅴ　疾患別リハビリテーション看護 …………………………………*193*

1．脳卒中により片麻痺がある人の看護　（石原さとみ）*194*
　1）脳卒中の特徴　*194*
　　　（1）脳卒中とは　*194*
　　　（2）病態生理　*195*
　　　（3）心身・生活への影響　*197*
　　　（4）後遺症として最も多い片麻痺　*197*
　2）リハビリテーションの流れ　*197*
　　　（1）地域連携パスとチームアプローチ　*197*
　　　（2）回復過程での注意　*198*
　3）急性期のリハビリテーション看護　*198*
　4）回復期のリハビリテーション看護　*204*
　5）生活期（維持期）のリハビリテーション看護　*210*

2．脊髄損傷を負った人の看護　（宮内康子，矢後佳子）*212*
　1）脊髄損傷の特徴　*212*
　　　（1）脊髄損傷とは　*212*
　　　（2）病態生理　*213*
　　　（3）原　因　*214*
　　　（4）心身・生活への影響　*214*
　2）リハビリテーションの流れ　*215*
　3）急性期のリハビリテーション看護　*215*
　4）回復期のリハビリテーション看護　*222*
　5）生活期（維持期）のリハビリテーション看護　*228*
　6）看護の継続　*230*

xii　目　次

　　7）脊髄損傷者の未来　*231*

3．下肢切断を余儀なくされた人の看護　（山本恵子）*231*
　　1）下肢切断の特徴　*231*
　　　（1）下肢切断とは　*231*
　　　（2）病態生理　*231*
　　　（3）原　因　*232*
　　　（4）心身・生活への影響　*233*
　　2）リハビリテーションの流れ　*234*
　　　（1）切断術の決定から社会復帰まで　*234*
　　　（2）リハビリテーション各期における多職種の介入　*235*
　　3）急性期（周手術期）のリハビリテーション看護　*236*
　　4）回復期のリハビリテーション看護　*239*
　　5）生活期（維持期）のリハビリテーション看護　*241*

4．大腿骨近位部骨折を負った人の看護　（渡辺小百合）*243*
　　1）大腿骨近位部骨折の特徴　*243*
　　　（1）大腿骨近位部骨折とは　*243*
　　　（2）病態生理　*243*
　　　（3）原　因　*245*
　　　（4）心身・生活への影響　*245*
　　2）リハビリテーションの流れ　*245*
　　　（1）治　療　*245*
　　　（2）リハビリテーション　*246*
　　3）急性期（周手術期）のリハビリテーション看護　*246*
　　4）回復期のリハビリテーション看護　*250*
　　5）生活期（維持期）のリハビリテーション看護　*251*

Ⅵ　生活機能障害別リハビリテーション看護 ······················· *255*

1．嚥下障害がある人の看護　（寺尾　洋）*256*
　　1）嚥下障害の特徴　*256*
　　　（1）嚥下障害とは　*256*
　　　（2）病態生理　*256*
　　　（3）原　因　*257*
　　　（4）心身・生活への影響　*259*
　　2）リハビリテーションの流れ　*259*
　　3）看護の実際　*262*

2．排泄機能障害がある人の看護　　（高崎良子）264
1）排泄機能障害の特徴　264
（1）排泄機能障害とは　264
（2）病態生理　264
（3）原　因　267
（4）心身・生活への影響　268
2）リハビリテーションの流れ　268
（1）認知機能性尿失禁へのアプローチ　268
（2）脊髄損傷患者の自己導尿　269
（3）脊髄損傷患者の排便管理　270
3）看護の実際　271

3．言語障害（失語症）がある人の看護　　（持木香代）273
1）言語機能障害の特徴　273
（1）失語症とは　273
（2）病態生理　274
（3）原　因　275
（4）心身・生活への影響　275
2）リハビリテーションの流れ　276
3）看護の実際　276

4．高次脳機能（認知機能）障害がある人の看護　　（小澤尚子）279
1）高次脳機能障害の特徴　279
（1）高次脳機能とは　279
（2）病態生理　280
（3）原　因　282
（4）心身・生活への影響　283
2）リハビリテーションの流れ　283
（1）急性期　283
（2）回復期　284
（3）生活期（維持期）　285
3）看護の実際　286

5．視覚障害がある人の看護　　（植田喜久子）289
1）視覚障害の特徴　289
（1）視覚障害とは　289
（2）病態生理　289
（3）原　因　290
（4）心身・生活への影響　290

xiv 目 次

2）リハビリテーションの流れ　*290*

3）看護の実際　*290*

6. 聴覚障害がある人の看護　（中信利恵子）*296*

1）聴覚障害の特徴　*296*

（1）聴覚障害とは　*297*

（2）病態生理　*297*

（3）原　因　*298*

（4）心身・生活への影響　*299*

2）リハビリテーションの流れ　*300*

3）看護の実際　*300*

パートⅢ　事例編 ………………………………………… *307*

1. 脳卒中で片麻痺を残しながら自立，在宅復帰をはたす

（伊東由美子，森本雅史）*308*

2. 高次脳機能障害による危険，不安，混乱を乗り越え自信を取り戻すまで

（中村里江）*315*

3. 脊髄損傷を負った若年者の障害受容　　　　　（後藤由美）*323*

付録：用語の解説 …………………………………………*329*

索　引 …………………………………………………*333*

パートⅠ

理論編

I

リハビリテーション看護の考え方

― 学習目標 ―

1. リハビリテーションの本来の意味について理解する.
2. 国際生活機能分類（ICF）の考え方を理解する.
3. リハビリテーションチームにおける看護師の役割と機能について理解する.

リハビリテーションの歴史と理念

① リハビリテーションとは

リハビリテーションという用語は，一般には機能回復のための訓練ととらえられており，医療職においてさえ，理学療法士（physical therapist：PT）や作業療法士（occupational therapist：OT），言語聴覚士（speech-language-hearing therapist：ST）による訓練をさして「リハビリ」と呼称している現状がある．これら療法士による機能回復訓練はリハビリテーションの一部ではあるが，イコールではない．本来はもっと広く深い意味を有する概念である．

❶ 語源，概念の変遷

リハビリテーション（rehabilitation）という語は，語源的にはラテン語 rehabilitate という動詞を起源とし，これが名詞形になったものである． rehabilitation は，re（再び）＋ habilis（ふさわしい，適した）＋ ation（〜にすること）という構造をもっており，「再び人間としてふさわしい状態にすること」という意味である．

歴史的には，中世ヨーロッパで奪われた身分や特権の回復，教会からの破門の取り消しをさして用いられたのが最初とされている．近代においては，無実の罪の取り消し，すなわち名誉の回復などの意味に使われ，20世紀初頭には犯罪者の更生と社会復帰という意味にも使われた．20世紀中頃にかけて，戦争傷病兵の増加により，彼らの治療と社会復帰のニーズに応えるには医療・教育・職業・社会的活動を統合する必要があり，これをリハビリテーションと呼ぶことが提唱され，今日のように障害者に対するリハビリテーションとして定着していった．

❷ 「人間らしく生きる」権利の回復

つまり，リハビリテーションの本来の意味は，身体機能の回復のみならず，人格的・社会的な意味をも含んだ，人間が人間らしく生きるということに関与するあらゆる権利の回復，すなわち全人間的復権である．それは言い換えれば，「人がその人らしい生活あるいは人生を取り戻し維持していくことであり，またそのプロセス」であるといえる．

こうした考え方は，1922年の国際リハビリテーション協会（Rehabilitation International：RI，本部・ニューヨーク）の設立，1969年の第1回国際リハビリテーション医学会の開催などを経て，1981年には WHO（World Health Organization：世界保健機関）がこの年を国際障害者年と定めたことで，さまざまなリハビリテーションの取り組みがなされるようになり，世界各国に広がっていった．今日の具体的な意味でのリハビリテーションの定義はさまざまであるが，代表的なも

のは次のとおりである.

〔1〕WHO による定義（1981 年）

　リハビリテーションとは，能力障害あるいは社会的不利を起こす諸条件の悪影響を軽減させ，障害者の社会的統合を実現することをめざすあらゆる手段を含むものである．リハビリテーションは，障害者が環境に適応するように訓練するだけでなく，障害者の直接的環境および社会全体に介入して彼らの社会的統合を容易にすることを目的とする．障害者自身，その家族，そして彼らの住む地域社会はリハビリテーションに関する諸種のサービスの計画と実施に関与しなければならない.

〔2〕国連障害者世界行動計画による定義（1982 年）

　リハビリテーションとは，身体的，精神的，かつまた社会的に最も適した機能水準の達成を可能とすることによって，各個人が自らの人生を変革していくための手段を提供していくことをめざし，かつ時間を限定したプロセスである.

② リハビリテーション医学の歴史

　わが国では 1963 年に日本リハビリテーション医学会が創設され，1980 年に学会が認定するリハビリテーション専門医制度が発足した．しかしながら，2017 年時点でリハビリテーション専門医の数は 2,272 名[1] であり，どこにいっても専門医がいるというほど普及はしていない．この数は医学における他の専門医の数に比較すると非常に少ない．例えば，日本循環器学会が認定する循環器専門医の数は東京都だけで 3,941 名（2017 年 10 月現在)[2] である.

　また，ひとつの診療科として，臓器別ではない分野横断的な診療科をリハビリテーション科として標榜するようになったのは 1996 年のことである．さらに，2000（平成 12）年 4 月の診療報酬の改定において「ADL の向上」，「寝たきりの防止」，「家庭復帰の促進」を目的とした回復期リハビリテーション病棟が創設されるなど，リハビリテーションの重要性が一般にも医療制度のなかでも認知されるようになってきた.

③ リハビリテーション看護の歴史

① 研究会から学会の発足へ

　一方，わが国の看護においてリハビリテーションという言葉が取り扱われるようになったのは 1955 年の日本看護協会第 5 回総会におけるシンポジウムが最初と考えられている[3]．それ以前にもすでに欧米から rehabilitation という言葉は導入されてはいたものの，「療護」などの日本語に翻訳されて紹介されていた．その後，日本リハビリテーション医学会の設立や，リハビリテーションに従事する専門家として理学療法士・作業療法士らの教育制度がスタートし，「リハビリテーション」は訳語ではなく，そのままの用語で広まっていくこととなった.

　1970 年代には看護系の雑誌にリハビリテーションの特集記事が組まれるようになり，そして 1989 年に日本リハビリテーション看護研究会が発足した．さらにこれが発展し，1991 年には日本

6   I　リハビリテーション看護の考え方

リハビリテーション看護学会として再発足した．

② 基礎教育での位置づけ

　看護基礎教育において，1990年の看護カリキュラム改正では，リハビリテーション看護は基礎看護学の臨床看護総論という科目の教育内容として，急性期，慢性期，臨死期に並んで患者の経過別看護の1つとして位置づけられていた[4]．しかし，続く1997年の改正では教育内容の表示がなくなり，代わって「教育の基本的考え方」が表示され，そのなかでリハビリテーションという用語は「健康の保持増進，疾病予防と治療，リハビリテーション，ターミナルケア等，健康の状態に応じた看護を実践するための基礎的能力を養う」という一文のなかで扱われている[5]．

　1997年以降，リハビリテーション看護は，生活の再構築を必要とするような健康状態の人に対する看護として考えられており，基礎教育における扱われ方も変化してきているが，1つの科目として開講している教育機関は少なく，2016年に行った石川らの調査では約3割と報告されている[6]．

　しかしながら，1998年には文献検索誌である医学中央雑誌のキーワードに「リハビリテーション看護」が加えられた．これは，医療・看護の世界においてリハビリテーション看護が，ある一定の分野として認知されるようになったことを示している．

④ リハビリテーション看護とは

① アメリカ看護師協会による定義

　前述のとおり，「リハビリテーション看護」という用語は少しずつ認知されるようになってきたが，リハビリテーション看護とは何かという明確な定義がなされないまま，回復期に行う機能回復訓練あるいは社会復帰への援助というような狭い意味でとらえられてもきた．アメリカ看護師協会では，リハビリテーション看護を次のように定義している．

　　リハビリテーション看護とは，一時的に，または進行性に，あるいは恒久的に，その生理学的機能や心理的適応，社会生活，経済状態，職業などを妨げたり，変化させたりするような疾病または身体障害をもつ個人あるいは集団の看護である．リハビリテーション看護のめざすところは，合併症の予防，および身体的・心理社会的な健康の最善の回復と保持である[7]．

② 日本における定義

　表I-1にリハビリテーション看護のオピニオンリーダーたちによる発言と専門学会による定義を示す．これらを概観すると，共通していえるのはリハビリテーション看護がめざすものは，その生活の再自立あるいは再構築である．日米両国の定義を比較してみると，アメリカでは合併症の予防，健康の最大限の回復と保持が目標になっているのに対し，日本ではその先にある日常生活行動の自立に焦点が当てられていることがわかる．

表 I-1　日本におけるリハビリテーション看護の概念または定義

著者および団体	概念または定義
上田敏 (1985)[8]	リハビリテーション（全人的復権）を目的として，リハビリテーション的アプローチ（考え方，見方，対処の仕方）を身につけたナースによって，有機的に生き生きとリハビリテーション・チームの一員として，患者（障害者）の最良の利益を実現するために行われる良い看護である．
落合芙美子 (1990)[9]	リハ看護の対象者は，疾病や障害，老齢化にともなって本来は自分自身で行わなければならない生活行為（食事，排泄，生活，整容，移動など）の自立ができなくなり，生活上困難をきたした人たちである．それらの生活行為は日常生活動作（ADL）といって，人間が生きていくためには最低限自立していかなければならない生活行為の一つひとつであり，その再自立への働きかけをすることがリハ看護である．
奥宮暁子 (1996)[10]	一時的または永続的にその身体的（生理学的）機能や心理的・社会的自立を妨げる何らかの障害をもつ人々を対象とする看護であり，個々人が人間としての最善の機能を回復または保持し，その人なりの自立生活を送ることができるよう援助する組織的な営みである．
野々村典子， 石鍋圭子 (2001)[11]	リハビリテーション過程の促進をめざした多職間チームによるアプローチのなかで，身体的または精神的障害，慢性疾患，老化にともなう生活の再構築に直面した人々を対象に，可能な限りの自立と健康の回復・維持・増進によって生活の質を向上させるために，看護師の専門的な知識と技術をもって行うケアである．
NPO法人日本リハビリテーション看護学会[12]	リハビテーション看護とは，疾病・障害・加齢等による生活上の問題を有する個人や家族に対し，障害の経過や生活の場にかかわらず，可能な限り日常生活活動（ADL）の自立とQOL（生命・生活・人生の質）の向上を図る専門性の高い看護である．

2

リハビリテーションを必要とする人

❶ その人らしく生活することが障害された人

　では，リハビリテーションを必要とする人とは，どのような人たちだろうか．ここでは3つの視点から考えてみる．

　リハビリテーションとは「全人間的復権」であるという本来の意味から考えると，リハビリテーションを必要とする人とは，「人間らしくあるいはその人らしく生きることが損なわれている人」ということになる．その原因の多くは疾患や事故によるが，最近では加齢によって起こる心身機能の低下もリハビリテーションの対象であると考えられるようになっている．つまり，リハビリテーションを必要とする人とは，「疾患や事故，加齢によって，人間らしくあるいはその人らしく生きること，生活することが障害されており，その回復と維持のニードをもつ人」であり，すべての発達段階にある人が対象となる．

② 生活活動を成り立たせる機能が障害された人

　その人らしく通常の日常生活を送っていくためには，事物の知覚・認知ができ，手足を使って動くことができ，そのための活動エネルギーがつくり出せ，そして人と意思疎通できることが重要となる．これらの機能を構成している身体機能は主に，脳神経系，運動器系，感覚器系，心肺系である．つまり，これらの系の疾患または外傷を負う人がリハビリテーション看護の対象となりうる．

③ 法律に規定された障害者

　同様に，通常の生活が障害された人という視点からみると，わが国の障害者基本法の 2011 年改正では，「身体障害，知的障害，精神障害（発達障害を含む．）その他の心身の機能の障害がある者であって，障害および社会的障壁により継続的に日常生活または社会生活に相当な制限を受ける状態にあるもの」を“障害者”と定義している（第 2 条 1 項）．通常，身体障害者，精神障害者，知的障害者という言い方をするが，このうち身体障害は，視覚障害，聴覚・平衡機能障害，音声・言語・そしゃく機能障害，肢体不自由，内部障害（心臓機能障害，腎臓機能障害，呼吸器機能障害，膀胱・直腸機能障害，小腸機能障害，ヒト免疫不全ウイルスによる免疫機能障害，肝臓機能障害）に分類されている（身体障害者福祉法別表改正，2009 年）．これらの障害をもつとされる人もまた，リハビリテーション看護の対象となる人たちといえる．

Column

リハビリテーションの範囲とは

　これまでに刊行されているリハビリテーション看護に関する書籍や文献などでは，リハビリテーション看護が扱う範囲はさまざまである．例えば，運動機能障害，神経障害，認知機能障害のみを範囲とするものや，循環・呼吸機能障害，感覚障害，あるいは精神障害をも含めて扱うものもある．日本リハビリテーション看護学会では「リハビリテーション専門看護の在り方検討会」において，リハビリテーション専門看護師が扱う範囲を，他の専門看護分野との重なりを避け，年代では小児は小児看護にゆだねて成人・高齢者とし，障害の種類では，心臓や呼吸器などの内部障害については慢性期看護にゆだね，肢体不自由，感覚障害（聴覚・視覚），高次脳機能障害に限定することが提案されている [13]．

　これは，リハビリテーション医学においても同様で，リハビリテーション医学が対象とする障害は，歴史的背景から四肢，体幹の運動障害およびそれと関係の深い行動障害（失語，失行，失認，記憶などの高次脳機能障害）を含む広義の運動障害とされていた [14]．

　このように，医学においても看護においても，リハビリテーションの考え方に立った医療・看護は本来診療科別や疾患別，発達段階別のような縦割りでなく，これらを包括する分野横断的な発想をもつものの，運用面では他の専門分野との関係や歴史的経緯から，その一部を限定して扱っている現状があることに注意する必要がある．このようななか，2004 年度の日本リハビリテーション医学会では，初めて，心臓リハビリテーションを題材にしたパネルディスカッションが取り上げられた．現在では，人口動態の変化や疾病構造の変化にともなって，循環器や呼吸器等の内部障害や摂食・嚥下障害，がん等，リハビリテーションとして扱う対象は拡大してきている．

チームアプローチと看護師の役割・専門性

① チームを構成するメンバー

　人々の健康はいまや保健・医療の力だけ，あるいは医療チームのなかでも特定の職種の力だけでは維持・回復できなくなっている．病院においても地域においても，保健・医療・福祉・教育等の人間の健康な生活にかかわるさまざまな分野の専門家がひとつの目標のもとに力を発揮し合って（**多職種協働**）成果をあげていくチームアプローチが求められている．

　障害をもつ患者・家族が抱える課題の解決には，さまざまな領域から専門的な支援が必要とされる．そのためリハビリテーションはチームアプローチを基本とする．チームを構成する主なメンバーの職種は，医師，看護師，理学療法士（PT），作業療法士（OT），言語聴覚士（ST），社会福祉士（SW），介護福祉士，義肢装具士，公認心理師・臨床心理士などである．これらの専門職種がそろい，最も集中的にチームでリハビリテーションが行われる場が回復期リハビリテーション病棟（Ⅲ章で詳述）である．

② 協働のあり方

1 患者・家族を中心に

　チームアプローチでは，各メンバーが分業ではなくチーム全体として共通の目標とプログラムを立て，患者・家族を中心にすえて協働していく．その意味でリハビリテーションにおけるチームとは対象者の望むことを実現する集団であり，メンバーはその仲間たちである．そこでは共通の目標に向けて個々がそれぞれの立場でそれぞれの役割を自律して果たすことが求められる．そのようにしてチームで物事にあたることによって，各メンバーがもつ力を生かし合い，包括的なサービスを提供することができる．

2 異なる視点や意見の交換と相互理解

　チームメンバーは互いに対等であり，チームとして有機的に機能するためには違う視点や違う意見をぶつけ合い，かつ異なることを認め合う相互理解が必要となる．むしろ，ひとつの情報に関してチームメンバー全員が同じような見方しかできない場合には事実の誤認が起きていないかどうか慎重でなければならない．

　例えば，「Aさんはすぐに訓練を休みたがる依存的な患者さんです．甘えを認めないようにお願いします」という情報がチームに報告されたとする．この情報を聞いたメンバーがみな，「そうか，

10   I　リハビリテーション看護の考え方

わかった．甘えは認めない」と同調したとしたら，どうだろう．この患者には「依存的な患者」というレッテルが張られることになる．「依存的」というレッテルは，実は報告者の解釈であるのに，それが事実であるかのように一人歩きしてしまうおそれがある．チームは同調することを求めすぎると，こういった危険をはらんでいる．そのためにも，各メンバーは互いに尊重しながらも対等で自律した関係でなければならない．

③ チームのなかの看護師

　看護師は最も患者の身近で長く接する職種として，①患者の心身の状態を的確に把握し，健康管理していくとともに，②チームメンバー間および患者と各チームメンバーとの調整，③訓練でできるようになったことを通常の生活行動として定着させていくこと（「できる ADL」から「している ADL」への発展），④患者の安全の確保，⑤家族への支援——に大きな役割を果たす．
　以下，事例を示す．
患者：Bさん，52歳，女性
経過：脳出血による右半身麻痺と失語症がある．発症後，2カ月半が経っている．
言語：失語症のため，自ら言葉で意思表示することはまったくできない．言われたことの理解も不完全な状態である．
動作：理学療法で車椅子への移乗動作を訓練中であるが，なかなか成果が上がらない．
〈患者の状態〉
　最近，Bさんはたびたびため息をついて，訓練への促しに対しても手を振って「できない」というあきらめの態度をみせることが増えてきた．それに対して理学療法士は，「できないことないよ．Bさんはできるはずよ」と積極的に励まし，できるまで粘り強くアプローチする方針をとっていた．病棟でも表情がさえず，食事摂取量も減ってきていた．このような様子のBさんについて，看護師たちは，最近，家族の面会が減っていたことから不安があるのではないか，訓練の成果が上がらないことから自信を失くしている時期にあるのではないか，しかし，それらの気持ちは失語症によって言葉で表出することができず，ストレスがたまってきている状態ではないかと判断した．
　そこで，看護師は家族にBさんの様子を話して，しばらく頻回に面会にきてほしいことを伝える一方，理学療法士にも，いまはできないことの克服よりも，課題を簡単にして，達成できたという体験をくり返して患者が自己効力感をもてるようにすることが重要ではないかとの判断を伝え，協力を求めた．数日後，Bさんは再び笑顔を取り戻し，訓練にも意欲的に取り組むようになった．

④ リハビリテーション看護の専門性

〔1〕認定看護分野に特定

　欧米諸国ではすでにリハビリテーション分野を専門とするクリニカルナーススペシャリスト（clinical nurse specialist：CNS）も活躍しているが，日本では 1994 年に専門看護師[*1]が，1995 年には認定看護師[*2]制度が発足したものの，当時はリハビリテーション看護はその一分野として位置づけられなかった．理由としては，概念や定義が明確になっていなかったことのほかに，リハ

ビリテーションの概念はすべての看護活動に共通する概念そのものであり，専門分化という視点から考えるとき，特別な一分野として位置づけられるものではないという考え方によるものであった.

　しかしながら，近年のリハビリテーションに対するニーズの高まりや，リハビリテーションが本来チームアプローチを基本とすることなどから，チームメンバーのなかでリハビリテーション看護の果たす役割や機能を明確にし，専門性を確立することが急務とされていた．こうした動きを受け，2008年に幅広いリハビリテーションの範囲のなかでも脳卒中患者に焦点化した**脳卒中リハビリテーション看護**が認定看護師認定看護分野として特定された.

〔2〕患者・家族，看護師自身，関連職種の認識

　野々村ら[15]はリハビリテーション看護の専門性に関して，看護の受け手である患者・家族と，現にリハビリテーションの場において看護を提供している看護師・看護管理者がどう認識しているのか，また，リハビリテーション関連職種はどう認識しているのか，段階的に研究を積み重ねている．その結果，「リハビリテーション看護の専門性は，患者の自立を支援して社会の一員として再び地域で生活できるように援助すること」であり，その役割として，①セルフケアの確立，②退院に向けたケア計画の立案，③多職種との連携，④療養環境整備，⑤社会参加への支援，⑥廃用症候群の予防，⑦心理的支援，⑧苦痛緩和，⑨生命維持・健康回復——の9つの援助をあげている.

〔3〕「専門性」を支える機能的要件

　リハビリテーション看護の専門性を考える試みとして，もうひとつ，リハビリテーションを必要とする人々の特徴から考えるという視点がある．本書では，以下の7つの機能をリハビリテーション看護に求められるものとして取り上げ，Ⅳ章以降に具体的な実践方法と内容を提示する.
①患者の全身状態を整え安全を守る.
②身体機能の維持・回復を促す.
③障害を負った人の心を支える.
④ADLの再獲得を支援する.
⑤家族を支援する.
⑥生活の再構築を支える社会資源の活用を促す.
⑦地域生活への移行を支援する.

＊1　専門看護師：複雑で解決困難な看護問題をもつ個人，家族および集団に対して水準の高い看護ケアを効率よく提供するための特定の専門看護分野の知識および技術を深め，日本看護協会の専門看護師認定審査に合格した者.

＊2　認定看護師：日本看護協会の認定看護師認定審査に合格し，ある特定の看護分野において熟練した看護技術と知識を有することを認められた者.

12　Ⅰ　リハビリテーション看護の考え方

4

リハビリテーション看護の展開

① リハビリテーション看護を展開する枠組み

　看護を展開する際の基盤とする枠組みはさまざまあるが，ここではリハビリテーションが多職種の協働と連携のもとに行われる特性から，チームの共通枠組みとなる国際生活機能分類（ICF）について紹介する.

1 国際生活機能分類（ICF）

〔1〕ICIDH から ICF への改訂（障害分類から生活機能分類へ）

　1980 年に提案された WHO 国際障害分類（International Classification of Impairments, Disabilities and Handicaps：ICIDH）は，障害を「機能形態障害」「能力障害」「社会的不利」という 3 つの階層から多面的にとらえる見方を提供し，これにより，それぞれに応じたアプローチを導いてきた．すなわち，麻痺や下肢切断などの生物学的レベルの障害である「機能形態障害」には医学的アプローチが，歩行障害など個人の生活レベルの障害である「能力障害」には車椅子や杖の活用というような代償的アプローチやくり返し歩行訓練を行うというような適応的アプローチが，社会的存在としての権利の障害である「社会的不利」には環境改善的アプローチがとられてきた．この障害モデルはリハビリテーションにかかわる人々の間で広く普及し使われてきた．

　しかし，障害や障害者をめぐるさまざまな社会的状況や考え方の変化から，ICIDH は 20 年後の2001 年に「**国際生活機能分類**（International Classification of Functioning, Disability and Health：ICF）」として改訂された（表Ⅰ-2）．ICIDH では，3 つの階層の障害の出発点が「疾病」として示されていたが，ICF のモデル（図Ⅰ-1）では，「健康状態」という，疾患のみならず，妊娠や高齢，ストレスといった生きることに影響するすべてのことを含む広い概念に置き換わった.

〔2〕障害をプラス・マイナスの両面からとらえる

　ICIDH の「機能形態障害」「能力障害」「社会的不利」の各要素は「**心身機能・身体構造**」「**活動**」「**参加**」という中立の言葉に置き換えられた．これは，障害の否定的な側面だけをみるのでなく，肯定的な側面をも含めてその人全体をとらえていく見方を反映させたものであり，否定的な側面はその人の一部でしかないという見方である．否定的な側面はそれぞれ「心身機能・身体構造障害」「活動制限」「参加制約」として位置づけられている．「生活機能」とは，プラスもマイナスも両方の側面を含んだ「心身機能・身体構造」「活動」「参加」の 3 つのレベルすべてを包含した用語である.

表 I-2　ICF の概念

	第1部：生活機能と障害		第2部：背景因子	
構成要素	心身機能・身体構造	活動・参加	環境因子	個人因子
領域	心身機能 身体構造	生活・人生領域 （課題，行為）	生活機能と障害への外的影響	生活機能と障害への内的影響
構成概念	心身機能の変化 （生理的） 身体構造の変化 （解剖学的）	能力 標準的環境における課題の遂行 実行状況 現在の環境における課題の遂行	物的環境や社会的環境，人々の社会的な態度による環境の特徴がもつ促進的あるいは阻害的な影響力	個人的な特徴の影響力
肯定的側面	機能的・構造的 統合性	活動 参加	促進因子	非該当
	生活機能			
否定的側面	機能障害 （構造障害を含む）	活動制限 参加制約	阻害因子	非該当
	障害			

（WHO（2001）厚生労働省訳（2002）ICF 国際生活機能分類－国際障害分類改訂版，厚生労働省ホームページより転載）

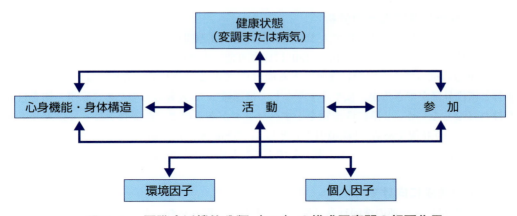

図 I-1　国際生活機能分類（ICF）の構成要素間の相互作用

（WHO（2001）厚生労働省訳（2002）ICF 国際生活機能分類－国際障害分類改訂版，厚生労働省ホームページより転載）

〔3〕環境因子を明確化

さらに特徴的なのが，背景因子として「環境因子」が明確に位置づけられたことである．各構成要素はそれぞれ独立しており，因果関係でも経時的でもなく，相互関係あるいは複合的な関係にある．例えば，心身機能・身体構造に障害があっても，背景因子としての「環境因子」「個人因子」との相互関係によっては「活動制限」や「参加制約」がない，あるいは健康状態そのものが変化することが示されている．

ICF は単なる分類ではなく，人の見方，物事の考え方を示しており，リハビリテーションチーム共通の基本的な考え方を提供している．

14 **I リハビリテーション看護の考え方**

② ICF に基づくアプローチ

〔1〕事 例 ～手術後に生じた生活機能の変化

患者：Cさん，女性，55歳

家族：夫を5年前に亡くし，現在は1人暮らし．3人の子どもたちはそれぞれに独立し，生活を別にしている．

疾患：変形性膝関節症で，長年がまんしてきた膝の痛みに耐えかね，このたび人工膝関節置換術を受けた．

経過：機能回復訓練を受けて，術後2週目に膝関節は110～120°に屈曲可能，および大腿四頭筋の筋力評価は徒手筋力検査（manual muscle test：MMT）で3にまで回復している．

〔2〕患者の不安

　理学療法では杖を使用して平地歩行，階段昇降まで訓練が進んできたが，退院後の生活を考えるようになって「どうしよう」と心配事があるという．話を聴くと，まだ杖や手すりを放して階段昇降するのは怖くてできないが，家に帰ったら洗濯物を干すのが2階のベランダなので，どうやって洗濯物を運ぼうかと思案しているのだという．洗濯が大好きで，毎朝，これを終えないと気がすまないのだという．

〔3〕個人因子と環境因子の分析

　Cさんの場合，変形性膝関節症で人工膝関節置換術後3週間目という「健康状態」にあり，「心身機能・身体構造」は，"膝関節110～120°に屈曲可能，大腿四頭筋がMMT3の評価（抵抗を加えずに，重力に抗ってなら完全に運動できる能力）"である．そして「活動」は，"杖を使えば平地歩行と階段昇降ができるが，杖や手すりなしでは困難"，"1人暮らしのために家事一切を自分でしなければならないが，2階に洗濯物を干すベランダがあるので，洗濯物を持っては上り下りができない"という状況である．「環境因子」として，"洗濯物を干す場所が2階である"ということがあり，「個人因子」としては，"1人暮らしである"ということがポイントになる．

〔4〕希望の達成に向けて

　Cさんの望みは，「一連の洗濯行為（洗って，干して，取り込む）が1人で遂行できること」である．夫を亡くし子どもたちも独立した現在では，この楽しみを維持できることはCさんらしく生きるうえで大きな意味があると判断される．そこで，この達成のためにいくつかのアプローチが考えられる．

①以前のように，手すりや杖を使わないで，両手で洗濯かごを持って階段の昇降ができるようになるまで身体機能の回復訓練を続けていく，つまり，「心身機能・身体構造」に働きかける．

②片手でも洗濯物を持ち運べる袋，あるいは洗濯物を背中に背負って運べる袋などの道具の工夫，さらには，洗濯物を干す場所を1階につくる．これらは「環境因子」へのアプローチであり，「心身機能・身体構造」にこれ以上変化がなくてもCさんの望みをかなえることができる方法である．

　このように，ICFのモデルは，構成要素のそれぞれの因子は一方通行の因果関係ではなく，相対的に独立した関係であって，機能障害があっても生活者としての目標や希望を達成するために

はさまざまなアプローチの可能性があることを示唆している.

❸ ICFと看護過程

〔1〕どのような情報を集めるのか：情報収集の着目点

　ICFのモデルは，リハビリテーションチームのメンバー間に共通の考え方を提供するものであるが，この考え方は看護過程においてはどのように位置づけられるであろうか．これらの枠組みは"情報収集／アセスメント"の段階において，どこに注目し，どのような情報を集めればよいのかを導いてくれる．

　すなわち，疾患の性質や健康回復のステージ，予後はどのようであるか（→健康状態），心身機能・身体構造はどのような状態か，日常生活活動や家事，職業上の行為，余暇活動などはどうなっているか（→活動），社会生活における役割の遂行（→参加）はどうなっているか，それらを取りまく環境条件はどうなっているか，個人的背景にはどんなことがあるか——に注目して情報を収集する.

〔2〕看護計画への導き

　健康状態，活動，参加，背景因子の相互の関係を考えていくことで全体像（あるいは関連図）を描くことができ，問題の本質に迫ることが可能となる．そして，相互の関係がわかると，同時に，先のCさんの事例のように，その問題を解決していくためのいくつかのアプローチが示唆される．すなわち，"看護計画立案"の段階に方向性が導かれることになる.

② リハビリテーション看護展開のポイント

　リハビリテーション看護の展開において特徴的と思われる点を以下に記す．いずれも根底には自立やQOLの向上をめざすという方向性から，いかにしてその人のもてる潜在力や残存能力に働きかけるかというねらいがある．リハビリテーション看護は，失ったものを取り戻したり，できなくなったことを再びできるようにという原状復帰だけをめざす消極的な看護ではなく，新たな可能性をひらいていく発展的で積極的な看護である．そのため，看護師にもプラス志向の自由な発想が求められる.

❶ 日常生活行動を通して機能回復をはかる

　リハビリテーション専門病院においてさえも，理学療法士や作業療法士による1回の訓練の時間は最大で60分程度である．また，訓練の時間は，心身ともに緊張し疲労も強いことから，1日中訓練をしているわけにはいかない．そうしたなか，"日常生活行動を行うことがそのまま，機能回復につながる"ような看護師の働きかけが意味をもつ.

　例えば，坐位時間をできるだけ長くすることを考えてみよう．起き上がっていられる体力をつけるために，ただ坐位をとることを目的とするのではなく，歯磨きをする，手を洗う，髪をとかす，衣服を着替える，新聞を読むなどの行為を坐位で行うのである．あるいは歩行訓練を，トイレの行き帰りに歩く，洗面所まで歩くなどとして，特に訓練なのだと意識しなくても実行している状

16   I　リハビリテーション看護の考え方

況をつくり出す．そうすることで体力は高まり，くり返すことで要領も得られていく．

　しかし半面で，訓練場面での疲労感から，訓練は訓練室で，病室は介助を受けて休むところと区別してとらえている人もいる．そういう場合には，まず患者自身の気持ちを機能回復のためだと動機づけて日常生活のさまざまな場面で訓練の活用を促していく必要がある．

② 心身状態の観察と環境整備

〔1〕基礎疾患，二次障害，合併症などへの注意

　脳梗塞や脳出血による障害を負った人は，高血圧や動脈硬化あるいは糖尿病など発症の原因となった基礎疾患をもっている．また，脊髄損傷などでは自律神経障害のために血圧や体温の調節が難しく，二次障害や合併症を起こしやすい．

　こうしたことから，看護師は患者の心身の状態を常に観察し，生活行動の再獲得に向けて努力できるよう，睡眠や栄養，排泄などの体調を管理していく．

〔2〕セルフケアをしやすい環境への工夫

　転倒・転落などの事故防止に努めるとともに，セルフケア能力向上のためにも環境を整備していく．生活行動は環境と人間との相互作用で成り立っている．したがって，環境のありようによって患者のセルフケアは拡大もすれば阻害もされる．一般病院では個々の障害者に施設構造が対応しておらず，環境が整っていれば十分に能力が回復するであろうにもかかわらず，患者はやむなくあきらめたり，人の手を借りたりせざるをえないことがある．

　このように施設構造的な問題はすぐには解決が困難でも，生活行動のうえではさまざまな工夫の可能性がある．例えば，股関節の屈曲制限がある人は前かがみになることができず，足先を洗ったり，靴下をはくことができない．その場合，長い柄のついたブラシを利用したり，股関節を外旋させた姿勢をとることができるなら，あぐらをかく姿勢で足先を洗ったり靴下をはくことが可能になる．

　環境と人間との相互作用で成り立つという点において事故防止でも同じことがいえる．患者の能力や条件に合っていない環境は整備されていない環境と同じことになり，思わぬ事故をまねく．事故防止が目的でもセルフケア能力向上が目的であっても，そのためには，いかにその人の個別の条件に合った環境に整備していくかが肝要となる．

③ 本来のその人らしさの尊重

　リハビリテーション過程でめざしているのは必ずしも身体的活動面の自立だけではない．頸髄損傷により四肢麻痺となった患者では，身体活動は全依存の状態でも，自分で考えて判断し，自己決定する能力は保たれている．このようなケースの場合は特に，その人が何をどう思い，希望しているか，その人の意思を尊重したかかわりが求められる．こうしたかかわりは，本来，どの人に対しても基本となるもので，リハビリテーション計画には患者本人・家族の参加が不可欠である．

　脳疾患や神経系疾患による障害を負った人の場合，麻痺や変形のために健康時のその人の姿がイメージしにくい．また，心理的困難に打ちひしがれているような場合も，本来のその人の姿を

想像しにくくさせる．しかしながら，その人らしさを無視した，あるいはそれに合っていない対応は，アプローチの効果を生まないばかりか，その人を傷つけてしまう危険性がある．身体機能の点では健康時と同じ状態に回復は望めないとしても，その人がこれまでに築いてきた家庭や社会での関係性や培われてきた人柄までもが変化したわけではない．

その人らしさを尊重したかかわりは，その人自身が受け入れがたい自分の変化を受け入れていく過程の支えとなる．看護師には，家族からの情報や患者の健康時の写真などから，本来のその人らしさを意識的に想像し，とらえる力が求められる．

④ 自然の動きを阻害しない介助技術

リハビリテーションでは患者の移動を助ける技術が重要ではあるが，この技術にすぐれるとは，どういうことをいうのであろうか．患者に負担を与えず，楽に移動させることであろうか．それとも逆に，介助する側がボディメカニクスの原理にそって楽に介助できることであろうか．

リハビリテーションの目的が患者の自立であることを考えるならば，最もすぐれた介助技術のポイントは，いかに自立を阻害しないか，同時に，いかに患者自身の力が発揮できるような誘導を行い，不足する部分だけに手を貸すことができるかにある．そのため介助は，人間が立ち上がったり歩いたりするときの**自然な身体の動き**にそっていることが必要である．

それまでは，特に意識せずに立ち上がったり歩いたりしていただけに，患者も介護者側もはじめはとまどい，力任せに動かしたりと余分な介助をしがちであるが，自然な動きの方向に誘導することで，介助者側の負担も同時に少なくなる．自然な身体の動きにそった介助技術が求められる理由がここにある．

⑤ 学習理論の活用

障害を得て，いままでとは異なる条件のもとに生活行動を再獲得していく過程は，基本的に学習の過程である．通常，学習効果を高める方法にはどのような方法があるだろうか．理解を助け，行動の変容を促す学習理論の活用がある．

例えば，何かの説明を理解するというとき，耳で聞いただけよりもパンフレットのような目で見える教材を加えることで理解は容易になる．さらに，それが動作などに関することであるならば，動画の活用やデモンストレーション，実技という方法の順に理解度は高まる．そして，一度理解したり覚えたことは，ほめられたり報酬が与えられることによって定着していく．このようなことを**強化**という．リハビリテーション過程においても，この強化は患者の意欲を高め，回復への大きな力となる．

引用文献・資料

1）日本リハビリテーション医学会ホームページ．
2）日本循環器学会ホームページ．
3）石鍋圭子，野々村典子，奥宮暁子，宮腰由紀子編著（2001）リハビリテーション専門看護，p.7，医歯薬出版．

18   I リハビリテーション看護の考え方

4）看護婦養成所の運営に関する指導要領について，厚生省健康政策局長通知，平成元年5月17日健政発第283号.
5）看護婦養成所の運営に関する指導要領について，厚生省健康政策局長通知，平成9年3月24日健政発第239号.
6）石川ふみよ，奥宮暁子，坂垣昭代ほか（2017）看護基礎教育におけるリハビリテーション看護教育の現状と課題，国際リハビリテーション看護研究会誌，16（1），pp.1-11.
7）アメリカ看護師協会編，日本看護協会国際部訳（1979）看護業務の基準，pp.73-82，日本看護協会出版会.
8）上田敏編著（1985）リハビリテーションと看護，看護学双書25，pp.1-2，文光堂.
9）落合芙美子（1990）リハビリテーション看護とは何か，看護学雑誌，54（6），pp.550-553，医学書院.
10）佐々木日出男，津曲祐次監修，奥宮暁子ほか（1996）リハビリテーションと看護：その人らしく生きるには，p.22，中央法規出版.
11）野々村典子，石鍋圭子（2001）リハビリテーション看護の専門性の確立に向けて，看護展望，26（2），pp.75-78，メヂカルフレンド社.
12）NPO法人日本リハビリテーション看護学会ホームページ，リハビリ看護情報，リハビリテーション看護の定義.
13）NPO法人日本リハビリテーション看護学会（2004）ニュースレター第19号.
14）上田敏監修，伊藤利之，大橋正洋（2012）標準リハビリテーション医学 第3版，pp.24-25，医学書院.
15）前掲書3），pp.186-193.

参考文献

1．鷹野和美編（2002）チーム医療論，医歯薬出版.
2．国分康孝（1985）チームワームの心理学，講談社現代新書.

学 習 課 題

1．リハビリテーション看護の専門性とは何かをまとめてみよう.

2．チームメンバーのなかでの看護師の役割についてまとめてみよう.

障害者施策の変遷と倫理的課題

学習目標

1. 人権思想の普及とともに障害者福祉の理念がどのように発展してきたかを理解する．
2. わが国の障害者福祉施策がどのような歴史的経過をたどって今日に至ったかを理解する．
3. ノーマライゼーションやIL（自立生活）運動などの概念を理解する．
4. リハビリテーション看護を行う際，どのような倫理的問題がともなうかを理解する．

「障害者」の定義と概況

「障害」という特性をどうとらえるか

障害者を人格主体として認め，人権思想に基づいて障害者対策が実施され始めたのは第二次世界大戦以降のことである．1946（昭和21）年に制定された日本国憲法や1948年の国連の「世界人権宣言」において，人々の，人に値する生活を保障する生存権思想が盛り込まれ，これを基本理念として，障害者に人間らしい生活を保障する各種の法律や政策が徐々に発展し，今日に至っている．本節では，リハビリテーションに関連の深い国連の「障害者の権利宣言」，わが国の障害者基本法，身体障害者福祉法における「障害者」の定義とその考え方を述べる．

1 障害者の権利宣言

第30回国連総会において決議された「障害者の権利宣言」（1975年）は，身体障害者，精神障害者，知的障害者をすべて含む，包括的な障害者の権利に関する決議であり，障害者（disabled persons）を「先天的か否かにかかわらず，身体的または精神的能力の欠如のために普通の個人または社会生活に必要なことを自分自身で完全にまたは部分的に行うことのできない人のことを意味する」と定義している．この決議の特色は，障害者を生理学的・解剖学的な定義づけではなく，機能障害によって社会生活上必要な機能が制限されている場合は障害者として認定するという機能的な立場をとっており，障害者の権利を9項目にわたって述べ，障害という特性への配慮があってはじめて公正な権利保障となることを示している．

2 障害者基本法

わが国の障害者基本法（1993年）は，1970年に制定された心身障害者対策基本法の改正により誕生したものである．障害者に対する施策の基本理念，国と地方自治体の責務と障害者計画の策定義務などについて規定しており，障害者の定義についても大きな変化を生み出した．

2004年の改正では，身体障害，知的障害，精神障害と大きく3つに包括し，その定義を「『障害者』とは，身体障害，知的障害または精神障害があるため，継続的に日常生活または社会生活に相当な制限を受ける者をいう」と規定した．

さらに，2011年の法改正では，「障害者の権利に関する条約」の趣旨にそって，障害者を"必要な支援を受けながら，自らの決定に基づき社会のあらゆる活動に参加する主体"ととらえ，障害者があらゆる分野において分け隔てられることなく他者と共生できる社会の実現を法の目的（第1条）として新たに規定した．また，その定義（第2条）では，障害者が受ける制限は機能障害

のみに起因するものではなく，社会のさまざまな障壁と相対することによって生ずるとする「社会モデル」の考え方をふまえて見直し，障害者とは「身体障害，知的障害，精神障害（発達障害を含む.）その他の心身の機能の障害がある者であって，障害および社会的障壁により継続的に日常生活または社会生活に相当な制限を受ける状態にあるものをいう」と規定した.

ただし法律上，障害者として公的な支援を受けるためには，身体障害者福祉法，児童福祉法など各種の法律・施行令・施行規則に規定された範囲と程度に該当し，障害者手帳の交付を受けていることが必要である（一部の難病の者を除く）.

3 身体障害者福祉法

身体障害者福祉法（1949 年）は，わが国で初めて障害者という用語を用いた法律である.何度かの改正を経て，現在も機能している.障害者の主体性を尊重し，国際障害者年（1981 年）の完全参加と平等の思想を継承し，障害者のケアとリハビリテーションのあり方と国の責任の範囲について規定した障害者福祉に関する基本的立法である.

身体障害者福祉法では第 4 条で，「この法律において，『身体障害者』とは，別表に掲げる身体上の障害がある 18 歳以上の者であって，都道府県知事から身体障害者手帳の交付を受けたものをいう」と定義し，法別表では視覚障害，聴覚または平衡機能の障害，音声・言語・そしゃく機能の障害，肢体不自由，心臓・腎臓・呼吸器・膀胱・直腸・小腸・肝臓等の機能障害，ヒト免疫不全ウイルスによる免疫機能障害など，障害の種類と障害程度の範囲などの要件を示している.

② 身体障害者数の推移・状況

リハビリテーションの対象となる身体障害者（児）の状況について，わが国では身体障害児・者実態調査が 1951（昭和 26）年以来ほぼ 5 年ごとに実施されてきたが，2011（平成 23）年以降は，身体障害児・者実態調査と知的障害児（者）基礎調査を統合・拡大した生活のしづらさなどに関する調査（全国在宅障害児・者実態調査）が実施されており，調査の内容も高齢者の増加を反映したものになっている.

2016（平成 28）年 12 月に行われた調査の概要は，以下のとおりである.

1 身体障害者（児）数の推移

2016 年のわが国の在宅の身体障害者（児）数（2011 年以降は身体障害者手帳所持者数）は，428 万 7,000 人と推計されている（表Ⅱ-1）.

障害の種類別にみると，肢体不自由が 45.0% と最も多く，次いで内部障害 28.9%，聴覚・言語障害 8.0%，視覚障害 7.3% となっており，前回調査と比べて視覚障害以外は増加しており，特に内部障害の増加が著しく，加齢にともなう心臓・腎臓・呼吸器等の機能障害が影響していると考えられる.

また，2016 年の「重複障害」をもつ人の数は 76 万 1,000 人で，前回調査の 17 万 6,000 人の 4.3 倍に増加しており，年齢階層別にみると，最も高率なのは 70 歳以上の 48.5%，次いで 65 ～ 69 歳 18.2% で，合わせて 66.7% を占めており，高齢期の手帳所持者の増加が大きな要因となっている.

表Ⅱ-1　障害の種類別にみた身体障害者手帳所持者数の推移

数字は推計数（単位千人），カッコ内は構成比（％）

	総　数	視覚障害	聴覚・言語障害	肢体不自由	内部障害	重複障害（再掲）
1996 年（平成 8）	3014	311（10.3）	366（12.1）	1698（56.3）	639（21.2）	183（6.1）
2001 年（平成 13）	3327	306（9.2）	361（10.9）	1797（54.0）	863（25.9）	181（5.4）
2006 年（平成 18）	3576	315（8.8）	360（10.1）	1810（50.6）	1091（30.5）	325（9.1）
2011 年（平成 23）	3864	316（8.2）	324（8.4）	1709（44.2）	930（24.1）	176（4.6）
2016 年（平成 28）	4287	312（7.3）	341（8.0）	1931（45.0）	1241（28.9）	761（17.7）

（厚生労働統計協会編（2018）国民の福祉と介護の動向　2018/2019, p.129 より作成）

表Ⅱ-2　年齢階層別にみた身体障害者手帳所持者数の年次比較

数字は推計数（単位千人），カッコ内は構成比（％）

	総　数	0～17	18～19	20～29	30～39	40～49	50～59	60～64	65～69	70以上	不　詳
2011 年（平成 23）	3864（100.0）	73（1.9）	10（0.3）	57（1.5）	110（2.8）	168（4.3）	323（8.4）	443（11.5）	439（11.4）	2216（57.3）	25（0.6）
2016 年（平成 28）	4287（100.0）	68（1.6）	10（0.2）	74（1.7）	98（2.3）	186（4.3）	314（7.3）	331（7.7）	576（13.4）	2536（59.2）	93（2.2）
前回比（％）	110.9	93.2	100.0	129.8	89.1	110.7	97.2	74.7	131.2	114.5	372.0

（厚生労働統計協会編（2018）国民の福祉と介護の動向　2018/2019, p.129 より作成）

表Ⅱ-3　障害の程度別にみた身体障害者手帳所持者数の年次比較

数字は推計数（単位千人），カッコ内は構成比（％）

	総　数	1 級	2 級	3 級	4 級	5 級	6 級	不　詳
2011 年（平成 23）	3864（100.0）	1052.2（27.2）	584.8（15.1）	648.7（16.8）	663.0（17.2）	178.9（4.6）	150.9（3.9）	585.3（15.1）
2016 年（平成 28）	4287（100.0）	1392（32.5）	651（15.2）	733（17.1）	885（20.6）	241（5.6）	160（3.7）	227（5.3）
前回比（％）	110.9	132.3	111.3	113.0	133.5	134.7	100.6	38.8

（厚生労働統計協会編（2018）国民の福祉と介護の動向　2018/2019, p.130 より作成）

❷ 身体障害者（児）の年齢階層別状況

　年齢階層別の構成比率をみると，70 歳以上が 59.2％ と最も多く，年齢階層が低くなるにしたがって減少傾向にあり，18 歳未満の障害児は 1.6％ である（表Ⅱ-2）．65 歳以上の比率が 72.6％ を占め，5 年前に比して 3.9 ポイント高くなっており，さらに障害者の高齢化が加速している．

3 身体障害者（児）の障害の程度別状況

障害の程度別にみると，1〜2級の重度が47.7％，3〜4級の中等度が37.7％で，前回調査に比して全体に手帳所持者数が増加しているが，特に重度者の割合の増加が顕著である（表Ⅱ-3）．

4 身体障害の原因別状況

障害の原因別にみると，65歳未満・以上ともに「病気」と答えた人の比率が最も高く，全体では57.7％を占めている．また，65歳未満では「病気」（52.5％）に次いで「事故・けが」が12.5％と高く，65歳以上では「病気」（59.5％）に次いで「加齢」が22.9％と高くなっている（表Ⅱ-4）．

表Ⅱ-4　障害の原因別にみた身体障害者手帳所持者数（複数回答）

数字は推計数（単位千人），カッコ内は構成比（％）

	総数	病気	事故・けが	災害	出生時の損傷	加齢	その他	わからない	不詳
総　数	3404 (100.0)	1965 (57.7)	444 (13.0)	17 (0.5)	151 (4.6)	617 (18.1)	214 (6.3)	389 (11.4)	213 (6.3)
65歳未満	859 (100.0)	451 (52.5)	107 (12.5)	2 (0.2)	81 (9.4)	34 (4.0)	102 (11.9)	148 (17.2)	26 (3.0)
65歳以上	2545 (100.0)	1514 (59.5)	337 (13.2)	15 (0.6)	70 (2.8)	583 (22.9)	112 (4.4)	241 (9.5)	187 (7.3)

（厚生労働省ホームページ，平成28年 生活のしづらさなどに関する調査（全国在宅障害児・者等実態調査）：結果の概要より作成）

2

施策と理念の発展

① 障害者施策の歩み

障害者施策の歴史的変遷をみる場合，**ノーマライゼーション**に至る理念という視点が欠かせない．わが国の障害者福祉施策は，現在では理念的にも制度的にも一応の発展をみている．それは第二次大戦後の社会的混乱や生活困窮に対応した施策から出発し，行政の努力，当事者の運動，国民一般の人権意識の高揚，「国際障害者年」などの国際的動向の影響による転換など，さまざまな要因によって進展し，ノーマライゼーションの実現へと歩を進めているといえる（表Ⅱ-5）．本節では，障害者福祉の根底を流れる理念の発展を，歴史・法制・社会構造との関連で考えてみたい．

24   Ⅱ　障害者施策の変遷と倫理的課題

表Ⅱ-5　障害者福祉の理念に関連する国内外の歩み

西　暦	事　項
1945	〈第二次世界大戦終結〉　国際連合（UN）発足
1946	日本国憲法公布：第25条で「生存権」を明示
1947	児童福祉法制定：障害児に療育・指導訓練と保護のしくみ
1948	国連「世界人権宣言」を採択（全30条）：差別の禁止・社会保障の権利等
1949	身体障害者福祉法制定：法の目的は「更生」
1951	社会福祉事業法制定：社会福祉事業の通則を規定
1959	デンマーク，1959年法制定：ノーマライゼーションの考え方を最初に規定
1964	東京でパラリンピック開催：わが国の障害者スポーツ振興の契機
1967	身体障害者福祉法改正：法の目的に「生活の安定」を追加（重度障害者対象）
1970	心身障害者対策基本法制定：「個人の尊厳」を明示
1972	アメリカ，カリフォルニア大学バークレー校に自立生活センター設置：IL運動の始まり
1975	国連「障害者の権利に関する宣言」を採択：全13項目
1980	WHO 国際障害分類（ICIDH）試案を発表：障害の3つのレベル
1981	国際障害者年（IYDP）：「完全参加と平等」をテーマ
1982	国連「障害者に関する世界行動計画」を採択，国連・障害者の十年を宣言 「障害者対策に関する長期計画」策定
1983	国連・障害者の十年（1983〜1992）開始年
1984	身体障害者福祉法改正：法の目的を「自立と社会経済活動への参加」に改正
1989	国連「児童の権利に関する条約」を採択：全54条，障害による差別を禁止
1990	福祉8法改正：在宅福祉の重視，市町村へ権限一元化，保健と福祉の連携 アメリカ，ADA（障害をもつアメリカ人法）制定：差別禁止とアクセス保障 イギリス，国民サービスおよびコミュニティ・ケア法の制定
1993	「障害者対策に関する新長期計画」策定 障害者基本法制定：基本理念に個人の尊厳と社会参加への機会の保障を規定 国連，障害者の機会均等化に関する標準規則を決議
1995	「障害者プラン〜ノーマライゼーション7か年戦略〜」策定 イギリス，障害者差別禁止法（DDA）制定
1998	厚生省（現・厚生労働省）「社会福祉基礎構造改革について（中間まとめ）」公表 厚生省（現・厚生労働省）「今後の障害者保健福祉施策のあり方について」公表 民法等の改正：成年後見制度を創設
2000	社会福祉事業法等の改正（社会福祉法制定）：「社会福祉基礎構造改革」措置から契約へ 介護保険制度の創設
2001	WHO 国際障害分類（ICIDH）を国際生活機能分類（ICF）に改訂
2002	新・アジア太平洋障害者の十年（2003〜2012）のための「びわこミレニアム・フレームワーク」策定 「新障害者基本計画及び重点施策実施5か年計画（新障害者プラン）」策定
2003	4月から支援費制度スタート
2004	厚生労働省，10月に障害者福祉の今後の方向性を示す「改革のグランドデザイン（案）」公表
2005	障害者自立支援法制定
2011	障害者基本法一部改正 障害者虐待防止法制定
2012	障害者総合支援法制定（障害者自立支援法の見直し・名称変更）
2013	障害者差別解消法制定
2014	「障害者権利条約」批准書を寄託（2006年12月国連総会にて採択，2008年5月発効，日本は2007年9月条約に署名）
2016	障害者総合支援法および児童福祉法の一部を改正する法律成立（2030年4月施行）

① 戦後復興期：体制整備の時期

〔1〕社会福祉制度の基礎固め

戦後の連合国軍総司令部（GHQ）の指導により，1946年に日本国憲法が制定され，**基本的人権**として個人の尊厳，生存権，幸福追求権などが定められた．この生存権規定を基本に**児童福祉法**（1947年），**身体障害者福祉法**（1949年），**生活保護法**（1950年）の福祉三法と**社会福祉事業法**（1951年）が制定され，社会福祉制度の基礎が築かれた．

身体障害者福祉法では，従来の「障害者＝貧困者」という社会通念を乗り越え，「障害」そのものに着目している．残る能力や潜在力を開発することを指向し，欧米の「リハビリテーション」を「更生」と訳して法のなかに盛り込んでいる．

〔2〕措置制度としての福祉サービス

1940年代後半は戦後の復興期で，社会全体が貧しく，社会資源も乏しい状況にあった．福祉サービスは行政が優先順位を決めて提供する，権利性の希薄な**措置制度**であった．障害者への対応も，主に中・軽度の外科手術と短期の訓練で効果がみえる身体障害者を優先し，回転の早いリハビリテーションを実施せざるをえなかった時代といえる．

1950年代になると，法律と行政が中心になって，公私にわたる**施設づくりが活発化**した．戦後すぐからポリオ（脊髄性小児麻痺）の大流行があったが，1963年にポリオ生ワクチンの投与が制度化されるにしたがって末梢神経系の障害者は急激に減少した．それに代わって脳性麻痺など中枢神経系の障害問題が表面化し，これまでの短期間に効果の上がる障害者への外科的治療中心主義から，重度障害者を長期間をかけて訓練し，発達を促すための対策の必要性が高まってきた．

② 高度成長期：発展の時期

〔1〕生活水準の向上

1960年の政府の高度経済成長政策によって日本は急速な経済発展をとげ，国民の生活水準は飛躍的に向上した．それにともない医療・年金などの**社会保障制度**も整備された．主な制度として，国民年金法による障害年金制度（1959年），重度身体障害児に対する特別児童扶養手当の支給（1966年），特別福祉手当（1974年）などの生活保障の充実がはかられるとともに，**身体障害者雇用促進法**（1960年）が制定され，雇用の促進がはかられることになった．

〔2〕身体障害者福祉法の改正

1967年には身体障害者福祉法の改正が行われた．以下に主な改正内容をあげる．
①法の目的として「更生」と「更生のために必要な保護」が規定されていたが，「障害者の生活の安定に寄与すること」が追加された．
②障害の範囲に心臓機能障害と呼吸器機能障害が追加された．
③身体障害者相談員制度や家庭奉仕員派遣制度が創設された．

〔3〕障害者福祉の理念

この時期の障害者福祉の理念にかかわる特徴をみてみよう．

社会福祉政策は依然として施設整備に力点を置き，施設福祉中心であり，欧米ではノーマライゼーションの影響などから「脱施設化」が唱えられるようになった1970年代に入っても，重度障害者のユートピア建設をめざすコロニーという名の大規模入所施設の整備が進められた．

一方では，社会との接触に乏しい施設生活に反発を感じたり，自宅生活を希望する障害者も増加した．在宅障害者へのサービスとして，家庭奉仕員制度（1967年）や日常生活用具の給付などが整備された．

「この子らを世の光に」の言葉で著名な重症心身障害児教育の先駆者である糸賀一雄（1914-1968）によって発達保障の理念が唱えられた．障害児の療育をとおして，どんなに重度の障害児にも人格的発達の可能性があり，それを保障するのが福祉の課題であると主張した．

1964年の東京オリンピックのあとに開催された「国際身体障害者スポーツ大会（東京パラリンピック）」を契機に，障害者スポーツ振興が始まるとともに，医学的リハビリテーションの重要性が認識され，日常生活活動（activities of daily living：ADL）の向上が重視されるようになった．また，障害者自身も車椅子利用者を中心とする重度障害者が「街へ出る運動」を展開するなど社会参加への動きが出てきた．

③ 転換の時期：ノーマライゼーション思想の普及

〔1〕 国際的な障害者施策の推進

国連は1975年に採択された「障害者の権利宣言」の周知徹底をはかるため，1981年を国際障害者年とすることを決議し，1979年には国際障害者年行動計画を策定するとともに，加盟国に国内長期行動計画の策定を勧告した．国際障害者年のテーマは「完全参加と平等」であり，障害者もすべての人々と均等の機会を得るとともに，生活条件の向上を等しく享受するというノーマライゼーションおよび機会平等の理念を含んでいる．そして，このテーマを実現するため，障害者に関する世界行動計画（1982年）を策定し，加盟国に障害者福祉の原理を示した．

〔2〕 米英における先駆的法制

国連ではさらに，国際障害者年の「完全参加と平等」は1年で実現するものではなく継続的な取り組みが必要として「国連・障害者の十年（1983～1992年）」を宣言し，中間年と最終年には評価のための専門家会議を開催し，各国の障害者施策の推進に影響を与えた．

その代表例として1990年のアメリカにおける障害をもつアメリカ人法（ADA）がある．この法律は「公民権法」と「リハビリテーション法」の集大成として，交通，教育，雇用，住宅，コミュニケーションなどあらゆる社会活動や生活場面で，障害者が他者の手を借りなくても生活できるような具体的な諸条件を保障するよう，行政・民間機関，事業所などに約束させたものである．基本的理念は，機会均等，完全参加，社会的・経済的自立である．障害者自らが草の根的に運動し，社会の識者に影響を与え，議会を動かして成立させた法であるという意味において，世界的な影響力をもつといわれる．

1995年には，イギリス（連合王国；グレートブリテンおよび北アイルランド）では，障害者差別（を禁ずる）法（DDA）が制定された．20人以上を雇用する事業主および商品・サービスの提供者が，障害のある人々を差別することを法的に禁じ，障害者にとって障壁となるような方針や物理的環境を除去することが新たに義務づけられた．

〔3〕日本の障害者対策長期計画

　わが国でも海外各国の動きを受けて，障害者対策に関する長期計画（1982 年）を策定し，10 年間の障害者施策の進展をはかることになった．この長期計画は，障害者施策に対する啓発活動，保健医療，教育・育成，雇用・就業，福祉・生活環境の分野において総合的・効果的な活動の推進をはかるとともにノーマライゼーションの理念を広く社会に普及することをめざすものであった．

〔4〕身体障害者福祉法の一部改正

　1984 年，国際障害者年を契機に障害者問題への国民の理解が深まったことをふまえ，身体障害者福祉法の一部改正が行われた．主な改正内容は以下のとおりである．

①法の目的・理念を規定した第 2 条の見出しを，「完全参加と平等」の理念をふまえ，「更生への努力」から「自立への努力および機会の確保」とした．

②内臓機能障害として膀胱または直腸の機能障害を政令で定めるとともに，そしゃく機能の障害を身体障害の範囲に入れた．

③肢体不自由，内部障害など各障害別の身体障害者更生援護施設を「身体障害者更生施設」として統合した．

④身体障害者福祉ホームが創設されるとともに，身体障害者福祉センターが法定化された．

〔5〕障害者対策に関する新長期計画

　その後 10 年を経て，「障害者対策に関する長期計画」の取り組みを評価した結果，障害者の完全参加と平等をめざす観点において十分にその目標が達成されたとはいえず，いっそうの施策の推進に向けて，「障害者対策に関する新長期計画：全員参加の社会づくりをめざして」（1993 年）が策定された．目標は，リハビリテーションとノーマライゼーションの理念に基づく完全参加と平等であり，5 つの柱が立てられた．

①障害者の主体性・自立性の確立

②すべての人の参加による，すべての人のための平等な社会づくり

③障害の重度化・重複化および高齢化への対応

④施策の連携

⑤「アジア太平洋障害者の十年」への対応

〔6〕障害者基本法の成立

　「国連・障害者の十年」の取り組みの総括として，心身障害者対策基本法の大幅な改正により，名称も新たに障害者基本法（1993 年）が成立した．目的は，障害者を取り巻く社会経済情勢の変化に対応し，障害者の自立と社会参加のいっそうの促進をはかることであり，基本的理念を明確にするとともに，障害者の日および障害者のための施策に関する基本的な計画に関する規定，雇用の促進，公共施設の利用，情報の利用などが定められた．

〔7〕ノーマライゼーション 7 か年戦略

　さらに，「障害者対策に関する新長期計画」を具体化する観点から，1995 年には「障害者プラン：ノーマライゼーション 7 か年戦略」が策定された．このプランでは，ノーマライゼーションの考え方を基本理念に，障害者施策の計画的な推進，数値目標に基づく計画的な施設やサービスの整備，

横断的・総合的な施策の推進等をめざすとされた.

7か年戦略では以下の7つの視点から施策の推進をはかることが明記された.

①地域でともに生活するために

②社会的自立を促進するために

③バリアフリー化を促進するために

④QOL（生活の質）の向上をめざして

⑤安全な暮らしを確保するために

⑥心のバリアを取り除くために

⑦わが国にふさわしい国際協力・国際交流を

〔8〕ハートビル法，交通バリアフリー法

このような動きのなかで，障害者の自立と積極的な社会参加，生活のしやすさなどを意図して，「高齢者・身体障害者等が円滑に利用できる特定建造物の建築の促進に関する法律（通称：ハートビル法）」（1994年）や，「高齢者・身体障害者等の公共交通機関を利用した移動の円滑化の促進に関する法律（通称：交通バリアフリー法）」（2000年）なども整備された.

④ 新たな改革の時期：自己選択・自己決定の実現へ

〔1〕介護保険制度，社会福祉基礎構造改革

1992年ごろからバブル経済崩壊後の景気低迷のなかで戦後築き上げてきた社会システムが機能しにくくなってきた. 21世紀に向けた改革の必要性から社会保障構造改革の検討が行われ，介護保険制度の創設，「社会福祉基礎構造改革」が実現した. 改革の基本的方針として，以下のことがうたわれ，苦情処理，権利擁護などの具体的なしくみが制度化された.

①サービス利用者と提供者の対等な関係の確立

②利用者本位の考え方に立った地域における総合的支援

③住民の積極的な参加による豊かな福祉文化の土壌の形成

④サービスの質と効率性の確保

⑤情報公開等による事業運営の透明性の確保

〔2〕個人の尊厳

社会福祉基礎構造改革の一環として社会福祉事業法は社会福祉法（2000年）に改正された. 新たな福祉サービスの基本理念（第3条）では「福祉サービスは，個人の尊厳の保持を旨とし，その内容は，福祉サービスの利用者が心身ともに健やかに育成され，またはその有する能力に応じ自立した日常生活を営むことができるように支援するものとして，良質かつ適切なものでなければならない」と規定している.

個人の尊厳の保持こそが本人の意思を尊重した自己選択・自己決定を意味するものであり，福祉サービス提供方式についても2003年4月，障害児への施設サービスを除き自己選択の可能な支援費制度に改められた. これまでの措置制度のもとでは行政側が利用者に必要なサービスの種類や内容を決定するというしくみであったが，この方式では利用者は権利としての福祉サービスという意識をもちにくい状況があり，利用者が事業者と対等な関係に基づいてサービスを選択する

利用制度が導入されることになった.

「支援費制度」では,利用者はサービス提供者と「契約」という法律行為により直接的法律関係をつくり,サービスの対価の一部を自己負担として支払うことにより権利性が明確になると考えられた.しかし,制度導入後短期間で,利用者の急増,障害種別によるサービス整備状況の格差,サービス提供体制の地域間格差,市町村の財源難などの課題が生じたことにより,わずか3年半で改革が行われ,「自立支援給付」として支給されることになった.

〔3〕共生社会

「障害者対策に関する新長期計画」は2002年に最終年を迎えたため,その後継施策として,2012年までの10年間を計画期間とする「新障害者基本計画及び重点施策実施5か年計画(新障害者プラン)」(2003)が策定された.新計画では,障害の有無にかかわらず,国民の誰もが相互に人格と個性を尊重し支え合う共生社会の実現をめざしており,共生社会において障害者は,自己選択と自己決定のもとに,あらゆる活動に参画するとともに,社会の一員としての責任を分担することとしている.

施策の基本的な方針として,以下の4つの点が示された.
①社会のバリアフリー化
②利用者本位の支援
③障害の特性をふまえた施策の展開
④総合的かつ効果的な施策の推進

さらに2004年10月には,障害者福祉の今後の方向性を明らかにする「改革のグランドデザイン」が公表され,障害者の地域生活と就労などを促進する法的整備として2005年11月,障害者自立支援法が制定され,三障害(身体障害,知的障害,精神障害)の福祉サービスの「一元化」,サービス量や所得に応じた「公平な負担」をはかることが示された.

障害者自立支援法は附則にあった施行後3年の見直し規定により,2012年6月,「障害者の日常生活及び社会生活を総合的に支援するための法律(障害者総合支援法)」に改題・改正され,2013年4月から施行された.

主な改正点は次のとおりである.
①法の目的の修正:「自立した日常生活または社会生活を営むことができるよう」から「基本的人権を享有する個人としての尊厳にふさわしい日常生活または社会生活を営むことができるよう」に修正.
②基本理念を新設:法に基づく日常生活・社会生活の支援が共生社会を実現するため,社会参加の機会の確保および地域社会における共生,社会的障壁の除去に資するよう総合的・計画的に行われることを基本理念として新たに掲げる.
③障害者・児の範囲:制度の谷間のない支援を提供する観点から,障害者の定義に「難病等」を追加し障害福祉サービスの対象とする.
④障害支援区分の創設:「障害程度区分」について,障害の多様な特性その他の心身の状態に応じて必要とされる標準的な支援の度合いを総合的に示す「障害支援区分」に改める.
⑤障害者に対する支援:「重度訪問介護」の対象拡大,「共同生活介護(ケアホーム)」の「共同生活援助(グループホーム)」への一元化,「地域移行支援」の対象拡大,「地域生活支援事業」の追加(障害者に対する理解を深めるための研修・啓発,意思疎通支援を行う者の養成など).

さらに，障害者総合支援法は施行後3年を目途に障害福祉サービスのあり方を見直すことを定めており，2016年5月，障害者の日常生活及び社会生活を総合的に支援するための法律及び児童福祉法の一部を改正する法律が成立した．施行期日は2018年4月で，主な改正点は以下のとおりである．

〈障害者の「生活」と「就労」に対する支援の充実〉

①自立生活援助：施設入所支援や共同生活援助の利用者を対象に，定期的な巡回訪問や随時の対応により，円滑な地域生活に向けた相談・助言等を行うサービスを創設．

②就労定着支援：就労移行支援の利用を経て一般就労へ移行した障害者を対象に，移行後の生活面の課題の把握と対応，事業所・家族との連絡調整等の支援制度を創設．

③重度訪問介護の訪問先拡大：医療機関に入院した重度障害者に担当介護職を派遣．

④低所得で高齢の障害者の介護保険サービスについて円滑な利用を促進するため，所得状況や障害の程度等を勘案し，利用者負担を障害福祉制度により軽減（償還）できるしくみを新設．

〈障害児支援へのきめ細かな対応〉

①重度障害等により外出困難な障害児を対象に，訪問による発達支援サービスを提供．

②保育所等訪問支援の制度について，乳児院・児童養護施設の障害児に対象を拡大．

③医療的ケアを要する障害児が適切な支援を受けられるよう自治体は保健・医療・福祉・教育・その他の関連分野の連携促進に努めることを明文化．

④障害児にかかわるサービス提供体制の計画的な推進のため，都道府県，市町村に対し障害児サービスの種類・必要量等，障害児福祉計画策定を義務づけ．

〈サービスの質の確保・向上に向けた環境整備〉

①補装具費の支給範囲の拡大：購入・修理に加えて「貸与」を支給対象とする．

②情報公表制度の創設：利用者が個々のニーズに応じて良質なサービスを選択できるための事業者の報告，都道府県の公表のしくみを新設．

〔4〕障害者の権利擁護，差別の解消

すべての国民が，障害の有無により分け隔てられることなく，人格と個性を尊重し合いながら共生する社会の実現に向けて，国内外において障害者の権利・尊厳・自由・差別解消等を重視する観点から，障害者基本法の改正や各種法制度の整備が行われた．

代表的な法制度等は以下のとおりである．

①障害者の権利に関する条約（障害者権利条約）

障害者の人権と基本的自由の享有を確保し，障害者の固有の尊厳の尊重を促進することを目的に，障害者の権利の実現のための措置等を定めた条約であり，2006年12月に国連総会で採択，2008年5月に発効した．日本は2007年9月に条約に署名，2014年1月に批准書を寄託，関連して国内法制度の整備が促進される契機となった．

②障害者虐待の防止，障害者の養護者に対する支援等に関する法律（障害者虐待防止法）

障害者に対する虐待が障害者の尊厳を害するものであり，虐待の防止が障害者の自立や社会参加にとって極めて重要であるという観点から，虐待防止，早期発見，虐待を受けた障害者の保護・自立の支援，養護者に対する支援等について定めており，2011年に制定された．この法では，市町村に障害者虐待防止センター，都道府県に障害者権利擁護センターの機能を課すとともに，行政機関，障害者施設従事者，使用者などに虐待防止の責務や通報義務を課している．

③障害を理由とする差別の解消の推進に関する法律（障害者差別解消法）

　国連の「障害者権利条約」と関連した国内法整備の一環として，すべての国民が障害の有無により分け隔てられることなく，相互に人格と個性を尊重し合いながら共生する社会の実現に向け，障害を理由とする差別の解消を推進することを目的に2013年に制定，2016年4月から施行されている．差別を解消するための措置（不当な差別的取り扱いの禁止，合理的配慮の提供）を国・地方公共団体・事業者等に課すとともに差別解消のための支援措置として相談・紛争解決，地域連携，啓発活動，情報収集等の対策を講じるとしている．

② 障害者施策を支える主要概念

　リハビリテーションの初期においては障害は「医学モデル」として位置づけられ，「個人の問題」であり，専門家の個人的治療を受け，障害者自身の努力により「変化すること」が目標とされていた．しかし，このような見方に大きな影響を及ぼすいくつかの思想が登場した．障害は個人の問題ではなく社会の問題であり，制約のある生活の多くは社会環境によってつくり出されたものと考える「社会モデル」の立場であり，基盤となる思想としてノーマライゼーション，IL運動，QOLなどがある．

❶ ノーマライゼーション

　今日，ノーマライゼーションという言葉は障害者・高齢者福祉のキーワードとして広く使われており，「心身に障害をもつあらゆる人が，地域で障害をもたない人々と同じ生活条件のなかで普通の生活を送ることができる社会づくり」を目的としている．ノーマライゼーションの概念は1950年代からデンマークやスウェーデンを中心に提唱された考え方であり，徐々にその思想を変化させながら現在に至っている．

〔1〕デンマークにおける初期概念

　デンマークはノーマライゼーション発祥の地で，提唱者のバンク-ミケルセン（Bank-Mikkelsen, N.）は「ノーマライゼーションの父」とも呼ばれている．1952年に知的障害者親の会が施設改革やわが子たちの人権擁護を求めて運動を展開した．政府の役人であったバンク-ミケルセンがこれを政策に反映させ，1959年法*の成立をみた．法の前文にはノーマライゼーションの原理が示されており，「知的障害者の生活をできる限り通常の生活状態に近づけること」をうたっている．その後，この原理はより具体的に説明されるようになり，「知的障害者の住居，教育，就労，娯楽などの環境を正常化し，すべての市民と同様の法的・人間的権利を保障することである」とされた．

〔2〕スウェーデンにおける初期概念

　デンマークのノーマライゼーションに影響を受けたスウェーデンでは，1968年に「新スウェーデン法」が制定され，その実現に向けて活動が開始された．その中心的役割を果たしたニルジェ（Nirje, B.）は，「すべての知的障害者の日常生活や条件を，社会の通常の環境や生活の仕方にでき

＊　1959年法：知的障害者福祉法，精神遅滞者ケア法などの訳語で紹介されることもある．

る限り近づけることができるようにすること」がノーマライゼーションであるとし，ノーマライゼーションを原理として整理した．ノーマライゼーションの原理は，①１日のノーマルなリズム，②１週間のノーマルなリズム，③１年のノーマルなリズム，④ライフサイクルを通じたノーマルな発達的経験，⑤知的障害者本人の選択や願いの尊重，⑥男女が共に住む世界に暮らす，⑦ノーマルな経済水準，⑧ノーマルな環境と物理的設備基準──の８つの構成要素から成り立つとし，社会的環境改善の意義を重視した．

〔３〕アメリカ型ノーマライゼーション

　ミケルセンやニルジェによって提唱された北欧のノーマライゼーション思想はアメリカにわたって再構成され，1960年代後半から1970年代前半にかけて脱施設政策として発展した．その理論的指導者**ヴォルフェンスベルガー**（Wolfensberger, W.）は，「できる限り文化的に通常の人間行動と特徴を確立ないし維持するために，できる限り文化的に通常である諸手段を利用すること」をノーマライゼーションの概念とし，ノーマライゼーションは，その国の文化・地域に根ざしたものにすべきこと，障害者の社会的役割の実践を提唱，従来型施設を容認しない考え方を示した．この思想は，アメリカやカナダで発展し，北欧諸国にも逆輸入されるとともに，その後の国際的な障害者対策（障害者の権利宣言など）に大きな影響を及ぼした．

〔４〕日本におけるノーマライゼーション

　わが国の障害者施策の歴史は欧米とは異なり，理念としては誰もがノーマライゼーションの意義を理解しながらも，体制が整っているとはいいがたい．従来，美徳とされてきた家族扶養の伝統は形骸化しており，新たな社会的支援システムの確立が求められているが，欧米で普及している地域を基盤とした居住型施設等は整備されていない．今後，真に豊かな成熟社会を築いていくためには，障害のある人々が社会の構成員として普通の生活が送れるよう，ノーマライゼーション理念の実現に向けて具体的な施策の充実をはかるとともに，地域の人々の意識をつくっていくことが求められる．

❷ IL運動（自立生活運動）

〔１〕プログラム設計の原則

　IL（independent living movement）運動は，障害者自立生活運動とも呼ばれ，1962年にアメリカのカリフォルニア大学バークレー校の重度障害の学生が，他の学生と同じような大学生活の保障を求めて運動を展開し，自立生活支援のために確立していったプログラムである．IL（自立生活）の理念は，「基本的なリハビリテーションは自分をリハビリテートすることであり，障害者が自分でできることを学ぶことは他者が彼らのためにすることよりも大切である」という考え方にあり，重度障害者が**自己決定能力**を増し，他者への依存を最小限にするために必要なサービスを提供する．

　プログラム設計の原則は，以下の３点である．
①障害者のニーズとニーズへの対応方法は障害者自身が最もよく知っている．
②ニーズを充足するのは多様なサービスを備えた総合的プログラムである．
③障害者はその居住地のコミュニティーにできる限り包含されるべきである．

〔2〕決定の自立に向けた支援

　伝統的に考えられていた自立は，身辺自立や経済自立であり，それが望めない重度の障害者は，放置されるか保護されるというものであったが，IL運動は自己決定権をベースにした「決定の自立」であり，そのために必要なサポート体制を障害者自身も参加して整備しようとするものである．この自立観の転換は，リハビリテーションのあり方をADLの向上からQOLの向上に変革させるなど，その後の障害者施策の発展に大きな影響を与えた．そして，自己決定権を保障するための実践原理として強調されるようになったのが，自己決定力を抑圧された人の主体性を回復させるためのエンパワーメントや，自己決定能力が低下した人の権利・利益を守るためのアドボカシーである．

3 QOL（生活の質）

　QOL（quality of life）は，「生命の質」「生活の質」「人生の質」などと訳され，近年，保健医療や福祉分野の実践・評価のキーワードとして用いられている．身体的・心理社会的に満足のいく状態（well-being：安寧，幸福，福祉）と解され，満足感・幸福感などの主観的な側面も含めて人間らしい生活とは何かを求める考え方を意味している．

　QOLの構成要素は，社会的な役割の遂行，身体的状態，精神的状態，社会的人間関係，経済的状態，主観的健康状態などであり，これらの指標には，生活水準，経済状況，生活満足度，家屋や居住地域の質，自尊心なども包含される．

参考文献

1．中村隆一編（2009）入門リハビリテーション概論　第7版，医歯薬出版．
2．厚生労働統計協会編（各年度版）国民の福祉と介護の動向．
3．厚生労働統計協会編（各年度版）国民衛生の動向．

3

倫理的課題

　看護師は日常の看護実践のなかで自分の判断や行為が正しかったのか，他に方法がなかったのかと悩み，倫理的ジレンマにしばしば遭遇する．また，近年では国民の医療に対する権利意識の高まりや価値観の多様化にともない，多くの複雑な倫理的問題に直面する．本節では，倫理的問題を解決するための判断基準として規定されている倫理原則や『看護者の倫理綱領』（日本看護協会，2003年）を学び，リハビリテーションにおける倫理的課題を考える．

倫理とは

①

　倫理とは社会生活を営むうえで守るべき秩序のことである．社会的秩序を維持するための規範として法律があるが，これは国家による外的な強制がともなうものである．一方，倫理は善いことと悪いことを判断し，内的な自律から生じるものである．何を基準に善いことと判断するかは，それぞれの社会や文化によっても異なり，個人の価値観に影響される．人々のもつ価値観は文化的価値，宗教的価値，個人的価値，専門的価値によって形成され，その人の選択を左右する要因ともなる．

1 文化的価値

　文化的価値はいろいろな国民性に代表されるように，その集団が伝統的に継承してきた習慣などによって異なる．欧米文化では個人の権利に高い価値をおき，病名告知などの場面においても個人が尊重される．一方，日本のように家族集団のなかで意思決定をしてきた文化では，個人よりも先に家族に病名告知されることも見受けられる．

2 宗教的価値

　多くの宗教はその人の死生観や死後に関する思想に強い影響を与えている．また，宗教によっては食事習慣に厳しい原則や制約をもたせたり，輸血や中絶などの医療処置に対して特別な信念をもたらしたりするものがある．

3 個人的価値

　人は個々の生育歴や教育，人生経験によって影響を受け，どのように行動すべきかを判断する基準をもっている．休日には身体を休めることに価値をおく人もいれば，ストレス発散のために外出を好む人もいる．個人のとる行動はそれぞれの価値の重要性によって優先度がつけられ，その順位に応じて選択されている．

4 専門的価値

　看護の専門職としての価値は看護教育や看護実践における指導などによって形成される．『看護者の倫理綱領』は看護師の思いやりや気づかい，やさしさ，信頼関係を築くことなどの道徳的な態度や，安全，安楽を大切にするなどの考えの規範となる．

看護実践にとって重要な倫理原則

②

　倫理原則は看護実践における倫理的問題が生じたときに，自己の考えを導くための指針となる．「何かおかしい」「このままでいいのか」などといったジレンマを感じたときに倫理原則に則って自己の看護判断が正当なのかを判断する．倫理原則には自律尊重の原則，無害の原則，善行の原則，

正義の原則などがある（表Ⅱ-6）.

表Ⅱ-6　看護実践における倫理原則

自律尊重の原則	患者が自分で決定できるよう，重要な情報の提供や疑問への丁寧な説明などの援助を行い，患者の決定を尊重し，それに従う．
無害の原則	患者に害が加わること（身体的・心理的外傷をもたらすことや患者の権利を妨げること）のリスクを防いだり減らしたりする義務があり，危害を引き起こすことを回避する．
善行の原則	患者のために最善を尽くす．それは，医療専門職の考える患者にとっての最善の利益をさすのではなく，その患者の考える最善の利益を考慮することである．
正義の原則	個々の患者に費やすことができる資源（環境や時間）の範囲，提供できる看護の限界について判断し，自分がケアしている患者にとって何が適切かつ公平な資源の分配なのかを考え，ニードに応じて分配する．

看護者の倫理綱領

『看護者の倫理綱領』は専門職として自らの行動を律するためのものとして日本看護協会が2003年に定めた．15の条文からなるが，そのうち看護を提供する際に守られるべき価値・義務として規定されている条文1〜6を表Ⅱ-7に示す．

表Ⅱ-7　看護者の倫理綱領（一部抜粋）

（日本看護協会，2003年）

条文1：看護者は，人間の生命，人間としての尊厳及び権利を尊重する．
条文2：看護者は，国籍，人種・民族，宗教，信条，年齢，性別及び性的指向，社会的地位，経済的状態，ライフスタイル，健康問題の性質にかかわらず，対象となる人々に平等に看護を提供する．
条文3：看護者は，対象となる人々との間に信頼関係を築き，その信頼関係に基づいて看護を提供する．
条文4：看護者は，人々の知る権利及び自己決定の権利を尊重し，その権利を擁護する．
条文5：看護者は，守秘義務を遵守し，個人情報の保護に努めるとともに，これを他者と共有する場合は適切な判断のもとに行う．
条文6：看護者は，対象となる人々への看護が阻害されているときや危険にさらされているときは，人々を保護し安全を確保する．
（条文7以降は割愛）

（日本看護協会ホームページ，看護者の倫理綱領より抜粋して転載）

リハビリテーションにおける倫理的課題

1 意思決定能力の問題

倫理的問題を考える際に核となる考え方は患者または利用者中心であり，患者の尊厳は守られなければならない．しかし，リハビリテーションの対象者のなかには脳卒中などのように意識障害のある人や認知判断能力に問題を抱える人が存在する．このような対象者は意思決定をすることが困難であり，事前の意思表示があったのかの確認や代理意思表明者が意思決定できる状態か

どうかを判断しなければならない.

〈事　例〉

　てんかん発作後の低酸素脳症で意識障害となった60歳代の患者. 在宅で吸引を行っていたが, 唾液誤嚥による誤嚥性肺炎をくり返していた. 在宅で十分な吸痰を行うために医師から気管切開が提案された. 本人の事前の意思は確認していないが, キーパーソンである妻は身体に傷をつけてまで生きていたくないと本人は思うだろうと提案を断った.

　——この事例について, どのように考えればいいのか.

　患者本人の意思が確認できない場合, 代理意思表明者である妻が, 現在の患者の病状や治療内容, 予後などに関して十分な情報と正確な認識をもっているかを判断し, 利害関係の有無も確認する. 『倫理綱領』条文1の「尊厳及び権利を尊重」するために, その他の家族からも患者と妻との関係性を情報収集し, 患者の価値観に反していないかを確認する（善行の原則）.

② 患者の尊厳を考える

　患者に排泄の失敗があり紙おむつを用いることや, ベッドから自分で下りられないようにベッドを柵で囲み, 転倒・転落を予防するなどといったことがある. 看護師の価値観からは必要な対処であると考えられるが, 患者の視点で考えてみると尊厳を傷つけられていることにもなる. これらの対処が避けられないとしても, 常に患者の苦痛が最小限となるように配慮が必要である.

〈事　例〉

　大腿骨頸部骨折後の回復期にある40歳代の患者. 訓練室で平行棒内での歩行訓練が開始された. 「せめてトイレぐらい自分で行きたい」という思いから, 試しに自分で移乗をしようとしたところ, 転倒した. 「ナースコールは看護師にお願いするみたいで押したくない」と言い, その後も何度かひとりで移乗をしようとしている姿を見かけた. 転倒リスク回避のために, 離床センサーを設置することとした.

　——この事例について, どのように考えればいいのか.

　患者は人に援助されることに対して苦痛を感じており, ナースコールを無理強いすることはできない. 離床センサーの設置が, ひとりで移乗しないよう患者の行動を監視することが目的になると, 患者は見張られているという閉塞感から自尊感情が低下する. しかし, 設置の目的がADL拡大に向けたものとしたならば（善行の原則）, 離床センサーが鳴ったときの対応も抑圧的にはならず, 転倒回避のための見守り手段として有益になる（無害の原則）.『倫理綱領』条文1の「人間としての尊厳」を守りつつ, 条文6の「安全を確保」する手段として, 患者に離床センサーを設置する目的を伝え, 同意を得て自尊感情に配慮した対応をする.

③ インフォームドコンセントと自己決定

　医療者はこれから行う治療・処置について, 患者から同意が得られるように説明を行っている. しかしこれらの説明は, 患者にとって最善と思われる治療・処置を医療者の価値観で提案していることがある. このような情報提供は"治療ありき"の偏った内容になっている可能性もあることを意識していなければならない. インフォームドコンセントは単なる「説明と同意」ではなく, 患者の自己決定のために患者が理解できるような十分な情報提供が不可欠である.

〈事 例〉

　50歳代の脳幹梗塞の患者．ADL は自立しているが，球麻痺による嚥下障害で食事の摂取が困難である．嚥下訓練によってペースト状のものを1時間かけて3割程度摂取できるようになったが，必要栄養量を摂取するのは困難で，医師から胃瘻の造設を勧められた．患者は胃瘻を延命処置であるととらえており，管理も面倒と言い，断った．

　——この事例について，どのように考えればいいのか．

　医療者は，ADL は自立しているため，栄養手段を確保できればその後の QOL が高まると予測して胃瘻造設を提案している．しかし，患者は胃瘻造設を延命処置であるととらえ，介護を要する状態になるのではないかと考えており，医療者と患者の間で価値観のずれが生じている．『倫理綱領』条文3の「信頼関係」を築くためには，患者の胃瘻に関する考えを傾聴し価値観の理解に努めることが必要である．また，条文4の「自己決定の権利」を擁護するためには，胃瘻造設の是非を検討するのではなく，今後必要な栄養量を確保するにはどのような方法が望ましいのか，あらゆる手段を患者に提示し，それぞれのメリット・デメリットを説明することが必要である（善行の原則）．

❹ 平等な看護

　看護における平等とは，単にどの患者にも等しく同じ看護を行うことではなく，患者一人ひとりの特性やニーズに応じた看護を提供することである．患者の背景によって差別することなく，個人的な習慣や思想についても尊重し，受けとめる姿勢が必要である．患者のニーズに合わせて，できる限りの手段を検討し，本人の意思を尊重する．

〈事 例〉

　パーキンソン病の60歳代の患者．覚醒しているときはハッキリと意思表示ができるが，無動状態が長くなり ADL 介助量が増加した状態で退院調整が始まった．ケアマネジャーより，娘の介護負担を軽減する目的でデイサービスでの入浴を利用したらどうかと提案があった．患者からは「お風呂はリラックスできる唯一の楽しみであり，夕方の調子のいいときに自宅の風呂にゆっくり浸かりたい」という訴えがあった．

　——この事例について，どのように考えればいいのか．

　要介護状態の患者を在宅調整するときには，だれのための退院支援なのかを意識していなければ，介護者のための支援になってしまう危険がある．この患者は自分の意思表示もできており，入浴は清潔にすることよりもリラックスできることに価値をおいている．『倫理綱領』条文2では，「健康問題の性質」によって要介護者はサービスを利用するべきという差別はしないといっている．本人の習慣や思想を尊重し，介護サービスや家族がどのように対応できるか検討する（自律尊重の原則・善行の原則）．

参考文献

1．サラ T. フライ，メガン - ジェーン・ジョンストン著，片田範子，山本あい子訳（2010）看護実践の倫理 第3版，pp.7-15，日本看護協会出版会．
2．Anne J. Davis, Verena Tschudin, Louise de Raeve 編，小西恵美子監訳，和泉成子，江藤裕之訳（2008）

38   Ⅱ 障害者施策の変遷と倫理的課題

看護倫理を教える・学ぶ：倫理教育の視点と方法，pp.45-57，日本看護協会出版会.
3．五十子敬子（2007）医をめぐる自己決定：倫理・看護・医療・法の視座，pp.1-34，イウス出版.

学 習 課 題

1．わが国の障害者福祉施策が諸外国の影響を受けながらどのように発展してきたか，その理念に注目しながら話し合ってみよう．
2．障害者対策において大切にされている主要概念について，その背景や具体的実践例などを含めて調べ，話し合ってみよう．
3．リハビリテーションにおける倫理的課題を具体的に取り上げ，どのような対応をすればよいか，話し合ってみよう．

経過別リハビリテーション

―学習目標―
1. 急性期・回復期・生活期（維持期）の各ステージにおける患者の特徴を理解する．
2. 各ステージのリハビリテーションの目的と看護援助のポイントを理解する．

リハビリテーションのステージ

リハビリテーション医療は急性期・回復期・維持期の3段階に分けて考えられている．近年では，急性期の前に予防期，維持期の後に終末期を加えて5段階で表されることもある．また，維持期は生活期とも呼ばれる．

① ステージの考え方

リハビリテーションのステージについて，高齢者のリハビリテーションの観点からは，介護保険の自立支援，要介護状態の軽減・予防をはかるために，予防的リハビリテーション（寝たきりなどの発生を予防する予防的介入），**急性期・回復期リハビリテーション**（障害の発症により早期に開始する治療的介入），**生活期（維持期）リハビリテーション**（寝たきりなどの進行を防ぐ介護的介入），**終末期リハビリテーション**（回復や維持を望めない人がその人らしく人生の終焉を迎えられるように行うリハビリテーション活動）という考え方が示されている[1]（図Ⅲ-1）．また，近年では，手術や化学療法など治療の前に体力の向上や合併症予防のためのリハビリテーションも行われている．

本章では傷病の急性発症にともなって開始される急性期・回復期・生活期（維持期）のリハビリテーションに焦点をあて，そのめざすところと看護の役割について解説する．

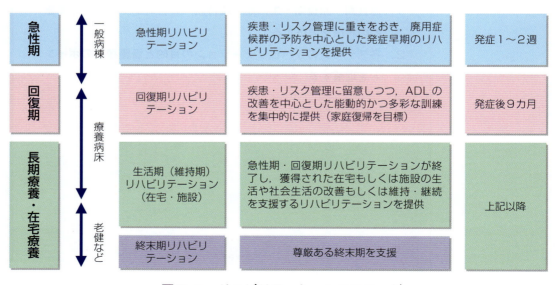

図Ⅲ-1　リハビリテーションのステージ

② 各期区分の考え方

　臨床的にいわれている疾患や外傷などの病期は，超急性期・急性期・亜急性期・慢性期というような区分で呼ばれることが多い．例えば脳血管障害では発症から24時間を超急性期とし，以降発症から3日間を急性期，発症から3週間くらいまでを亜急性期，それ以降を慢性期という[2]．疾患により多少の違いはあるものの，発症後1週間までを急性期，2～3週間までを亜急性期，以降を慢性期としている場合が多いようである．

　リハビリテーションのステージは，こうした疾病の病期と一致するわけではない．心筋梗塞発症後などに行われる心臓リハビリテーションでは，発症から約2週間の間に病院で行われるものを急性期リハビリテーション，退院後外来で行われるものを回復期リハビリテーション，それ以降を維持期リハビリテーションとしている[3]．

　現実的には，リハビリテーションのステージをサービスが実施される施設と関連させたほうがわかりやすいとする考えもある．図Ⅲ-1はそれを示したものである．この図では，急性期病院において行われるものを急性期リハビリテーション，急性期病院と在宅または施設の間にある回復期リハビリテーション病棟で行われるものを回復期リハビリテーション，入院・入所施設や在宅で行われるものを生活期（維持期）リハビリテーションと考えている[4]．脳損傷や脊髄損傷の患者のリハビリテーションは，これにあてはめると考えやすい．

---

2 急性期のリハビリテーション看護

① 患者の状態の特徴

身体面

　発症，または手術直後の患者では，損傷の起きた器官や切除を行った器官の**機能低下**が生じる．例えば，脳は生命活動のコントロール中枢であるので，意識レベル，知覚機能，運動機能，言語や認知機能それぞれの低下など，損傷部位によってさまざまな機能低下が現れる．呼吸や循環をつかさどる器官の損傷は生命を脅かすこともある．したがって，この時期は，生命の維持，機能悪化防止または改善のための治療が優先される．

　発症前から慢性疾患をあわせもっている場合は侵襲による生体反応も加わり，**併存する疾患の悪化**をまねくことがある．それらはリハビリテーションの阻害要因となる．

　安静期間が長くなると，**廃用症候群**と呼ばれる不動による弊害が生じる（図Ⅲ-2，詳細はⅣ章「不動・不活動による廃用性障害と予防」参照）．治療にともなう弊害や疾患特有の廃用症候

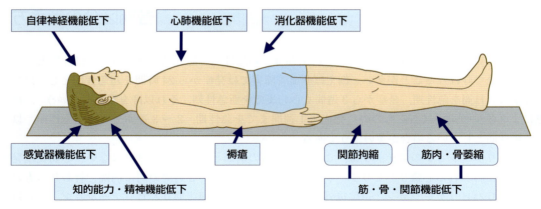

図Ⅲ-2　廃用症候群

（栗原正紀（2001）救急病院におけるリハビリテーションの薦め，Emergency nursing, 14（11），p.991，メディカ出版より転載，一部改変）

群以外の合併症も，リハビリテーションの進行を妨げるばかりでなく，患者側・医療者側の経済的負担を増大させる．

2 精神・心理面

　突然の発症や急激な状態の変化は患者に不安や恐怖を感じさせる．不安に適切に対処できないと不適応反応として，抑うつやせん妄などの精神症状を呈することもある．
　集中治療室で治療を受ける場合は，特殊な環境であることに加え治療や処置にともなう身体的な苦痛が強いので，不眠となりやすく，精神症状を生じるリスクが高くなる．一方で，疾患や外傷により生じている症状については，「治療をすれば治るのだろう」と回復への期待を抱く患者も多い．

3 生活面

　患者は機能低下の結果として日常生活活動をいままでどおりには行えなくなることもある．また，治療法として器官の安静を保持するために，活動制限を余儀なくされることが多い．

② リハビリテーションの目的

　患者の特徴からもわかるとおり，急性期リハビリテーションは急性期病院を主とする医療機関で行われるものである．この時期は機能の悪化・進行防止，あるいは改善のために疾患に対する治療が優先されるところがある．状態が安定した時期に日常生活活動の自立につながるように，不動にともなう廃用症候群の予防とリスク管理に基づいた早期からの訓練を行うことが最重要課題となる．

2 急性期のリハビリテーション看護 **43**

③ 看護援助

急性期病院では主として医師，理学療法士（PT），作業療法士（OT），言語聴覚士（ST），薬剤師，栄養士，メディカルソーシャルワーカー（MSW），公認心理師，臨床心理士らと**チーム**を組んで援助にあたる．看護師は患者の全体像を把握して全身管理を行うとともに他職種に情報提供できるようにする．

1 進行・悪化の予防

一般に組織の**低灌流**や**低酸素血症**，**感染症**の併発は機能障害を拡大する．特に，脳損傷，心疾患，呼吸器疾患，高位脊髄損傷など，酸素化や循環動態に影響を及ぼす疾患や治療を行っている場合には注意が必要である．また，損傷が重度で高サイトカイン血症になっている場合は，前記のことが引き金となって**多臓器不全**（multiple organ failure：**MOF**）を引き起こすこともある．いずれの疾患でも呼吸・循環の管理と感染症の予防が必須である．

2 廃用症候群の予防

廃用症候群は安静療法または意識障害，運動障害などによる不動で，本来の働きを必要とされなくなった諸臓器が機能低下を示す状態である．ある程度の廃用は避けられない面もあるが，不可逆的にならないようにすることが必要である．発症のメカニズムと予防法については，Ⅳ章で詳しく述べる．

3 リスク管理に基づいた訓練

リハビリテーション過程において「リスク」とはプログラムの進行を遅らせるような要因のことをさす．プログラムの阻害要因は障害により異なるが，急性期リハビリテーションでは，主として脳を含む循環系の問題が取り上げられる．

廃用症候群の予防や機能維持のために初期に行われる訓練としては，**関節可動域訓練**（range of motion exercise：**ROME**）や**坐位耐性訓練**がある．これらの開始時期について確立された見解はない．酸素消費量からいうと，仰臥位安静時とベッドや椅子での端坐位ではほとんど差がなく，坐位により心拍出量の増加は必要とされないので，よほどの心不全でもない限り早期から可能であるといわれている[5]．

脳血管障害での関節可動域訓練は，脳ヘルニアをともなわない脳梗塞では発症当日から，脳出血でも2〜3病日から開始するとしている[6]．また，坐位耐性訓練は再発しやすい3病日以降であれば可能としている[7]．目安としては心疾患を合併症としてもつ人の運動療法のアンダーソン・土肥改定基準（表Ⅲ-1）がある．

4 日常生活活動の援助

この時期，重篤な状態にある患者はまだ日常生活活動は自立に至っていないことが多い．少し

44 Ⅲ 経過別リハビリテーション

表Ⅲ-1 アンダーソン・土肥改定基準

1）訓練を行わないほうがよい場合
①安静時脈拍 120/ 分以上
②拡張期血圧 120mmHg 以上
③収縮期血圧 200mmHg 以上
④労作狭心症が現在ある
⑤新鮮心筋梗塞 1 カ月以内
⑥うっ血性心不全の所見が明らか
⑦心房細動以外の著しい不整脈
⑧訓練前すでに動悸・息切れがある

2）訓練を途中で中止する場合
①訓練中，中等度の呼吸困難，眩暈・悪心・狭心痛などが出現
②訓練中，脈拍が 140/ 分を超える
③訓練中，1 分間 10 回以上の期外収縮が出現するか，頻脈性不整脈，あるいは徐脈が出現
④訓練中，収縮期血圧 40mmHg 以上，または拡張期血圧 20mmHg 以上上昇

3）訓練を一時中止し，回復を待って再開する場合
①脈拍数が運動前の 30％を超えた場合，ただし 2 分間の安静で 10％以下に戻らない場合は以後の訓練を中止するか，またはきわめて軽労作のものに切り替える
②脈拍数が 120/ 分を超える
③1 分間 10 回以下の期外収縮が出現
④軽い動悸，息切れの訴えがあった場合

でも安楽に援助を受けられるように配慮することが必要である．特殊な状況を除けば，日常生活活動のなかで最も早く自立を獲得できるのは**食事**だといわれる[8]．積極的に自立をはかる準備段階として，口腔の機能を維持しておくことが重要である．

❺ 患者の精神的援助

　突然の発症で，しかもそれが初発であれば，患者は何が起きたかを理解することは難しい．ましてや，それを自分の身に起きたこととして受け入れるまでには至らないことも多いだろう．自分のこととして受け入れるというのは，本来的には社会に出て，周囲との関係のなかで問われることである．急性期病院では，現在の状況を知覚できるように，また，不安を軽減できるように援助することが必要である．

❻ 家族の援助

　家族員に突然病気の人が発生すると，残された家族は緊急事態に対応するため，仕事を休んだり家のことを他者に任せたりして対応する．面会時間が限定されると，それに合わせるために時間のやりくりをするので，普段の生活リズムが大幅に乱れる．

　障害を負った人が家庭のなかで中心的な役割を果たす存在であれば，一時的にではあっても役割交代もしなければならない．キーパーソンだけでなく，家族員全員に緊張と疲労が生じる．家族員が少しでも安心して休息がとれるように，家族員が病院にいない間の出来事を伝えたり，一緒に患者の援助にかかわるなどして関係を形成していくことが必要である．また，家族のソーシャルサポート源と活用法に気づいてもらえるようにかかわる．

回復期のリハビリテーション看護

① 患者の状態の特徴

1 身体面

　発症直後から適切な援助が行われていれば，患者には通常，活動性を積極的に高めるだけの**耐用能**が備わってくる．遷延性意識障害のように能動的な活動が望めない場合も，生命の危機からは脱し，全身状態は安定してくる．しかし，それは徐々に残存する障害が明らかになっていくことでもある．

　脳血管障害では，発症後1～4週間ほどで出血による周囲の圧迫や浮腫が消失し，本来の脱落症状が完成するといわれている[8]．どこにどのような状態で帰っていくのか，確実に日常生活に結びつく目標を患者・家族・医療者の間で一致させていく必要がある．

2 精神・心理面

　積極的な訓練が開始されると，医学的治療によって治る状態ではないことに気づき始める．また，訓練しても期待どおりの成果が上がらないと障害が永続的なものであることを感じとり，**防衛機制**をとることがみられたり，**抑うつ**を生じることがある．これらの反応は，ときとしてリハビリテーションの阻害要因となる．

3 生活面

　日常生活活動の自立の途上にあって，できる動作とできない動作が混在する．自立に向けては，補装具，歩行補助具，自助具の選定や使い分けも必要になってくる．

② リハビリテーションのポイント

1 日常生活活動の拡大

　この時期は残存するリスク管理に配慮しながらも，可能であれば家庭や職場への復帰をめざして積極的に訓練し，能動的に日常生活活動を拡大していくことが最大課題となる．疾患や障害の程度，また利用できる施設の条件によって急性期病院から直接自宅に帰る場合もあれば，積極的なリハビリテーションを受けるために回復期病棟へ転棟，あるいはリハビリテーション専門病院

Ⅲ 経過別リハビリテーション

へ転院する場合もある.

② 回復期リハビリテーション病棟の特徴

　回復期リハビリテーション病棟は，回復期リハビリテーションを必要とする患者が，日常生活活動の向上，寝たきりの防止，家庭復帰を目的として入院する病棟で，2000（平成 12）年の診療報酬改定によって新設された. 入院期間は最長 180 日以内と決められており，脳血管障害，脊髄損傷，骨折（大腿骨頸部，下肢，骨盤），他科の治療中に廃用症候群を生じた人などが対象となる.

　2018（平成 30）年 4 月の診療報酬改定では，回復期リハビリテーション病棟の入院料が 1 〜 6 に分類され，病棟には，看護師（入院料 1・2 は 13：1 以上，入院料 3 〜 6 は 15：1 以上）のほか，専従のリハビリテーション医（1 名以上）と，理学療法士（入院料 1・2 は 3 名以上，入院料 3 〜 6 は 2 名以上），作業療法士（入院料 1・2 は 2 名以上，入院料 3 〜 6 は 1 名以上），言語聴覚士（入院料 1・2 は 1 名以上），看護補助者（30：1 以上），社会福祉士（入院料 1・2 は 1 名以上）の配置が基準として定められている. 訓練室ではなく，病棟を拠点にして訓練と日常生活活動の向上に結びつくような援助が実施される.

　回復期リハビリテーション病棟は全国的には年々増加傾向にあり，対 10 万人人口の病床数は 50 床を達成したが，いまだ地域差がある[9].

③ 看護援助

　この時期はリハビリテーションにかかわる多くの職種が専門的な視点から積極的なアプローチをする. 病棟を拠点とする体制においては，訓練室で行われていることを病棟での生活につなげるのが看護師の役割であるというような従来の考えを変えていかなくてはならない. 病棟での生活に他職種が介入するようになっているので，看護の視点をいままで以上に明確にする必要がある.

① 機能回復への援助

　各種の機能回復訓練が効果的に行われるように，原疾患や併存症のコントロールを行い，**良好なコンディション**を維持できるよう援助することが必要である. また，麻痺などにより実生活に活用しない部位の廃用の危険性は続いているため，予防の援助を継続する.

② 日常生活活動拡大への援助

　病棟には専従のセラピストがいても，セラピストが毎回の日常生活活動に関与するわけではないので，援助方法を統一し，患者が混乱なく安全に実施できるよう援助する. 他者の介助が必要な場合はセラピストと連携して介護者を対象に方法を指導する. 口腔ケアや排泄のコントロール，経管栄養の管理，排痰ケアなどは看護師が担当すべき重要な事柄である.

❸ 再発防止・合併症予防に向けての援助

外傷などのように生涯にわたるコントロールを必要としない場合は別として，脳血管障害や心疾患などの慢性疾患をもつ人に対しては，再発や悪化防止のための教育指導を行う．また，脊髄損傷者の褥瘡などのように，遠隔期の合併症についても，原因と対処方法を説明し，入院中から回避方法を実践できるように援助する．

❹ 心理的反応への援助

障害が永続的であるという現実に直面し，さまざまな葛藤がみられる時期であるので，患者が自分自身と向き合えるようにカウンセリング的なかかわりをする．また，同じ障害をもつ患者とかかわれるような機会を設定したり，家族・友人など重要他者が肯定的にかかわれるように調整する．

4

生活期（維持期）の リハビリテーション看護

① 患者の状態の特徴

❶ 身体面

積極的な訓練によって回復可能な機能まで達している状態である．もちろん，その後の長期的な訓練により機能が改善する可能性もあれば，活動性の減少や管理不足によって悪化することもある．

❷ 精神・心理面

変化した身体の形態や機能，生活の仕方は，患者に**ボディイメージ**を含む**自己概念**の変容を迫る．自己概念は重要他者の影響を受けて形成されるものであるため，重要他者の過度の期待や否定的態度は変容の障壁となり，患者は混乱に陥ることがある．

一方，小さなことでも実施可能なことを見出したり，実生活で新しい役割を獲得するなど，きっかけをつかむことができれば，現状に折り合いをつけて生活をすることが可能となる．

③ 生活面

残存機能の程度や介護力，サービスの利用などの条件がそろえば，自宅での生活が可能になる．在宅療養ができない場合は，入院・入所施設での生活を送る．

リハビリテーションのポイント ②

成人期にある在宅療養者は，40歳以上で特定疾病として指定された16疾病の場合は，介護保険により，訪問リハビリテーション，訪問看護，通所リハビリテーション，短期入所によるリハビリテーションを受けることができる．それ以外では，医療保険により外来リハビリテーション，訪問リハビリテーション，訪問看護によりリハビリテーションサービスを受けることができる．サービスを利用せず，外来通院だけであとは自己管理という場合もある．

いずれにおいても，この時期は獲得した日常生活活動および活動性の維持・向上をはかり，社会参加を推進することが重要課題となる．

看護援助 ③

介護保険の適用があれば，ケアマネジャーを中心に在宅療養の準備が進められ，退院後もケアチームによるフォローが行われる．一方，外来リハビリテーションは，セラピストが中心となって行っている場合と，心臓リハビリテーションのように看護師がメンバーに加わる場合がある．どのような性質のチームにどのような役割をもって参加しているかによって具体的な援助は異なってくるが，一般的には以下のような内容になる．

慢性疾患のコントロールに努め，健康管理状況を把握し，維持・改善できるように助言する．合併症や廃用の発生状況を把握し，助言する．

生活状況や介護状況を把握し，助言する．または他職種に助言や指導を依頼する．

社会参加は障害の受容や適応のための方法であり，結果といえる．他者とのかかわりをとおして障害をもつことのつらさが軽減され，また，他者からの評価と援助を受け入れることができて社会参加が可能になる．当事者会や家族会の設定や紹介を行う．

障害が重度で，患者ひとりで社会とのつながりがもてない場合は，橋渡しとなる家族への対応が影響を及ぼす．家族が障害を理解し，受け入れられるように援助することが大切である．

5

急性期から生活期（維持期）における
リハビリテーションの継続

　厚生労働省は，団塊の世代が75歳以上となる2025年度をめどに，高齢者の尊厳の保持と自立生活の支援の目的のもと，可能な限り住み慣れた地域で，自分らしい暮らしを人生の最期まで続けることができるよう，地域の包括的な支援・サービス提供体制（地域包括ケアシステム）の構築を推進している．それにともない日本リハビリテーション病院・施設協会は，急性期医療から回復期・生活期に至る適時・適切かつ継続的なリハビリテーションの展開が重要であることを示している．

　また，2014（平成26）年の診療報酬改定により地域包括ケア病棟が新設された．地域包括ケア病棟は，急性期医療を経た患者の受け入れ，在宅において療養を行っている患者の受け入れ，患者の在宅復帰支援等を行う機能を有し，地域包括ケアシステムを支える役割を担う病棟または病室とされている．入院期間は最長60日以内であること，看護職員は13対1以上（7割以上が看護師），在宅復帰支援担当者1名以上，理学療法士，作業療法士または言語聴覚士が1名以上配置されていること，リハビリテーションを提供している患者については1日2単位以上であることが基準となっている．回復期リハビリテーション病棟とは異なり，地域包括ケア病棟には対象疾患の制限がない．

　これらのことから，ますます多職種協働と地域連携が必要となる．看護師としては，自分が所属する組織の体制を把握し，それに応じた役割の遂行をはかることが要求される．そのためには，リハビリテーション各期のめざすところをしっかりと認識しておくことが必要である．

引用文献

1）澤村誠志監修，石川誠（2004）リハビリテーション医療の流れ，これからのリハビリテーションのあり方，pp.8-13，青海社．
2）亀山正邦編（1991）病態別脳卒中治療マニュアル，医学書院．
3）大宮一人ほか（2004）最近の心臓リハビリテーション，Heart nursing，17（8），pp.807-811，メディカ出版．
4）前掲書，1）．
5）竹内孝仁（1999）脳卒中のリハビリテーション看護，p.57，メディカ出版．
6）貝塚みどりほか（2006）QOLを高めるリハビリテーション看護　第2版，p.151，医歯薬出版．
7）三好邦達監修，聖マリアンナ医科大学病院リハビリテーション部編，網本和（1995）脳損傷の早期リハビリテーション，早期リハビリテーションマニュアル，p.15，三輪書店．
8）平野義美ほか（2001）運動障害の回復促進，Brain nursing，2001年春季増刊 脳卒中ナーシングマニュアル，p.251，メディカ出版．

9）回復期リハビリテーション病棟協会ホームページ，データ資料集.
　　http://www.rehabili.jp/sourcebook.html

学 習 課 題

1．リハビリテーションにかかわる職種の主要な役割を調べてみる．
2．急性期・回復期・生活期（維持期），各ステージにおける看護援助において，具体的にどのようなことがあげられるか考えてみる．
3．訓練室・リハビリテーション病棟，リハビリテーション専門病院を見学してみる．

実践編

パートⅡ

リハビリテーションを必要とする人への看護援助

--- 学習目標 ---
1. リハビリテーションを必要とする人への看護援助における着眼点を述べることができる.
2. 着眼点の必要性，考え方の概要を説明できる.
3. それぞれのアプローチにおけるアセスメントと援助内容のポイントを説明できる.

全身状態を整える看護援助

　疾患や外傷により重篤な状態となった場合は，集中治療室において医師の処方による訓練開始前から廃用症候群の予防と機能回復のために，ポジショニング，体位変換，関節運動などを実施する．また，栄養剤の注入や経口摂取を進める援助は看護師が主体となって行う．その際は患者の反応や循環動態の変動に留意しながら実施する必要がある．医師からリハビリテーションの処方が出された後は，安全・効果的に訓練を実施できるように体調の管理に努め，他職種に体調に関する情報提供を行うことが看護師の役割になる．

① リハビリテーションの阻害要因

　患者の全身状態を整えるためにはリハビリテーションの阻害要因を理解し，それを予防・改善できるようにすることが必要である．

1 血圧の変動

　急性期にある患者はストレスに対する交感神経の過剰反応や内因性カテコールアミン濃度の上昇により自律神経のバランスを崩しやすく，それにより血圧の変動や不整脈を生じることがある．離床の遅延，糖尿病や自己免疫疾患の既往も自律神経の障害の要因となる．また，脱水や心機能低下により心拍出量が減少している場合や降圧薬，利尿薬などを使用している場合は，血圧の下降を生じやすい．
　脳卒中では発症後1～2週間は脳灌流圧上昇により血圧が高い状態となり，発症後数日は血圧の変動が生じやすい．中脳や視床下部に病巣があると自律神経の障害により血圧の低下を生じやすい．また，**片麻痺**により筋の収縮が十分でないと静脈還流減少による血圧の低下を生じやすい[1]．**脊髄損傷**では交感神経系の機能低下により血管の収縮反応が損なわれ，起立性低血圧を生じやすい．また，高位の脊髄損傷では麻痺域への刺激により交感神経系が興奮して高血圧となる（自律神経過反射）[2] ことがある．
　脳損傷の急性期には自動調節能が低下するため，血圧の変動は脳血流量に反映して危険である．また，**心疾患**の患者では冠血流量が減少して心筋虚血となる危険がある．

2 高血糖

　血糖のコントロールが不良で血糖値が高いとき（空腹時血糖≧250mg/dL）や尿ケトン体が陽性の場合は，運動することで糖の代謝がさらに悪化する危険がある．また，**インスリン**や **SU**（ス

ルホニル尿素）薬を用いている患者は，運動により筋肉や肝臓にグリコーゲンとして貯蓄されていたブドウ糖が消費されると食事で摂取したブドウ糖がグリコーゲンとして貯蓄される方に回るため，運動中だけでなく運動当日から翌日（夜間や早朝）に低血糖を生じる危険がある[3]．運動のタイミングとしては，空腹時に運動することは低血糖になる危険性が高くなる．

③ 誤嚥性肺炎

　発症時やその後に嘔吐して吐物を誤嚥した場合や，意識レベルの低下により咳嗽反射が低下したり，嚥下障害が生じて口腔内で増加した細菌が気管に侵入すると肺炎を生じる．誤嚥性肺炎の原因となるのは，歯肉溝や歯周ポケット内に増加する嫌気性グラム陰性菌群が中心になるといわれている[4]．脳卒中の急性期には51〜73%の患者に嚥下障害がみとめられ，12%に肺炎の罹患がみられるという報告がある[5]．疾患による機能障害はなくても，低栄養によって摂食・嚥下に関与する骨格筋の筋肉量や筋力が低下すると，嚥下障害を生じることがある[6]．肺炎により呼吸状態が悪化すれば，回復の遅延やリハビリテーションの中断につながる．

④ 栄養状態の低下

　侵襲によるたんぱく異化作用の亢進や血管透過性の亢進，経口的な栄養摂取の制限などにより低たんぱく血症となり，その後適切な栄養管理がされないと，積極的なリハビリテーションが始まるころには低栄養になる．回復期リハビリテーション病棟に入院している患者の43.5%に低栄養がみとめられること，低栄養の患者にリハビリテーションを実施するとエネルギー不足により筋肉を分解してしまい，逆効果であることが指摘されている[7]．

⑤ せん妄

　脳損傷や脱水，電解質の異常，発熱，肝機能障害，腎機能障害，薬剤などによりせん妄を生じることがある．急性期に鎮静を行っている場合は，過剰な鎮静がせん妄を生じさせることも指摘されている[8]．また，集中治療室など外部からの情報が遮断される環境も要因となる．せん妄は安静の保持，リハビリテーションの妨げとなるばかりでなく，チューブ類の自己抜去による身体損傷や転倒・転落などの事故につながりやすい．

⑥ 抑うつ

　日本うつ病学会治療ガイドライン（2016）では，心疾患，脳血管疾患，悪性腫瘍，慢性疼痛をともなう身体疾患の患者ではうつ病の併発が一般の人より多いことが示されており，また，脳卒中やパーキンソン病，外傷性脳損傷は抑うつ状態を生じやすい疾患であることが指摘されている．
　脳卒中の場合は，発症後3〜6カ月には大脳皮質と辺縁系の障害もしくはこれらを結ぶネットワークの障害に，病前性格や障害の程度，家族等のサポート，社会経済的要素などがマイナスに働いた場合にうつ状態となり，それ以降は後遺症に対する心因に関連してうつ状態になると考えられている[9]．

脊髄損傷者の場合は，受傷後間もなくしてのうつ病は重症度と，その後のうつ病は社会的サポートの有無と関連することが知られている[10]．また，せん妄同様，急性期の過剰な鎮静が抑うつにつながることも指摘されている．うつ病の併発や抑うつ状態は身体の動きが低下して合併症を発症しやすくなるなどリハビリテーションの阻害因子となり，結果としてADLの回復に遅れを生じさせる．

体調管理

1 血圧の管理

リハビリテーションにおける各種訓練は身体活動と精神的緊張をともなうため，これらが血圧上昇因子になる．患者の通常（安静時）の血圧値を把握し，訓練前・訓練中の血圧値を測定して，訓練実施の可否，訓練内容の検討につなげる．**起立性低血圧**を予防するためには，徐々に体位を挙上するようにして急激な起立を回避する，脱水や過食を避ける，誘因となる薬剤の有無を確認して医師に相談する，腹帯・弾性ストッキングを使用する，上半身を高くした睡眠をとる，などを行う．

2 血糖の管理

血糖コントロールが不安定なときには軽い運動を短めの時間で行い，血糖値の推移を観察する必要がある．PT（理学療法士）やOT（作業療法士）に患者の状態を伝えて，運動内容や時間を調整してもらうようにする．30分以上の運動を行う前には血糖測定，尿ケトン体のチェックを行うことが勧められる．血糖値が100mg/dL未満の場合は吸収のよい炭水化物を1～2単位摂取することも勧められている．嚥下障害のある患者にはゼリータイプのブドウ糖を摂取してもらう．経口摂取が難しい場合はブドウ糖の注入や注射を実施する．

3 誤嚥性肺炎の予防

ブラッシングなどの物理的刺激を用いた**口腔ケア**により，バイオフィルムを形成する細菌を排除する．また，摂食・そしゃく・嚥下機能と口腔感覚，唾液の分泌を維持・改善するために口腔ケアを行う．口腔機能の維持・改善には口腔ケアのほか，肩・頸部・胸部の可動域運動，口腔のストレッチ，口腔周囲のマッサージと運動，そしゃく運動，深呼吸・咳嗽訓練などの口腔リハビリテーションの実施が有効である．下部食道括約筋の収縮機能が低下している場合は，食後は2時間以上坐位をとり，胃食道逆流を防ぐ．

4 栄養状態の維持

発症直後や手術直後でCRPが3mg/dL以上のときは異化期にあり，エネルギーを多く与えても筋肉の分解は抑制できないため，悪化防止を目標に栄養管理を行う．CRPが低下した後は積極的な栄養摂取を行えるようにする．リハビリテーションを行っている患者には，訓練によって消費

するエネルギー量（100 〜 150kcal/ 日）を追加する．また，低栄養状態にある患者には体重増加をめざして200 〜 750kcal/ 日を追加した栄養管理を行う．一方，肥満がある患者の場合は減量をめざして摂取エネルギー量を200 〜 750kcal/ 日減らす．必要なエネルギー量は表IV-1およびIV-2のように算出する．

　必要なエネルギー量が多い場合は3食以外に栄養剤を摂取することが効果的とされている．筋

表IV-1　リハビリテーションに必要なエネルギー量

エネルギー消費量（kcal）＝ 1.05× 体重（kg）× 運動の強さ（METs）× 時間（hr）

METs	身体活動
1.0	横になって静かにテレビを観る，睡眠
1.3	座って静かにする，立位で静かにする
1.5	坐位で会話をする，食事をする
1.8	トイレで排泄する（坐位，立位，しゃがむ）
2.0	整容，家の中を歩く，シャワー浴
3.0	歩行（4.0km/ 時の速さで平地歩行）
3.5	レジスタンス運動（8 〜 15回くり返し），階段を降りる

＊ METs(メッツ)：metabolic equivalents
ベッドサイドでの訓練：1 〜 3メッツ
訓練室での訓練：1.5 〜 6メッツ
（国立健康・栄養研究所，「身体活動のメッツ（METs）表」を参考に作成）

表IV-2　リハビリテーション中に必要なエネルギー摂取量

エネルギー量（kcal）＝基礎代謝量（kcal）× 活動係数 × ストレス係数

基礎代謝量	男性＝ 66.47 + 13.75W + 5.0h − 6.76a 女性＝ 655.1 + 9.56W + 1.85h − 4.68a W：体重（kg），h：身長（cm），a：年齢（歳）	
活動係数	意識障害による不動	1.0
	覚醒しているが臥床	1.1
	ベッド上安静	1.2
	ベッドサイド訓練	1.2 〜 1.4
	ベッドサイド外活動	1.3
	訓練室での訓練	1.3 〜 2.0
ストレス係数	飢餓状態	0.6 〜 1.0
	術後3日間	1.1 〜 1.8
	骨折	1.1 〜 1.3
	褥瘡	1.1 〜 1.6
	感染症	1.1 〜 1.5

（若林秀隆監修（2017）リハビリテーション栄養ポケットガイド改訂版，p.13，ジェフコーポレーションより転載）

58　Ⅳ　リハビリテーションを必要とする人への看護援助

力を高めるためには筋肉量を増やすことが必要であり，筋のたんぱく合成を促進する運動直後に
たんぱく質を摂取する．また，持久力を高めるためには肝臓および筋のグリコーゲンを増やすこ
とが必要であり，運動直後に糖質を摂取する．訓練後30分以内にたんぱく質と糖質を同時に摂る
ことが勧められている[11]．

5 せん妄の予防

　疼痛，脱水や電解質のバランス異常など身体的な要因を整える．せん妄の原因となる薬剤を使
用している場合はその薬剤の中止や，せん妄予防効果のある薬剤の使用に関して，医師・薬剤師
に調整を依頼する．可能なかぎり，**アーリーモビライゼーション**（early mobilization．坐位や立
位の保持，歩行練習などの早期離床と四肢や体幹の運動）を実施する．
　現在の状態や今後の予定について十分に説明し，家族の面会を得るなどして不安を緩和する．
睡眠・覚醒リズムを確立できるように日中の働きかけを多くし，夜間睡眠をとれるように環境を
調整する．

6 心理的サポート

　突然発症するような疾患や外傷の場合は，入院直後は心理的に動揺している．脳損傷患者では
意識障害を生じていることも多い．心身の安全に配慮し，状況について理解できるように説明す
るとともに，患者の訴えを傾聴し，受容的な態度で接する．患者が否認という**防衛機制**をとる場
合は，事実を認められないことがある．その場合は，何度か説明をくり返す必要がある．時間が
経つにつれて，現実的な問題に対する自身の心理的負担を軽減するために，患者は不安や依存性，
否定的思考，葛藤を強めていくことがある．患者の心理的な状態を把握して対応することが必要
である．
　また，抑うつやうつ状態に対しては，疼痛を軽減することや運動が有効である．

③ 危険行為と安全管理

1 危険行為の諸相と原因

　リハビリテーション過程における「危険行為」とは，治療の対象となった機能の悪化や障害の
拡大をまねく行為，疾患および治療にともなう合併症を引き起こす行為，事故・外傷を引き起こ
す行為，自己および他者への暴力などである．これらの原因には以下のようなことがある．

〔1〕知識の不足

　自分の機能や障害がどのようなもので，何をしたら，あるいはしなかったらどんなことが生じ
るかについて十分な知識をもっていなければ，患者のとる行為は医療者側からは「危険行為」と
みなされる．例えば，心筋梗塞後は心機能の回復，側副血行路の発達，合併症予防のために適正
な心負荷をかけることが必要とされる．その目的を果たすために設定されている安静度について
の知識が不十分で，安静度を超えた動作を行ってしまうというような場合である．これにより，

心筋への酸素供給量の不足や脆弱化した壊死巣へ負荷を生じる.

また，人工関節置換後には脱臼の危険性があるため，適正な肢位を保持しなければならない（股関節の置換術であれば外転位を保ち，90°以上の屈曲を避ける）が，これに関して十分な理解がないと，結果として危険な行為につながることもある.

〔2〕技能の獲得途上

危険とその回避方法を理解していても，実施できない場合がある．前述の人工関節置換後の患者の基礎疾患が関節リウマチである場合は，上肢の変形や筋力の低下も生じているために，安全な動作方法の獲得に訓練を要し，その途上においては危険と思われる行為をとることがある.

また，ある環境下で獲得された技能が，環境の変化によって安全に遂行されないこともある．脳血管障害や脊髄損傷者でも，障害の程度が重く，これまでとは異なる方法で ADL を実施することを求められる場合は同様である.

〔3〕心理的要因

突然の発症や受傷によって障害を負った人は，形態の変化や機能の喪失を**自己概念**に取り入れることを要求されるが，それはさまざまな試みの結果としてなされる．現在の状態や今後の成り行きに対する不安やあせりから，自分の力を確認するために，あるいは自己概念や自尊心への脅威を振りはらうために，プログラム以上の活動や禁止された行為をとることがある.

心筋梗塞の患者が「仕事のことでどうしても」と言って安静以上の活動を行う，「ちょっと試してみた」と言って喫煙することなどは，ときに見受けられる．また，機能や能力の改善に加速度がつくと，「これくらいなら大丈夫だ」という気持ちが働くことで，危険とみなされる行為をとることがある．ベッドから車椅子への移動動作が確立していないために，移動に際しては看護師を呼ぶように伝えてあるにもかかわらず，1人で移動しようとするというようなことである．自分の能力を確かめ，可能性を判断したいという思いからとられる行為は**障害確かめ体験**と呼ばれる．脳損傷など器質的な要因や，障害や現実についての認識が進むことで生じるうつ状態から，自殺や自傷行為に結びつくことがある.

このように，発症前は社会的に重要な役割を果たし，誰の手も借りずに生活していた成人期にある人では，危険行為の要因として心理状態は軽視できない.

〔4〕高次脳機能（認知機能）障害

リハビリテーション過程において，危険行為の要因として最も重要視されるのは高次脳機能障害である．障害の程度にもよるが，障害の認知はもとより，危険性を知覚し，それを回避する方法を理解して記憶にとどめ，実施するということが困難となるため，常に見守りが必要となる.

高次脳機能はこれまでの経験で獲得している情報に基づいて外界からの選択的な情報の取り入れ，照合，新しい情報を生成，蓄積，外部への伝達，情報を用いての適切な行為の選択や遂行といった情報処理に関する能力である．これらの機能をつかさどる大脳に損傷を負うと，意識障害，失語・失認・失行，注意障害，記憶障害，遂行機能障害，自発性の低下，感情・衝動の脱抑制などの障害を生じる.

60 Ⅳ リハビリテーションを必要とする人への看護援助

（1）失 語

「話す」「書く」という表出と「読む」「聞く」といった理解の障害である．全失語，ブローカ失語，ウェルニッケ失語，超皮質性運動失語，超皮質性感覚失語，伝導失語などがある．

全失語：表出と理解，両方の障害．
ブローカ失語：表出と復唱の障害．
ウェルニッケ失語：理解と復唱の障害．
超皮質性運動失語：表出の障害．
超皮質性感覚失語：理解の障害．
伝導失語：復唱の障害．

（2）失 認

視覚・聴覚・触覚系の入力は行われるが，それを認知できない状態である．視覚失認，聴覚失認，触覚失認に加え，身体失認，病態失認などがある．

視覚失認：対象を見分けることができない，対象の占める空間の認知ができない．
聴覚失認：環境音を識別できない．
触覚失認：物を触ることによって識別することができない．
身体失認：自分の身体を認知することができない．
病態失認：障害の存在を否認する．

（3）失 行

麻痺・失調・錐体外路の機能障害はないのに，すでに学習してよく知っている運動を遂行できない状態である．観念運動失行，観念失行，発語失行，着衣失行，歩行失行などがある．

観念運動失行：ある行為を自発的にはできるが，指示されるとそれができない．
観念失行：行為遂行に必要な観念や計画の保持が困難となる．
構成失行：部分を組み合わせて1つの物を作り上げることができない．
発語失行：発語のプログラミングの障害．
着衣失行：着衣ができない．
歩行失行：正常の歩行パターンの開始・維持ができない．

（4）注意障害

意識の焦点化と集中が困難な状態である．注意の評価では，①1つの行動をくり返す，②複数の刺激のなかで課題を行う，③異なった課題を交互に行う，④複数の課題を同時に処理する能力，などが問われる．これらに障害があると評価されるのが注意障害である．

（5）記憶障害

脳への新たな情報の入力である記銘，獲得した情報の保持・貯蔵である保持，保持された情報を取り出す追想，という一連の精神作用のいずれかに障害がある状態である．

（6）遂行機能障害

目標を設定し，達成するための方法を計画し，効果的に計画を実行する能力に障害がある状態

である．計画や行動を開始できない，継続できない，不必要な行動を抑制できない，状況に応じて行動を切り替えられない，などがみられる．

（7）高次脳機能障害による問題

　成人期にある人では，脳血管障害のほか交通事故などによる頭部外傷の結果として高次脳機能障害を生じる．頭部外傷では損傷部位が限局せず，いくつもの障害が複雑にからみ合って出現する．高次脳機能障害によって次のような問題が生じ，結果として危険行為をとることになり，説明を受けても記憶にとどまらないので，同じことを何度もくり返すことになる．
①自分の状態を知覚，理解できない．
②周囲の状況を知覚，理解できない．
③説明されたことが知覚，理解，記憶できない．
④注意集中が悪く，課題の遂行にミスがでる．
⑤目的をもった行動をとれない（開始できない，中断してしまう，誤りがある）．
⑥ちょっとしたことで興奮する，暴力をふるう．

〔5〕せん妄（急性錯乱状態）

　せん妄とは，注意を集中，持続，転換させる能力の低下をともなう意識障害で，短期間のうちに出現し，1日のうちでも変動がある．通常は可逆性である．高齢者ほどではないにしても，脳損傷や代謝性疾患のある患者や，重篤な状態で集中的な治療が行われているような場合は，不安や夜間の睡眠障害により，せん妄を生じることがある．次のような状況は注意信号である．
①意味もなくルートや酸素マスクなどをまさぐる．
②落ち着きのない手の動きをする．
③空をみつめるような視線をする．
④声をかけると驚くような反応をする．
　集中治療下では，自己抜管による治療の中断や出血，ベッドからの転落，医療者への暴力などの危険性が高くなる．

〔6〕通過症候群

　脳血管障害や頭部外傷など意識障害を示す脳器質的な損傷の回復期に，抑うつ，不安，健忘，幻覚，妄想，自発性の欠如などの精神症状を示すことがある．高次脳機能障害やせん妄と同様の危険がある．

❷ 危険度のアセスメント

　患者の安全を守るためには，前述したような要因に関してどれくらいの危険性があるのかをアセスメントしておくことが必要である．集中治療室でのせん妄に関しては，表Ⅳ-3のようなツールがある．
　最近では，各施設で「転倒」を予防するためのアセスメントツールが用いられている．一般に転倒の主な要因は，身体の機能障害（視覚障害，前庭障害，運動障害，知覚障害など），体力の低下，薬剤，環境，転倒の経験であるといわれている．このうち，環境は施設によって異なっており，ツー

62 　Ⅳ　リハビリテーションを必要とする人への看護援助

ルを用いる際は各施設の特徴をふまえて作成されたものであること，調査によってカットオフポイントを確認することが必要である.

表Ⅳ-3　Intensive Care Delirium Screening Checklist（ICDSC）

このスケールはそれぞれ 8 時間のシフトすべて，あるいは 24 時間以内の情報に基づき完成される．明らかな徴候がある＝ 1 ポイント：アセスメント不能，あるいは徴候がない＝ 0 ポイントで評価する．それぞれの項目のスコアを対応する空欄に 0 または 1 で入力する.

1．意識レベルの変化 （A）反応がないか，（B）何らかの反応を得るために強い刺激を必要とする場合は評価を妨げる重篤な意識障害を示す．もしほとんどの時間（A）昏睡あるいは（B）昏迷状態である場合，ダッシュ（ー）を入力し，それ以上評価を行わない. （C）傾眠あるいは，反応までに軽度ないし中等度の刺激が必要な場合は意識レベルの変化を示し，1点である. （D）覚醒，あるいは容易に覚醒する睡眠状態は正常を意味し，0 点である. （E）過覚醒は意識レベルの異常と捉え，1 点である.	＿＿＿＿
2．注意力欠如 会話の理解や指示に従うことが困難．外からの刺激で容易に注意がそらされる．話題を変えることが困難．これらのうちいずれかがあれば 1 点.	＿＿＿＿
3．失見当識 時間，場所，人物の明らかな誤認．これらのうちいずれかがあれば 1 点.	＿＿＿＿
4．幻覚，妄想，精神異常 臨床症状として，幻覚あるいは幻覚から引き起こされていると思われる行動（たとえば，空を掴むような動作）が明らかにある．現実検討能力の総合的な悪化．これらのうちいずれかがあれば 1 点.	＿＿＿＿
5．精神運動的な興奮あるいは遅滞 患者自身あるいはスタッフへの危険を予防するために追加の鎮静薬あるいは身体抑制が必要となるような過活動（例えば，静脈ラインを抜く，スタッフをたたく）．活動の低下，あるいは臨床上明らかな精神運動遅滞（遅くなる）．これらのうちいずれかがあれば 1 点.	＿＿＿＿
6．不適切な会話あるいは情緒 不適切な，整理されていない，あるいは一貫性のない会話．出来事や状況にそぐわない感情の表出．これらのうちいずれかがあれば 1 点.	＿＿＿＿
7．睡眠／覚醒サイクルの障害 4 時間以下の睡眠，あるいは頻回な夜間覚醒（医療スタッフや大きな音で起きた場合の覚醒を含まない）．ほとんど 1 日中眠っている．これらのうちいずれかがあれば 1 点.	＿＿＿＿
8．症状の変動 上記の徴候あるいは症状が 24 時間のなかで変化する（たとえばその勤務帯から別の勤務帯で異なる）場合は 1 点.	＿＿＿＿

（Bergeron N, et al：Intensive Care Delirium Screening Checklist：evaluation of a new screening tool, Intensive Care Med, 27（5）：859-864, 2001. より著者の許可を得て逆翻訳法を使用し翻訳）
翻訳と評価：卯野木健（聖路加看護大学），水谷太郎（筑波大学大学院人間総合科学研究科），櫻本秀明（筑波大学附属病院 ICU）

（卯野木健，劔持雄二（2011）ICDSC を使用したせん妄の評価，特集 ICU 看護師のための鎮静・鎮痛・せん妄評価法，看護技術 57（2），p.134，メヂカルフレンド社より転載）

❸ 危険行為を未然に防ぐには

〔1〕患者・家族の状況に合った教育・指導
（1）患者・家族への説明
　患者・家族の知的水準，学習準備状況，心理状態などを把握し，以下の点について説明を行う.

患者・家族の状況に合わせて内容や用いる資料を精選する必要がある.
①治療の対象となっている器官の働き.
②疾患や障害の病態，障害のレベル.
③治療，リハビリテーションの目的と進め方.
④生じうる危険と回避方法.

　最近ではクリティカルパスを用いることが多く，先に行われることが明らかになっている分，先走ったりすることもあるので，何時にどのような合図によってその日のプログラムを開始するかを十分に理解してもらう必要がある.また，危険だと思われる行為があった場合には，あとからではなく，そのときに，あれば症状，バイタルサインやモニター，検査データの変化などを示して，危険性を知覚してもらえるようにかかわる.

（2）技能の獲得

　技能の獲得については以下の点に留意しながら確実に実施できるまで到達レベルを評価し，記録，申し送りを徹底する.
①具体的な方法を示す（実演する，図などを用いる）.
②方法の統一をはかる.
③セラピストによる訓練の進度を把握し，日常生活に活用できるようにする.

表Ⅳ-4　高次脳機能障害改善のための援助

記憶障害	①情報の入力を適正化する ・情報を簡略化・カテゴリー化する ・一度に多くの量を提供しない ・提供した情報を復唱するよう促す ・すでにもっている情報と結びつけるよう促す ②記憶の手がかりを活用する（徐々に減らしていく） ・カード，メモを利用する ・場所に目印をつける
遂行機能障害	①行動の開始を促す ・初めは，そのつど声をかけて行動を促す ・徐々に自分で次の行動を声に出して行うようにする ・大きな声→ささやき声でできるようにする ②くり返し練習する ・1日のスケジュール，必要な行動の手順を決める（マニュアル化する） ・くり返し練習する ・患者の能力に応じ，介助→声かけ→見守りとしていく ③行動を評価し，フィードバックする ・成功した場合はそのことを伝える ・うまくいかなかった場合はその場で指摘し，原因と対処法を一緒に考える ・うまくいかなかった原因や対処法を声に出したり，メモに残す
感情・衝動のコントロール不良	①興奮を減らす ・日課の遂行をくり返し，予測できない事態を減らす ・対応を統一し，混乱しないようにする ・これから行うこと，必要性，成り行きを具体的に説明し，注意を促す ・発症前の行動にたとえて動機づけする ②興奮した状態をやわらげる ・新しい環境や予測しない事態であれば，落ち着ける環境に戻す ・話題を切り換えるなど，興奮の原因となっていることから興味をそらす

64   Ⅳ リハビリテーションを必要とする人への看護援助

高次脳機能障害の場合は表Ⅳ-4のような障害改善に向けての援助も必要である.

〔2〕ニーズの把握と対応

医療者側からは危険行為とみなされる行為も,行為をとる患者には理由がある.それは苦痛から逃れたい,トイレに行きたい,早く動けるようになりたい,自分のいまの力を試したい,仕事上の連絡をとらなければならない,などさまざまである.行為を抑止することにばかり専念するのではなく,行為にいたる過程やニーズを把握して,対応することが必要である.そのためには,以下の点に留意する.

①受容的な態度で接する.
②苦痛,不安,否定的な感情,怒り,欲求を表出できるような環境をつくり,対応をする.
③患者の発症前の状態をよく知っている人からの情報や面会を活用する.
④引き金となる刺激を見つけ出し,刺激を減らす.
⑤自殺の予告兆候を察知する(直接的な言葉,口数の減少,不眠,焦燥感,食欲低下など).

〔3〕環境の工夫

患者のとる行動が危険行為とならないようにするために,あるいはその行為の結果が事故につながらないようにするためには,環境の工夫が重要である.以下に主な内容を示す.

(1) 転倒・転落の予防

①ベッド,イス,トイレなどの坐面の高さや形状を患者の体格や能力に見合ったものにする.
②能力に応じてベッド柵,補助具を使用する.
③選択の余地があれば,患者の状態に合った設備,空間を利用する.
　例:右片麻痺の人には右麻痺用の手すりの付いたトイレ,車椅子設置位置など.
④ベッド周囲や通路に不要物,安定感の悪いものを置かない.
⑤床面が滑らないようにする.
⑥滑ったり,つまずいたりする危険性の少ない履物を使う.
⑦十分な照度を得られるようにする.
⑧物品を置く場所を一定とする.

(2) 自己抜管の予防

①不必要な治療が続けられていないか確認する.
②ライン・チューブ類を整理する.
③ライン・チューブ類をテンションがかからないように固定する(苦痛を減らす).
④ライン・チューブ類を患者の目に入りにくい位置,手の届きにくい位置に固定する.
⑤必要時,患者および/または家族の承諾を得て,用具を使用する.ガイドラインを設け,必要性を確認し,把持制限・運動制限・体動制限を選択する.

(3) 自傷・他傷の予防

①マッチ,ライター,刃物,薬品などを手の届くところに放置しない.
②必要に応じ,居室を常に観察可能な場所にする.

③病棟からの出入口を1カ所とする．
④必要時，了承を得て所在を確認することのできる用具を用いる．

(4) 集中治療室の環境調整
①窓を広くとった個室とし，外が見られる環境にする．
②無地の天井とする．
③騒音のレベルを下げる．
④家族の面会を活用する．

〔4〕薬物療法の管理
状況によっては，睡眠薬，鎮痛薬，鎮静薬などの投与が必要となる．

障害を引き起こす要因と悪化（再発）防止

リハビリテーションを必要とする障害のなかでも，それが脳血管疾患や心疾患などの慢性疾患による場合は再発防止に向けた援助が必要である．
以下に代表的な疾患と援助のポイントを示す．

1 高血圧

高血圧は脳卒中や心血管疾患，腎疾患の主要な危険因子であることが指摘されている．脂質異常症，糖尿病，肥満などを併せもつ場合は，内服治療に加えて生活習慣の是正が必要になる．
一般的には140／90mmHg未満となるよう**薬物療法**が行われる．薬剤としては，Ca拮抗薬，アンジオテンシンⅡ受容体拮抗薬（ARB），ACE阻害薬，利尿薬，β遮断薬などの降圧薬が用いられる．治療によって血圧が正常化しても，薬剤を減量もしくは中止すると再度，血圧が上昇することが多いため，自己判断で薬剤を調整しないように指導する．飲み忘れしないようにするための方法を患者の生活に合わせて検討し，飲み忘れた場合の対処方法（表Ⅳ-5）を説明する．

表Ⅳ-5 服薬を忘れた場合の対処方法

内服の回数	飲み忘れの薬	対応
1日1回	朝食後	就寝までに気づいたら服用する
1日2回	朝食後	昼から夕方までに服用し，夕食後薬は就寝前に服用する
	夕食後	就寝までに気づいたら服用する
1日3回	朝食後	昼までに気づいたら服用し，昼食後薬は夕食後に，夕食後薬は就寝前に服用する
	昼食後	夕食までに気づいたら服用し，夕食後薬を就寝前に服用する
	夕食後	就寝までに気づいたら服用する

（日本高血圧学会高血圧治療ガイドライン作成委員会ほか編（2014）高血圧の話：一般向け『高血圧治療ガイドライン』解説冊子，ライフサイエンス出版より転載，一部改変）

66　Ⅳ　リハビリテーションを必要とする人への看護援助

　生活習慣の是正のポイントは，①減塩（1日6g未満），②食事の適正化（飽和脂肪酸の摂取を控え野菜・果物を積極的に摂取する），③減量（BMI：25未満），④運動（1日30分以上の有酸素運動を主とした運動），⑤節酒，⑥禁煙である[12]．

❷　糖尿病

　2型糖尿病では食事療法，運動療法を2～3カ月実施しても良好な血糖コントロールが得られない場合に血糖降下薬が用いられる．さらにそれでも効果が得られない場合は，インスリン療法が行われる．

　食事療法は摂取エネルギーの適正化により肥満を解消し，インスリンの需要と供給のバランスをとることによって糖尿病の病態の是正を目的としており，バランスよく適正なカロリーを摂取することがポイントである．摂取カロリーは標準体重と活動量から求める（表Ⅳ-6）．バランスは，総カロリーの50～60％を炭水化物で，15～20％をたんぱく質で，残りを脂質で摂る[13]．管理栄養士と協働し，実際の食習慣のなかでどのように変えればよいかを具体的に説明する．

　インスリン抵抗性と血糖コントロールの改善に有効な運動療法は**有酸素運動**（ウォーキング，ジョギング，サイクリングなど）と**レジスタンス運動**（自分の体重，チューブ，ダンベル，マシンなどを用いる）との併用である．一般的には，できれば毎日（少なくとも週3～5回），中等度の有酸素運動を20～60分（計150分以上）行うとともに，週2～3回のレジスタンス運動を併用することが勧められている[14]．医師または糖尿病療養指導士と協働し，実生活のなかでどのような運動を行っていくかを検討する．また，運動の際は足病変の発生を予防するため，適切な靴を使用する．インスリンやSU剤を用いている場合は低血糖に注意することも説明する．

　血糖降下薬の服用，あるいはインスリン自己注射を行っている者に対しては管理方法を確認する．

表Ⅳ-6　適正なカロリーの算出方法

（糖尿病診療ガイドライン2016より）

総エネルギー摂取量（kcal）＝標準体重×身体活動量
標準体重（Kg）＝［身長（m）]^2×22
身体活動量（kcal/kg標準体重）：25～30　軽い労作（デスクワークが多い職業など）
　　　　　　　　　　　　　　　　30～35　普通の労作（立ち仕事が多い職業など）
　　　　　　　　　　　　　　　　35～　　重い労作（力仕事が多い職業など）

❸　脂質異常症

　脂質異常症には高LDLコレステロール血症，境界域高LDLコレステロール血症，低HDLコレステロール血症，高トリグリセライド血症が含まれる．

　冠動脈疾患の既往と，糖尿病，慢性腎臓病，脳梗塞，末梢動脈疾患の併存，生活習慣によりコントロールの目標値が異なるが，生活習慣の改善が基本となる．禁煙，適正な食事，減塩（1日6g未満），節酒（アルコールは1日25g以下），運動（中等度強度の有酸素運動を毎日30分以上）を行う[15]ように指導する．

　食事は適正なカロリーを摂取するとともに，**高LDLコレステロール血症**の場合は飽和脂肪酸を

多く含む食品（肉の脂身・内臓・皮，乳製品，卵黄）とトランス脂肪酸を含む菓子類や加工食品の摂取を控え，食物繊維と植物ステロールを含む食品（未精製穀類，大豆製品，海藻，野菜など）の摂取を増やす．**低 HDL コレステロール血症**の場合はトランス脂肪酸と植物油の過剰摂取を控える．**高トリグリセライド血症**の場合は糖質を含む食品（菓子類，飲料，穀類，アルコール）の摂取を控え，n－3系多価脂肪酸を含む魚類の摂取を増やす．

有酸素運動としては，速歩，スロージョギング，社交ダンス，水泳，サイクリング，ベンチプレスなどがある．中等度強度は，主観的運動強度（ボルグスケール）では「楽である」～「ややきつい」（11～13）にあたる．心拍数で示すと，「138－（年齢／2）」を目安とする．

脂質異常症治療薬を内服している場合は自己管理ができるように指導する．

④ 肥　満

肥満はエネルギー摂取が消費を上回り，過剰分が中性脂肪として脂肪組織に蓄積することで生じる．肥満のある人は一般に活動耐容能が低下して少しの運動でも疲れやすく，体重の負荷がかかる関節の障害をともなうこともある．これにより身体活動量が低下してエネルギー摂取が消費を上回ることを悪化させ，悪循環に陥る．肥満は，糖尿病，脂質異常症，高血圧，痛風，骨粗鬆症などの要因となり，さらにそれらは心疾患や脳血管疾患につながるため，改善は必要不可欠である．「BMI：25以上」で健康障害または内臓肥満の蓄積がある場合は「肥満症」と診断され，治療の対象になる．

肥満の改善には食事療法と運動療法を組み合わせることが基本になる．健康障害が少ない BMI は22といわれるが，3～6カ月で3%減らせるようにすることが目標となる[16]．食事療法だけで体重を減らそうとすると，脂肪組織ばかりでなく筋肉などの除脂肪量も減ってしまい，基礎代謝量の低下や**サルコペニア**（全身の筋力・身体機能の低下）にもつながる．人体の組成の80%が体脂肪だとすると，脂肪1gは9kcal×0.8＝7.2kcalとなる．体脂肪を1kg減らすにはエネルギーの消費量を摂取量より7,200kcal少なくなるようにすることが必要で，それを1カ月で行うとすると1日240kcalマイナスにすればよい．体重60kgの人が時速6kmでウォーキングを60分行うと250kcal消費できる．3食のうち1食の米飯を茶碗半分に減らし，30分のウォーキングをすれば1カ月で体脂肪が1kg減ることになる．

このほか，夜間の過食，まとめ食い，早食い，「ながら食い」，摂取する食品が偏っているなど，肥満を助長するような食行動をとっている場合は，それを是正できるように働きかける．運動は有酸素運動を体脂肪の燃焼効率のよい強度で行うことが勧められる．**乳酸性作業閾値**（lactate threshold：LT）もしくはそれよりやや低い強度の運動がよいとされ，主観的運動強度（RPE）が「比較的楽である」～「ややきつい」運動がそれにあたる．または目標心拍数*を用いる．

＊　目標心拍数＝安静時の心拍数＋（年齢から推定される最高心拍数－安静時の心拍数）×0.5～0.6.
　　年齢から推定される最高心拍数＝220－年齢.
　　例）60歳の人で安静時の心拍が70回／分の場合：70＋｛（220－60）－70｝×0.5～0.6＝115～124回／分.

2 身体機能維持・回復を促す看護援助

① 筋・骨格系障害，脳・神経系障害とアセスメント

1 運動機能障害

〔1〕神経系，筋骨格系，運動調整系の機能

運動が適切に行われるためには，神経系（上位運動ニューロン，下位運動ニューロン），筋骨格系，運動調整系が正常に機能することが必要で，これらの損傷により筋力低下，運動麻痺，筋緊張，運動失調，不随意運動などの運動機能障害が生じる．運動神経の経路を図Ⅳ-1に，運動機能障害の主な原因を表Ⅳ-7に示す．

〔2〕上位運動ニューロン

上位運動ニューロンは，大脳皮質の前頭葉にある運動野（第4野），運動前野（第6野）から脳神経運動神経核および脊髄前角細胞に至る神経路（核より上）である．錐体路に障害があると筋

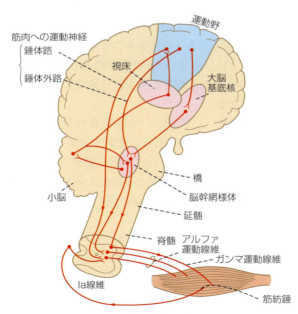

図Ⅳ-1　運動神経の経路

(有田眞，山田和廣編（2004）生理学　第2版，p.181，ヌーヴェルヒロカワより転載)

2 身体機能維持・回復を促す看護援助　**69**

表IV-7　運動機能障害の主な原因

	原因となる疾患	障害部位	運動障害の症状
脳	脳血管障害 頭部外傷 脳腫瘍 脳の炎症性疾患 脳の変性疾患	前頭葉	運動失調
		大脳運動領域・前運動領域	運動麻痺（単麻痺／片麻痺） 筋緊張の異常（痙縮・硬直・強剛・弛緩） 運動性失行 深部腱反射の低下／亢進，病的反射
		頭頂葉	反対側の筋萎縮 運動失調
		内包（皮質延髄路）	運動麻痺（片麻痺：構音・嚥下・舌・顔面の運動障害） 下顎反射・口輪筋反射亢進
		内包（皮質脊髄路）	運動麻痺（片麻痺） 四肢の筋の異常（急性期は弛緩・慢性期は痙縮） 深部腱反射の亢進，病的反射
		基底核	不随意運動
		間脳	運動失調
		脳幹	運動麻痺（片麻痺） 小脳性運動失調
		小脳	運動失調
脊髄	脊髄腫瘍 脊髄の炎症 脊髄の血管疾患 脊髄の変性疾患 脱髄など	脊髄前角細胞	四肢の筋の萎縮，脱力，運動麻痺，線維束収縮 深部腱反射の消失
		外側皮質脊髄路	四肢の筋の痙性，運動障害 深部腱反射の亢進
		後索	運動失調
末梢神経	外傷 機械的圧迫 腫瘍 感染 中毒 代謝障害 アレルギー 血管障害 遺伝など	正中神経（手根管）	拇指外転の筋力低下，手の痛み
		尺骨神経 （肘の尺骨神経溝）	指の外転の筋力低下，拇指球の萎縮
		橈骨神経（上肢）	手首の下垂，神経分布領域での運動の低下
		尺骨神経・正中神経 （胸郭出口）	上肢の外転時の手に刺すような痛み 正中神経の分布領域の筋力低下
		坐骨神経（梨状筋）	足の下垂，アキレス腱反射の低下
		腓骨神経（腓骨小頭）	足の下垂
		後脛骨神経（足根管）	踵の焼けつくような感じ，足部の筋力低下
		大腿神経	膝の伸展の筋力低下，膝蓋腱反射の低下
筋・神経疾患	重症筋無力症	神経筋接合部の興奮伝達ブロック	脱力，運動障害 （筋萎縮・神経障害はみられない）
	周期性四肢麻痺	カリウムの異常	
	進行性筋ジストロフィー 多発性筋炎・皮膚筋炎 筋萎縮性側索硬化症 脊髄性進行性筋萎縮症	運動ニューロン障害	筋萎縮，筋力低下 運動障害
骨・関節疾患	骨折，捻挫，脱臼 靭帯損傷 関節の変形性疾患 膠原病など	骨 関節	関節の変形，可動性低下 疼痛 筋力低下

緊張が亢進し，痙性麻痺が生じる．また，前角細胞の興奮性の調整にあずかる錐体外路に障害があると筋緊張は亢進し，運動失調や不随意運動が生じる．

〔3〕下位運動ニューロン

下位運動ニューロンは，脳神経運動神経核および脊髄前角核から筋に至る神経路（核より下）である．ここに損傷が生じると筋緊張が起こらなくなり，筋萎縮とそれにともなう筋力の低下を生じる．錐体外路のほかに運動調節に関与するのは，小脳求心路，小脳遠心路，大脳基底核である．小脳は深部感覚を受け取り，脊髄運動ニューロンを支配する．小脳の損傷により運動失調や協調障害，バランス障害が生じる．大脳基底核は姿勢の制御にあずかる．損傷により不随意運動や低運動状態（振戦，アテトーゼなど），過運動状態（ミオクローヌス，ジスキネジアなど）を生じる．

骨・関節系では，切断による四肢の欠損，骨折，変性疾患による骨・関節の変形や疼痛，筋力低下などで運動機能障害を生じる．

〔4〕運動機能に関するアセスメント

運動機能の程度，機能障害の有無と程度，それらが ADL の遂行にどのような影響を及ぼしているかをアセスメントする（表Ⅳ-8）．

表Ⅳ-8　運動機能に関するアセスメント

問　診	• 自覚症状：身体の変形（関節の変形や筋量の減少など）の自覚，動かしにくさ（力の入りにくさ），関節や筋の疼痛・腫脹，熱感，しびれ感，手足のふるえ・痙攣，運動のぎこちなさ，バランスがとれない　など • 日常生活活動（ADL），生活関連動作（APDL）の困難 • 装具・自助具・歩行補助具の使用 • 既往歴：骨・筋肉・関節・靭帯・軟骨などの損傷や手術の経験，後遺症，治療内容 • 1日の活動内容と量，定期的に行っている運動内容と量
フィジカルイグ ザミネーション	• 全身の概観，関節の形 • 関節の運動：自動的・他動的に四肢を動かし，関節可動域をみる． • 筋力：徒手筋力検査（MMT）により評価する． • 麻痺の有無・程度：脳卒中の場合は NIHSS（National Institute of Health Stroke Scale）の上肢運動・下肢運動，SIAS（Stroke Impairment Assessment Set）の麻痺側運動機能，ブルンストロームステージ（Brunnstrom Stage）などにより評価する．脊髄損傷の場合は ASIA（American Spinal Injury Association）の運動スコアで評価する． • 失調の有無：坐位・立位・歩行時のバランス，指鼻指試験，踵膝試験，拮抗反復運動などで評価する．バランス能力は BBS（Berg Balance Scale）で評価する． • ADL：FIM（Functional Independence Measure），BI（Barthel Index）などで評価する． • APDL：FAI（Frenchay Activities Index）などにより評価する．

❷ 感覚機能障害

感覚には，体性感覚，特殊感覚，臓器感覚がある（表Ⅳ-9）．「感覚障害」といわれるときは体性感覚の障害をさす．

〔1〕体性感覚の障害

体性感覚の神経路は図Ⅳ-2のとおりである．体性感覚のうち，表在感覚は皮膚・粘膜，深部感

覚は筋・腱・関節にある固有の感覚受容器で受け取った刺激が脊髄の後根から入って上行し，大脳皮質感覚野にたどり着くことで知覚される．

痛覚と温度覚は後角を経たのち，反対側の脊髄視床路を上行して内側毛帯，視床を通って大脳皮質に至る．触覚と深部感覚は，後根から脊髄後索を上行し，延髄で毛帯交差してから，反対側の内側毛帯，視床を通って大脳皮質に至る．感覚受容器，神経路，大脳皮質感覚野に障害があると体性感覚の障害が生じる．

ものの識別は大脳の頭頂葉が関与しており，頭頂葉の損傷では，皮膚の2点に同時に触れたことが識別できない，皮膚に書かれた文字が識別できない，使い慣れたものに触れてもそれが何か識別できない，といった複合感覚の障害が生じる．神経路の障害による体性感覚の障害は表Ⅳ-10のとおりである．

表Ⅳ-9 感覚の分類

体性感覚	表在感覚	触覚，痛覚，温度覚，部位覚
	深部感覚	運動覚，位置覚，圧覚，振動覚
	複合感覚	立体認知，2点識別覚，皮膚書字覚
特殊感覚		平衡感覚，視覚，聴覚，味覚，嗅覚
臓器感覚		飢餓，食欲，口渇，悪心，便意，尿意，性感覚など，内臓痛覚

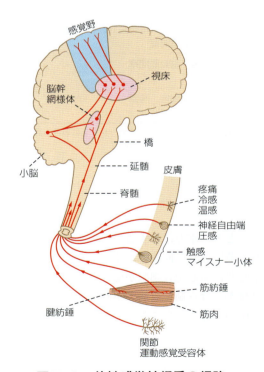

図Ⅳ-2 体性感覚神経系の経路

（有田眞，山田和廣編（2004）生理学 第2版，p.181，ヌーヴェルヒロカワより転載）

72　Ⅳ　リハビリテーションを必要とする人への看護援助

表Ⅳ-10　感覚障害の部位，原因疾患，病態

	障害部位	原因疾患		病　態
末梢神経，神経根	単一末梢神経	外傷，絞扼性神経障害		単一の神経支配領域
	多発性末梢神経	アルコール使用障害，VB$_6$欠乏症，代謝障害		遠位部優位，左右対称，手袋靴下型
	多発性単末梢神経	膠原病，糖尿病		複数の単神経
	神経叢	胸郭出口症候群，腰神経叢内病変		神経叢領域
	神経根	椎間関節症，椎間板ヘルニア，帯状疱疹		根性分布の表在感覚，根痛
脊　髄	横断性	外傷，腫瘍，脊髄炎		障害部以下の対称性
	半側性（Brown-Sequaed 症候群）	外傷，髄外腫瘍，椎間板ヘルニアの初期		障害部以下の深部感覚，その上部に全感覚，反対側の温痛覚
	前 2/3（前脊髄動脈症候群）	血管閉塞		障害部以下の温痛覚
	脊髄視床路（前側索）	腫瘍	髄外	下肢の温痛覚，しだいに体幹
			髄内	障害部数節下の温痛覚，仙髄領域は正常
	後索	脊髄癆		深部感覚，触覚
	中心灰白質	脊髄空洞症		温痛覚の宙吊り型
	円錐，馬尾	腫瘍，腰椎骨折		肛門・性器周辺の左右対称性の感覚
脳　幹	中脳～視床	循環障害（椎骨脳底動脈），腫瘍，延髄空洞症		顔を含めて半身の全感覚
	延髄の外側（Wallenberg 症候群）	後小脳動脈閉塞		病側顔面と反対側半身の感覚
	視床	血管障害，腫瘍		反対側の感覚，特に深部感覚，視床痛

（米本恭三ほか編，立野勝彦（2000）感覚障害・痛み，リハビリテーションにおける評価 Ver.2，JOURNAL OF CLINICAL REHABILITATION 別冊，p.83，医歯薬出版より転載，一部改変）

〔2〕特殊感覚の障害

（1）平衡感覚

　運動時や身体が傾いているときに重力に対する平衡のずれを察知する感覚である．この感覚は内耳の前庭器で受け取られる前庭感覚と同義であるとされるが，平衡には視覚，深部感覚，表在感覚も関与する．内耳の前庭器にある受容細胞が受けた刺激は第Ⅷ脳神経を経て，橋，延髄の前庭神経核に至る．前庭神経核からは脊髄，眼筋，小脳，網様体，視床，大脳皮質，視床下部に向けて興奮が出され，反射的調節（迷路反射）によって姿勢を制御する．前庭神経系に障害があると，めまいを知覚する．

（2）視　覚

　外界の光刺激による感覚を視覚という．網膜の光受容器（視細胞）が受け取った刺激は視神経，

視交叉，視索を経て，中脳の外側膝状体を通り，後頭部にある大脳皮質視覚野（17 〜 19 野）に至る．眼球の光学系，眼筋，瞳孔などの眼の運動系，神経路，視覚野に障害があると，視力低下，複視，視野欠損，色弱などの障害が生じる．筋および脳・神経系障害により視覚障害をきたす主な疾患には脳血管障害，脳腫瘍，甲状腺機能亢進症，自己免疫疾患などがある．

（3）聴　覚

　音波により生じる「聴こえ」の感覚を聴覚という．空気の振動が外耳から中耳を経て内耳に伝わり，内耳のコルチ器官が受け取った刺激は蝸牛神経，内側膝状体を通って，側頭葉にある聴覚野（41 野）に至る．この経路に障害があると聴覚障害が生じる．聴覚障害は難聴であり，外耳から内耳に至る経路上の障害により生じるものを伝音性難聴，内耳から聴覚野の経路上の障害で生じるものを感音性難聴という．脳・神経系障害により聴覚障害をきたす主な疾患には脳血管障害，脳腫瘍，聴神経炎，聴神経腫瘍，外傷などがある．

（4）味　覚

　甘・酸・苦・塩の味を感じ取る感覚が味覚である．舌，口腔，喉頭の味蕾にある味の受容器から入った刺激は顔面神経（舌の前方 2/3）と舌咽神経（舌の後方 1/3）を経て側頭葉にある味覚野に至る．味蕾，神経路，味覚野の障害ほか，口腔の乾燥や全身性疾患（貧血，肝機能障害，糖尿病，低亜鉛血症）などによって味覚に異常を生じる．

（5）嗅　覚

　においの感覚が嗅覚である．上・中鼻甲介，鼻中隔の上部にある嗅上皮内の嗅細胞で受け取られた刺激は嗅神経，嗅球を経て嗅覚野に至る．鼻腔内の気流が受容器に到達しない場合や嗅上皮，神経路，中枢に障害があると嗅覚の異常を生じる．

〔3〕感覚機能に関するアセスメント

　感覚機能の程度，機能障害の有無と程度，それらが ADL の遂行にどのような影響を及ぼしているかをアセスメントする（表IV-11）．

表IV-11　感覚機能に関するアセスメント

問　診	・自覚症状 　四肢・体幹・顔面の知覚（触覚・痛覚・温度覚）の変化：鈍麻，過敏，異常感覚 　四肢・体幹・顔面の疼痛，しびれ感 　めまい・ふらつき 　においの感じにくさ，味覚の異常，聞こえにくさ 　目の見えにくさ（近視，遠視，複視，視野の狭窄・欠損） ・既往歴：熱傷・外傷などによる瘢痕形成，脳損傷，脊髄損傷など
フィジカルイグ ザミネーション	・表在感覚，深部感覚，複合感覚について，左右差，末梢側と中枢側の差，神経分布（末梢性 　分布，脊髄分節および根性分布）による差がないかどうかを評価する． 　四肢・体幹・顔面の触覚・痛覚（温度覚） 　四肢・体幹の振動覚・深部痛覚・位置覚 　四肢・体幹の書字感覚，立体認知，2点識別覚 ・嗅覚，視覚，味覚，聴覚，平衡感覚を評価する．

74 Ⅳ リハビリテーションを必要とする人への看護援助

③ 嚥下機能障害

〔1〕食物の飲み込みにくさ，つかえ感

　嚥下時に咽頭や食道部の不快感やつかえ感を自覚し，動作がスムーズに行えない状態を嚥下障害（困難）という．口腔や咽頭，食道の炎症や腫瘍など器質的なことが原因となるほか，そしゃく，嚥下に関与する器官を支配する神経系の障害，筋疾患によって起こる．嚥下には以下のような神経系のコントロールが関与する．

①**入力**：口腔・咽頭の受容器から入った刺激が三叉神経・舌咽神経・迷走神経を経て延髄嚥下中枢に至る．

②**出力**：舌咽神経・迷走神経を介して反射を生じさせる．

③**中枢のコントロール**：大脳皮質から皮質延髄路を経て延髄の嚥下パターン形成器を支配する．

　したがって，脳・神経系の障害では，大脳皮質，皮質延髄路，延髄（脳幹部），末梢神経の損傷によって嚥下障害が生じる．嚥下中枢の損傷によるものを球麻痺，両側性の皮質延髄路の損傷によるものを仮性球麻痺という．

〔2〕嚥下機能に関するアセスメント

　摂食・嚥下機能の程度，機能障害の有無と程度，それらが栄養状態に及ぼす影響をアセスメントする（表Ⅳ-12）．

表Ⅳ-12　嚥下機能に関するアセスメント

問　診	・口の動かしにくさ，ろれつの回りにくさ ・食物の飲み込みにくさ ・首の回りにくさ，肩の動かしにくさ ・舌の動かしにくさ
フィジカルイグ ザミネーション	・口腔内の状態：口腔内の感覚，歯・義歯，唾液の分泌，食物残渣，衛生状態 ・口の開閉，口唇の閉鎖，咬合力 ・舌の動き，咽頭反射，カーテン徴候 ・嚥下の状態：反復唾液飲みテスト（RSST），改訂水飲みテスト（MWST），フードテストにより評価する．
嚥下障害による 影響	・食事や飲水を嫌がる ・食事に 30 分以上かかる ・食事中・後のむせや咳，食後のガラガラ声 ・肺炎，脱水，低栄養

④ 排泄機能障害

〔1〕排　尿

　排尿は以下のようなメカニズムで行われる．

①膀胱に尿がたまると膀胱壁が弛緩し，内尿道括約筋が収縮する．

②膀胱内圧亢進により膀胱圧受容器から入った刺激が骨盤神経を経て仙髄排尿中枢に至る．

③脊髄の排尿中枢からの出力が副交感神経を介して膀胱壁の収縮と尿道口周囲を弛緩させ，陰部神経を介して外尿道括約筋・骨盤底筋群を弛緩させる．

④膀胱から脊髄に至った刺激は大脳皮質に至り，尿意を感じる．

⑤大脳の排尿中枢からの刺激が橋の排尿中枢を経て胸髄・腰髄の排尿中枢に至り，下腹神経を介して排尿を抑制する．または大脳の排尿中枢からの刺激が仙髄の排尿中枢を経て排尿を開始させる．

こうしたメカニズムを経るため，大脳，脳幹部，脊髄，末梢神経に損傷があると，尿閉あるいは尿失禁が生じる．

〔2〕排　便

排便は以下のようなメカニズムで行われる．

①直腸内に糞便が移動し直腸内圧が上昇すると，直腸壁の受容器から入った刺激は骨盤神経を経て仙髄排便中枢に至る．

②仙髄排便中枢からの出力が副交感神経を介し直腸筋を収縮させ，内肛門括約筋を弛緩させる．

③直腸から脊髄に至った刺激は視床下部を経て大脳皮質に達し，便意を感じる．

④大脳からの出力が橋の排便中枢を介して排便を開始（努責）させ，視床下部からの刺激が陰部神経を経て外肛門括約筋を弛緩させる．

こうしたメカニズムを経るため，大脳，脳幹部，脊髄，末梢神経に損傷があると，便秘あるいは便失禁が生じる．

〔3〕排泄機能に関するアセスメント

排泄機能の程度，機能障害の有無と程度，それらが日常生活に及ぼす影響をアセスメントする（表Ⅳ-13）．

表Ⅳ-13　排泄機能に関するアセスメント

問　診	• 1日の排尿・排便の回数と量，1回の排尿・排便量，排尿・排便の間隔，夜間排尿の有無 • 尿意・便意の有無，失禁はないか • 失禁がある場合，頻度，どのような状況で生じるか • 排尿困難（排尿を試みてから尿放出開始までの時間，排尿開始から終了までの時間，尿勢，腹圧を要するか，残尿感） • 排便にともなう症状：腹部膨満感，腹痛，腹部不快感，悪心　など • どのような方法で排泄しているか，トイレで自立して排泄できるか • 排泄に影響を及ぼす要因（環境，疾患，薬物，心理的ストレス） • 排尿障害・便の異常による生活・精神状態への影響
フィジカルイグザミネーション	• 尿および便の性状，回数，量 • 外陰部の形状：奇形，発赤，びらん • 骨盤底の知覚，骨盤底筋群の収縮力 • 腹圧をかけた際の尿道口の可動範囲，骨盤臓器脱の有無，尿もれの有無 • 腹部膨満 • 腸蠕動音（減弱・消失，亢進） • 鼓音（ガスの貯留），濁音（便の停滞） • 腹壁からの便塊の触知，腹部の圧痛 • 痔・脱肛の有無，直腸の感覚，肛門括約筋の状態，便塊の有無・便の性状 • 肛門周囲の発赤，ただれ，潰瘍，瘻孔，硬結，熱感，波動，圧痛

76   Ⅳ　リハビリテーションを必要とする人への看護援助

5　言語機能障害

　脳の局在的な損傷により，聴くことの障害（失語，難聴，聴覚失認），話すことの障害（失語），読むことの障害（失語，失読），書くことの障害（失語，失書）が生じた状態である．

〔1〕失　語
　聴覚や構音の機能障害，意識障害はないのに，一度獲得した言語の理解と表出が障害された状態．主な失語の種類と脳の損傷部位は以下のとおりである．
①**全失語**：シルビウス裂周囲の広範囲な損傷．
②**ブローカ失語**：ブローカ野，中心前回，中心後回，ブローカ野深部白質の損傷．
③**ウェルニッケ失語**：ウェルニッケ野，縁上回，角回，側頭の損傷．
④**健忘性失語**：局在する損傷部位はない．

〔2〕聴覚失認
　難聴や知能障害，意識障害はないが，聴覚による対象の知覚ができない状態．両側側頭葉横回の損傷による．

〔3〕失　読
　視力は保たれているが，書かれた言語の理解が困難な状態．頭頂葉，後頭葉の損傷でみられることがある．

〔4〕失　書
　手指の運動障害や知能低下はないが，字が書けない状態．左半球側頭葉後下部の損傷でみられることがある．

〔5〕言語機能に関するアセスメント
　言語的コミュニケーションの状態，音声および言語機能障害の有無と程度，それらが日常生活に及ぼす影響をアセスメントする（表Ⅳ-14）．

表Ⅳ-14　言語機能に関するアセスメント

問　診	・口の動かしにくさ，ろれつの回りにくさ ・言語障害を生じるような既往歴 ・コミュニケーションに影響を与える要因（環境，心理的ストレスなど）
フィジカルイグザミネーション	・喉頭の状態 ・声の状態：失声・嗄声の有無，声の大きさ，発声時間 ・口唇・舌・下顎・口蓋・咽頭の動き ・構音の状態：母音・子音の正確性，会話の明瞭度，抑揚・アクセント・発話速度の自然さ ・言語の理解状況：単語・短文・複雑な文の理解力 ・言語の表出状況：単語・短文・複雑な文を話せるか，書くことができるか

2 身体機能維持・回復を促す看護援助 77

⑥ 認知機能障害

〔1〕高次脳機能の障害

　認知とは，経験により獲得している情報に基づいて外部情報を取り入れ，新たな情報を蓄積し，外部へ伝達し，行為を選択して実施する，という活動である．わが国では「高次脳機能」という言葉が用いられる．高次脳機能障害の主なものには注意障害，記憶障害，失行，失認，遂行機能障害などがある．脳の損傷部位とそれにより生じる主な高次脳機能障害は表Ⅳ-15のとおりである．

表Ⅳ-15　大脳半球の各頭葉の障害により起こる主な高次脳機能障害

障害側	右　側	左　側	右・左どちらか片側	両　側
前頭葉		口唇の失行，失書，運動性失語，左手の失行	気分の高揚，Talkativeness の増加，如才なさの欠如，順応障害，自発性の欠如	無為，無動性無言，注意の維持能力・複雑な課題の解決能力の欠如，思考の硬直，緩和な感情，変わりやすい気分
側頭葉	空間的位置関係の判断能力の低下，視覚的に提示された非言語的検査障害，音やある種の音楽の失認	感覚性失語，失音楽，呼名障害，健忘性失語	聴覚的錯覚と幻覚	Korsakoff 健忘，無感情，温和，性的活動の増加，見かけの怒り（Klüver-Bucy 症候群）
頭頂葉	地誌的記憶喪失，病態失認，着衣失行，半側無視，身体失認	失読，Gerstmann 症候群，触覚失認，両側の観念運動性失行	感覚の消去	
後頭葉	視覚性の錯覚（変形視）と幻覚，地誌的記憶と視覚的な見当識の喪失	失読，色彩呼称障害，失認	同名性の半側色盲，幻覚	皮質盲，色彩失認，相貌失認，視覚性同時認知障害，Balint 症候群

(Victor M, et al.：Neurologic disorders caused by lesions in particular parts of the cerebrum. Principles of Neurology 7th ed., pp.464-498, McGraw-Hill, NY, 2001, 星野晴彦ほか（2002）高次神経機能障害の臨床：実践編入門，p.1，新興医学出版社より転載)

〔2〕不慮の事故のリスク

　認知機能に障害があると，自分と周囲の状況を知覚し，安全性や危険性を判断し，これからとる行動を計画し，実施するということが適正に行えなくなる．それにより日常生活や社会生活を遂行するうえで，さまざまな問題が生じる．身体面では外傷，窒息，中毒などの不慮の事故や暴力の危険性がある．

〔3〕認知機能に関するアセスメント

　高次脳機能，高次脳機能障害の有無と程度，それらが日常生活の遂行に及ぼす影響をアセスメントする（表Ⅳ-16）．

78 Ⅳ リハビリテーションを必要とする人への看護援助

表Ⅳ-16 認知機能に関するアセスメント

- 注意：Ponsford and Kinsella's Attention Rating Scale をもとに観察．検査結果の把握（抹消検査，Trail Making Test，等速打叩検査，WMS-R など）．
- 記憶：時間軸および記憶内容の質により覚えているかどうか評価する．検査結果の把握（WMS-R，Benton 視覚記銘検査，三宅式記銘検査，RBMT など）．
- 視空間認知：左（右）側の見落とし，身体の無視がないか評価する．検査結果の把握（線分二等分課題，模写課題，図形識別課題など）．
- 視覚失認：物体・画像・色彩・文字・相貌などの視覚対象の，形・明るさ・色・遠近感・大きさ・歪みについて変化がないか評価する．検査結果の把握（VPTA）．
- 地誌的障害：熟知した建物・風景，熟知した道順・方角，熟知した地域の地図の認知について評価する．
- 失行：道具や物品を使用する際の誤り，社会的習慣性の高い行為の誤り，熟練しているはずの運動の稚拙化，左手の行為の障害，着衣の行為の障害がないか評価する．
- 遂行機能障害：目標の設定・行動計画立案ができるか，計画したことを実践できるか，状況にあわせて行動を変更できるかなどについて評価する．検査結果の把握（WCST，ハノイの塔，BADS など）．
- 失語：自発語（流暢性，錯語・新造語の有無），聴いたことを理解できるか，復唱できるかについて評価する．検査結果の把握（SLTA，CADL など）．
- ADL の実施状況：各高次脳機能障害により ADL はどうなっているか評価する．

② 機能の維持・回復のための訓練

❶ ポジショニング

　発症直後の安静療法や意識障害による不動の場合は，廃用による二次的な障害を予防する目的でポジショニングを行うが，現在ある機能を維持し，回復させるためには，動きを支援するためのポジショニングが必要となる．

〔1〕臥位・側臥位

　脳卒中や頭部外傷などの上位運動ニューロンの障害を生じる疾患では，急性期には筋の弛緩により肩甲帯と骨盤帯が後退しやすいが，しばらくすると筋緊張が強くなる．筋緊張の強さが体重のかかり方に影響すると同時に，体重のかかり方によりバランスを保持するために筋緊張が生じることもある．また，下肢の向きや屈伸により骨盤の傾きや骨盤への体重のかかり方が変わり，上肢の重さは胸郭の位置と可動性に影響する．筋緊張をコントロールし，体重の移動により動作をとりやすくするには，適切な姿勢をとることが必要である．

　姿勢の保持にはマットレスの硬さや枕の大きさも影響する．不動による**褥瘡予防**には身体の支持面が多く耐圧分散がよいマットレスやエアマットが選ばれるが，身体の動きを引き出すには適度な硬さのマットレスを選び，その反発力を使うとよい．患者の自力による体位変換の能力，褥瘡のリスクをふまえてマットレスを選択する．また，大きく軟らかすぎる枕を使うと身体は安定せず，患者の動きを妨げる．身体のどの部位をどの程度支持するのか，目的に合わせて大きさ，形，素材を検討して選択する．

　頭頸部の伸展，肩甲帯の後退，上肢の下垂，肘関節の屈曲，前腕の回内，手関節・指関節の屈曲，骨盤帯の後退，股関節の外旋，足関節の底屈，足部内反に注意する．加えて，頭と肩，肩と骨盤，上肢と体幹などの位置関係，骨盤にゆがみがないように姿勢を整え，支持面に均等に体重がかかるようにする．また，体位変換を行う際には本人の力と動きを活用しながら行う．

〔2〕坐位・車椅子乗車時

車椅子乗車の際には指標となる姿勢（表IV-17）を理解し，姿勢を安定させる．自力で坐位が可能か，体幹や骨盤の支持をすれば坐位が可能か，頸部や頭部の支持がないと坐位保持が困難なのかを評価し，車椅子とクッションを選択する．上肢を使いやすくするには，仙骨上部から腰部を支持するように背張りを調整し，足を少し引いて骨盤を前傾させる．さらに机やテーブルの高さを調整する，というように工夫をする．

表IV-17　指標となる椅子坐位姿勢

部　位	肢　位
頭　部	中間位，垂直，目線は水平
脊　椎	腰椎軽度前弯・胸椎軽度後弯・頸椎軽度前弯での垂直姿勢
肩甲骨	中間位，上肢の機能的肢位
上　肢	アームサポートまたは大腿の上でリラックス
骨　盤	わずかな前方傾斜，側方傾斜，回旋はない
股関節	屈曲約90°，わずかな外転と外旋
膝関節	屈曲約90°
足関節	足底中立位

木之瀬隆ほか．坐位姿勢の基本的な考え方とシーティングシステム：高齢者向けの坐位保持装置．作業療法ジャーナル．30（6），1996，465-72．／木之瀬隆．"指標となる椅子坐位姿勢"．作業療法技術学2：福祉用具の使い方・住環境整備．日本作業療法士協会監．木之瀬隆編．東京，協同医書出版社，2009，52-3．（作業療法学全書改訂第3版，10）．より作成

（岩谷清一（2014）車椅子・クッションの選択と調整，リハビリナース，7（6），p.52，メディカ出版より転載）

② 関節可動域訓練（ROME）

関節の運動範囲の制限を予防または改善するために行う訓練で，患者自らが実施するものを能動（自動）的訓練，介助によって行うものを受動（他動）的訓練という．

〔方　法〕

原則として全関節に（図IV-3-a, b），各関節5回ずつ，1日2セット行う．起こりやすい関節拘縮を念頭におき，その部位を重点的に行う．麻痺のある場合の上肢の能動的訓練は，健側で麻痺側を把持して行う．

留意点：疼痛に留意し，ゆっくり行う．

〈途中で中止する基準〉

脈拍：安静時より30％以上の増加，または120回／分以上．

血圧：収縮期血圧が40mmHg以上上昇，または拡張期血圧が20mmHg以上上昇．

不整脈：10回／分以上の出現．

自覚症状：起立性低血圧の症状の出現．

肩関節
1. 肘部またはやや上に一方の手を添え，もう一方の手で手関節を持ち，腕を伸ばす．
2. 腕を前方に挙上し，手関節を天井に向かって引き上げる（前方挙上〜屈曲）．
3. 手掌を上にした腕の肘部に一方の手を添え，もう一方の手で手関節を持ち，腕を外側に開く（外転）．
4. 手関節が体側にくるように動かす（内転）．

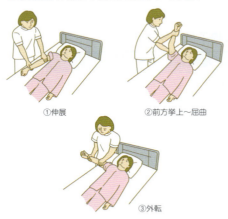

肘関節
1. 一方の手で肘部またはやや上を支え，もう一方の手で手関節を持ち，肘関節を伸ばす（伸展）．
2. 肘部を支点にし，手関節を持って肘関節を曲げ，肩に手指が近づくように動かす（屈曲）．

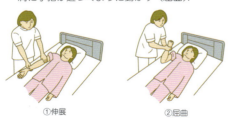

手関節
1. 両手で手関節を持ち，患者の母指を基点として手掌を小指側に回す（回内）．
2. 両手で手関節を持ち，母指を基点として手掌を母指側に回す（回外）．

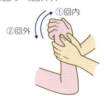

3. 一方の手で手関節，もう一方の手で手背を持ち，手を手掌側に曲げる（掌屈）．
4. 手掌を伸ばすように持ち，手を後ろに反らせる（背屈）．
5. 手と手関節を同じ高さに保って持ち，母指側に動かす（橈屈）．
6. 手と手関節を同じ高さに保って持ち，小指側に動かす（尺屈）．

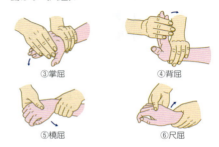

手指
1. 一方の手で母指，もう一方の手で母指以外の指4本を持ち，母指を曲げる（屈曲）．
2. 母指と母指以外の指4本を持ち，互いに外側に開く（伸展）．
3. 一方の手で手関節を支え，手指を手掌方向へ曲げる（屈曲）．
4. 一方の手で手関節を支え，もう一方の手で手指を持ち，手背方向に伸ばす（伸展）．

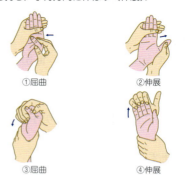

図Ⅳ-3-a　関節可動域訓練①

(三上れつ，小松万喜子編，新野美紀（2015）演習・実習に役立つ基礎看護技術第4版，pp.117-120，ヌーヴェルヒロカワより転載)

股関節
1. 膝に一方の手を添え，もう一方の手で足関節を持ち上げて膝を曲げる（屈曲）．
2. 膝に一方の手を添え，足関節を持って膝を伸ばし，下肢を挙上する（屈曲）．
3. 膝に一方の手を添え，足関節を持ち上げて膝を曲げ，下肢を外側に開く（内旋）．
4. 膝に一方の手を添え，足関節を持ち上げて膝を曲げ，下肢を内側に動かす（外旋）．
5. 膝に一方の手を添え，足関節を持って膝を伸ばし，外側に開く（外転）．
6. 膝に一方の手を添え，足関節を持って膝を伸ばし，下肢を交差させるように内側に動かす（内転）．

足関節
1. 一方の手で足関節を支え，もう一方の手掌に踵部をのせ，前腕で足先を中枢側に押すようにしてアキレス腱を伸ばす（背屈）．
2. 足関節を支えていた手で足背を押さえ，足底方向に曲げる（底屈）．

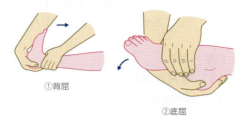

①背屈　　②底屈

足指
1. 一方の手で足を支え，もう一方の手で足指を持ち，足背方向に伸ばす（伸展）．
2. 一方の手で足を支え，もう一方の手で足指を持ち，足底方向に曲げる（屈曲）．

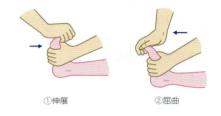

①伸展　　②屈曲

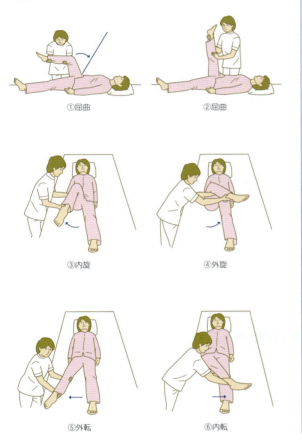

図Ⅳ-3-b　関節可動域訓練②

(三上れつ，小松万喜子編，新野美紀（2015）演習・実習に役立つ基礎看護技術第4版，pp.117-120，ヌーヴェルヒロカワより転載)

3 筋力強化訓練

　筋力を強化するための訓練で，主なものに，関節を動かさずに筋を収縮させる等尺性訓練と，一定の負荷を加えて関節運動を起こしている筋群の筋力増強をはかる等張性訓練，筋肉の収縮速度を一定にさせる等運動性訓練がある．

〔方　法〕
（1）等尺性訓練
1）**大腿四頭筋セッティング**（図Ⅳ-4）
　膝関節を伸展位のままで膝蓋骨を中枢方向（頭側）へ引き上げ，5秒間保持し，その後弛緩させる．1時間ごとに15～30回行う．
2）**下肢伸展挙上**（図Ⅳ-5）
　膝関節を伸展位のままで下肢全体を10～15°挙上し，5秒間保持し，その後ゆっくり下ろして大腿四頭筋を弛緩させる．1セット10～20回，1日1セット行う．
　筋力低下が著しい場合は抵抗を加えないで行い，徐々に重錘や介助者の手，ゴムバンドなどにより最大抵抗の1/3の抵抗を加えるようにしていく．
3）**片足での立位保持**
　ベッド端での坐位が可能となった段階で，歩行器などにつかまり，全体重を片足にかけて立つ．

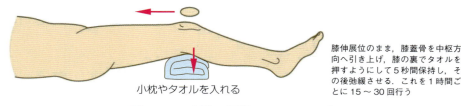

図Ⅳ-4　大腿四頭筋セッティング

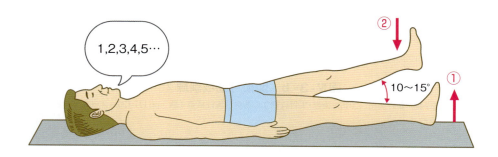

図Ⅳ-5　下肢伸展挙上

(2) 等張性訓練

1) 端坐位膝屈伸運動

ベッドの高さを床から膝までの距離の 1.5 倍とし，座る，立ち上がる運動を 1 セット 10 回，1 日 4 〜 5 回行う．ベッド端で可能となったら，下肢長の 1.5 倍の高さの椅子で行う．10 回できるようになったら，普通の高さの椅子でできるようになるまで椅子の高さを 3 〜 5cm ずつ低くしていく．

2) 漸増抵抗運動

ある関節運動を 10 回行うことが可能な最大の重錘の重さを 10RM とし，徐々に重さを増やしていく．

1 回目：10RM の 1/10 の重さの重錘を持ち上げる → 10 回目には 10RM の重さの重錘を持ち上げる．これを 1 日 1 回行う．

3) 漸減抵抗運動

ある関節運動を 10 回行うことが可能な最大の重錘の重さを 10RM とし，徐々に重さを減らしていく．

1 回目：10RM の重さの重錘を持ち上げる → 10 回目には 10RM の 1/10 の重さの重錘を持ち上げる．これを 1 日 1 回行う．

(3) 等運動性訓練

サイベックスマシーンなどの機器を用いる．

留意点：疲労感などに留意しながら行う．

4 嚥下訓練

〔1〕口腔環境を整える

口腔の評価により，口腔内の汚染，乾燥などが発見された場合は，まず口腔環境の調整から始める．口腔ケアにより，口腔内の湿潤，舌苔の除去をはかるとともに，必要時，義歯の調整を依頼し，摂食・嚥下にふさわしい環境にする．

〔2〕間接訓練

重篤な嚥下障害が疑われる場合，意識障害があり経口摂取が困難な場合は機能の維持，長期間経口摂取ができなかった場合は機能の回復をめざして，摂食・嚥下に関連する器官の基礎的な訓練を行う．この訓練は食物を用いないため，間接訓練と呼ばれる．間接訓練は，食物を用いて行う直接訓練と併用することもある．患者の状態をアセスメントし，ST（言語聴覚士）や摂食・嚥下障害看護の認定看護師と協働して適応する訓練法（表Ⅳ-18）を実施する．

〔3〕直接訓練

意識レベルが改善し，食事を意識的にできるようになった患者には直接訓練の実施を検討する．意識レベル以外に，全身状態の安定，病気の進行がないこと，「改訂水飲みテスト」（modified water swallow test：MWST）で嚥下反射がみとめられること，咳嗽ができること，舌および喉頭運動ができることなどを確認して開始する．

84　Ⅳ　リハビリテーションを必要とする人への看護援助

表Ⅳ-18　代表的な間接訓練の適応

嚥下運動	症　状	原因となる病態	間接訓練	直接訓練
準備期 口腔期	取り込みが困難	そしゃく筋群の筋力低下 協調運動の障害	口の開閉 Ｋポイント刺激法	
	取りこぼしがある	舌の運動および感覚障害 口唇の閉鎖不良 頬筋の筋力低下	舌・口腔へ刺激を与える 口唇の運動，頬の運動， ブローイング 頬の運動	用手的口唇閉鎖 用手的頬圧迫
	食塊形成ができない	口唇の閉鎖不良 舌の運動障害	口唇の運動，ブローイング，頬の運動 舌の運動	食品の形成 1回量の調整，スライス型ゼリー丸飲み法
口腔期 咽頭期	送り込みができない	舌の運動障害 口唇の閉鎖不良	舌の運動 口唇の運動，ブローイング	上向き嚥下，複数回嚥下，食品の調整
	誤嚥	口腔内の感覚障害	口腔へ刺激を与える	用手的頬圧迫
咽頭期	誤嚥	嚥下反射の低下・消失 喉頭拳上が不良 喉頭麻痺 喉頭閉鎖が不良 呼吸コントロールが不良	アイスマッサージ 舌の運動，喉頭筋の挙上 声門内転訓練 息こらえ嚥下 呼吸訓練，ブローイング	交互嚥下 うなづき嚥下
	鼻腔・口腔への逆流	食道入口部開大が不良 鼻咽腔閉鎖が不良	頭部拳上（シャキア訓練） 口の開閉 ブローイング	頸部突出法，頸部回旋（横向き嚥下） スライス型ゼリー丸飲み法

5　言語訓練

　言語訓練を必要とする患者に対しては，看護師がSTの代わりに訓練室の延長を展開するのではなく，患者と何らかの形で意思疎通をはかり，患者に意思疎通ができたという喜びを感じてもらえるようかかわることが重要である．しかし，看護師がSTによる訓練のポイントを把握して，日常生活のなかでコミュニケーションの取り方を工夫することは有効である．

〔1〕構音障害に対する訓練

　声を出してもらう前に，姿勢を整え，頸や肩の運動を行って筋緊張をやわらげる．また，腹式による深呼吸を行う．構音に関与する頬，下顎，口唇，舌などの運動を行い，適切な発声を促す．短い言葉から始めて，少しずつ長い言葉を言うようにしていく．鼻咽腔閉鎖不全により開鼻音となっている場合は，軟口蓋をアイスマッサージで刺激する．舌圧子で軟口蓋を上に上げながら母音を発声する訓練を行う．

〔2〕失語に対する訓練

　患者により訓練方法は異なるが，STは代表的な治療手技として刺激・促通法，遮断除去法，機

2　身体機能維持・回復を促す看護援助　**85**

能再編成法，プログラム学習法，認知神経心理学的アプローチなどを用いる[17]．それらは残っている言葉を思い出せるように，単語や短い文をくり返し聞いてもらい，その内容を答えてもらう．書字や音読の能力がある場合は，単語や短い文を書き，それを読むことで言えるように働きかける．身の回りにあるものを見せて，名前を言ってもらい，さらに実際にそれを使って強化する，というような方法である．これを日常生活のなかで看護師が活用するとしたら，「歯ブラシ」という言葉を何回かくり返し，「歯ブラシ」と答えてもらう．「歯ブラシ」と書いて，それを音読し，「歯ブラシ」と答えてもらう．歯ブラシを見せて，名前を答えてもらい，歯をみがいて「歯ブラシ」が歯磨きをする道具であることを認識してもらう，というようなことになる．

⑥ 認知機能訓練

　認知機能の障害（高次脳機能障害）には，さまざまなものがあり，障害の組み合わさり方などにより治療法や対応は異なるが，セラピストと協働し，日常生活のなかで機能回復を意識してかかわることが必要である．

〔1〕注意障害がある場合

　OTでは，注意機能そのものに焦点を当てる訓練（直接訓練）が行われる．直接訓練は注意機能を用いる作業を難易度と時間を考慮して段階的に向上させるものである．間接訓練は生活環境の調整であり，過剰な刺激を避けて集中できる環境にすること，整理整頓をすることなどである．間接訓練は病棟や病室で行われるものであり，看護師が積極的にかかわる必要がある．

〔2〕記憶障害がある場合

　記憶の改善のためには反復訓練，内的記憶方略法，手がかり漸減法などが用いられる．絵や記号などの視覚性の記憶と言葉による言語性の記憶は別のものであるため，それらの治療法は良好な機能を用いて行う．日常生活での対応そのものが訓練となるため，OTによる評価と訓練法を把握し，絵や記号によるヒントを与える，語頭音のヒントを与えるなどの工夫をする．また，カレンダーやメモなどの代償，アラームやタイマーなどの手がかりも記憶を助ける手段となるため，患者の能力に応じた援助を行う．

〔3〕半側空間無視がある場合

　半側空間無視がある患者には無視側に意識を向けるように促すことが治療となる．訓練室では探索課題やプリズム眼鏡訓練，半側サングラスの使用などが行われる．病棟では日常生活のなかで動作を反復させることが訓練となる．OTと相談のうえ，患者にとって必要な動作を抽出し，その動作を獲得できるようくり返し練習できるようにする．そのほか，無視側に注意を向けられるよう，声をかける方向，食事トレーの配膳，車椅子のブレーキなどを工夫する．

〔4〕失行がある場合

　失行の治療法としては代償戦略訓練，ジェスチャー訓練，直接訓練などがある．代償戦略訓練は，できない部分に指示や介助を行うものである．訓練室で行っている更衣動作を病室で行う際には，看護師がOTによる訓練に準じて援助していくことが効果的である．また，直接訓練はADL課題

の遂行時にエラーを少なくできるように介助する方法で，介助量を減らしていくことをめざす．この訓練では訓練している課題しか改善がみとめられないことから，OTとの協働が不可欠である．

〔5〕遂行機能障害がある場合

遂行機能障害の治療には，遂行システムの直接訓練，特定場面への適応手段の教育，言語介入による行動調整・自己教示法，問題解決訓練などがある．日常生活のなかではADLに関して，作業過程を分解して各過程をルーチン化し，ルーチンの連続を訓練する．必要に応じて指示を出したり，患者自身に手順を声に出してもらいながら作業を行い，指示や自己教示を徐々に減らしていく．問題解決訓練は複雑な課題を分解して操作しやすくして解決方法を見出し，結果を評価して誤りを訂正するものである．日常生活のなかで生じた問題に対しても，問題解決訓練の技法を用いて対応できるように働きかける．

不動・不活動による廃用性障害と予防

1 廃用症候群とは

運動麻痺や固定，床上安静などの不動により生じる障害を総じて**廃用症候群**（disuse syndrome）という．本来治療の対象である疾患・障害の二次的障害，あるいは安静療法の副作用である．廃用症候群と類似した概念に**ディコンディショニング**（deconditioning）がある．廃用症候群が身体のみならず，精神活動の低下によって引き起こされる障害を含むのに対して，ディコンディショニングは身体運動の低下により引き起こされる身体能力や予備力の低下した状態をさすことが多い．不動による障害には筋の廃用性萎縮，関節可動域制限などがある．副次的な問題が大きければ回復には多くの時間を要することになり，疾患の治療の必要性がなくなっても不動による障害で日々の生活に困難をきたすことがある．したがって，不動による障害を予防できるよう，あるいは最小限にとどめられるように援助することが必要である．

2 主な廃用症候群と予防法

〔1〕筋の廃用性萎縮

通常，人の骨・関節・靱帯・筋には重力，加重，運動といった負荷が加わっており，これによって各機能を保っている．筋は弛緩位で不動化されると，筋内のたんぱく成分および筋形質が減少することによって萎縮する．筋内のたんぱく成分・筋形質の減少により筋線維の間にある結合織の割合が相対的に増加すると筋の横断面積の減少，筋の短縮，筋の伸張性の低下が生じ，筋力は低下する．安静臥床では抗重力筋である足底屈筋力，膝伸展筋力の低下をまねきやすい[18]．

筋力は定期的に最大筋力の20〜30％を出さないと低下し，1週間の完全安静で筋力の10〜15％が失われること[18]，さらに安静が続くと初期の筋力の25〜40％になるまで低下することが指摘されている[19]．筋萎縮の予防には筋力を発揮できるような運動が必要とされる．

〔2〕関節拘縮（関節可動域制限）

関節拘縮とは関節外の結合組織，腱，靱帯，関節包などの軟部組織が収縮性変化を起こし，関

2 身体機能維持・回復を促す看護援助　**87**

節の可動性が減少,消失した状態である.関節の可動性は疼痛や麻痺などによっても低下するため,患者本人ではなく他者が動かしたときに正常可動範囲に到達しない状態をさす(**受動的な関節可動域制限**).

　不動の状態が続くと,軟部組織の基本をなすコラーゲン線維が短縮位で固定され,新たな線維間架橋の形成により,さらにコラーゲン線維が硬化(伸縮性が低下)して関節の可動性が低下する.不動の状態が4日間続くと,軟部組織の変性が生じ,2〜3週間で臨床的な関節可動域制限が生じる.

　四肢では,軟部組織そのものの損傷のほか,出血,浮腫,痙縮,疼痛,感染,異常姿勢などの要因により拘縮の危険性が高まる.生じやすい拘縮を表IV-19にあげ,拘縮予防の援助ポイントを表IV-20にあげる.

〔3〕骨萎縮

　不動により骨に対する機械的刺激が減少すると骨からのカルシウムの脱灰が起こり,骨量が減少して骨は萎縮する.動物実験では,1週間の完全安静で骨の一部が,4週間で全体が骨粗鬆の状態になることが報告されている[18].

〔4〕尿路感染症

　急性期の全身管理,あるいは排尿機能障害に対する処置として膀胱内にカテーテルを留置することが多く,これにより外部からの細菌の侵入の危険性が高くなる.また,水平臥位では,膀胱に重力がかからないため,尿の停滞や逆流が生じやすい状態となる.予防のための援助ポイントは表IV-20のとおりである.

〔5〕心肺機能の低下

　不動の状態では筋のエネルギー代謝と,組織の血液および酸素需要量が減少するため,心臓と肺の活動の必要性が低下する.この状態が長期化すると心肺機能の低下をまねく.21日間の安静後には20〜30%の機能低下が生じるといわれている[19].

〔6〕起立性低血圧

　立位時には頭部と足部で100mmHgを超える血圧差が生じるが,正常では脳の循環障害が起こらないように,反射性に下肢の血管を収縮させて血液を還流させる.水平臥床時には頭部と足部の血圧差が少なく,この調節機能を必要としないため,長期臥床後には起立反射機能が低下する.

表IV-19　生じやすい関節拘縮

肩関節	亜脱臼,内旋内転
肘関節	屈曲または伸展
中手指関節	屈曲
股関節	屈曲
膝関節	屈曲または伸展
足関節	内反尖足

88　Ⅳ　リハビリテーションを必要とする人への看護援助

表Ⅳ-20　主な廃用症候群の予防法

関節拘縮	①早期に活動性を回復する ②コラーゲン線維の伸展をはかる：ストレッチ，伸展位の保持，四肢の伸展位をとりやすい肢位の保持，関節可動域訓練，温熱療法，スプリントの使用 ③拘縮を悪化させる要因の除去：痙性のコントロール（ストレッチ），膀胱・腸の充満を避ける，薬剤の管理，浮腫の改善
尿路感染症	①膀胱留置カテーテルの管理・固定，カテーテルの交換，逆流・停滞防止 ②陰部の清潔保持：陰部清拭・陰部洗浄
起立性 低血圧	①水平臥位の期間を短縮する ②下肢からの静脈還流を促進する：ベッド上での下肢の運動，弾性ストッキング・サポーター・コルセットなどの使用，チルティングベッドの使用 ③臥位→ファウラー位→坐位→立位と徐々に体位を変える ④悪化要因の除去：適量の塩分・水分の摂取，利尿薬・降圧薬・抗コリン作用薬など薬剤の管理
肺　炎	①気管挿管・人工呼吸管理の清潔操作：手指衛生を徹底する，回路交換を頻繁に行わない，適切な鎮痛・鎮静とする，人工呼吸器から離脱ができるか毎日評価する，仰臥位としない ②口腔ケア：プラークコントロール，6～8時間ごとの口腔内の清拭・洗浄，集中治療室で人工呼吸管理が行われている場合は洗口薬を用いることが多い ③呼吸理学療法：体位変換・体位ドレナージ，陽圧呼吸，用手排痰法，インセンティブ・スパイロメトリー（呼吸訓練器）を用いた呼吸 ④誤嚥の防止：食事時は誤嚥を起こしにくい体位とする（45～60°，頭部をやや前屈させる），食後2時間以上のギャッチアップ，就寝前の飲食を避ける，夜間のギャッチアップ ⑤その他治療・処置の管理：経鼻胃管の管理，薬剤（H_2ブロッカー，嚥下機能を低下させる薬剤・促進させる薬剤）の管理
褥　瘡	①除圧：2時間（体圧分散マットレスを使用している場合は4時間）ごとの体位変換，除圧用具の使用 ②ずれの防止：体位（ギャッチアップ30°，側臥位30°または90°），移動時の摩擦を減らす ③栄養状態・貧血の改善 ④環境の調整：組織温の適正化，皮膚の湿潤を避ける ⑤皮膚の保護：クリームの塗布，ドレッシング材の貼布 ⑥全身性疾患の治療管理
深部静脈 血栓症	①下肢の血液うっ滞の軽減：下肢の運動，弾性包帯・ストッキングの着用，間欠的加圧装置の使用 ②薬剤の管理

　また，筋の萎縮によって筋ポンプ作用も低下する．脳血管障害によって降圧薬を内服している患者や糖尿病の患者では血管の収縮が生じにくくなり，加齢や動脈硬化により脳動脈の狭窄や閉塞がある場合は，脳の循環障害を起こしやすい.

　予防のための援助ポイントは表Ⅳ-20のとおりである.

〔7〕肺　炎

　急性期に人工呼吸管理を行っている場合は，気管挿管や気管切開時に外部から細菌が侵入することで肺炎が生じる．このような肺炎は，**人工呼吸器関連肺炎**とよばれ，挿管以外に図Ⅳ-6のような要因で発生する．人工呼吸管理を行っていない患者でも，脳血管障害や加齢などにより嚥下障害のある場合には不顕性誤嚥により誤嚥性肺炎を生じやすい（図Ⅳ-7）.

　口腔内の不衛生や咳反射による気道分泌物の喀出が困難であると，その危険性は高くなる．このほか注目される要因としては，消化管潰瘍予防のためにH_2ブロッカーを用いている場合である．H_2ブロッカーを使用すると，胃液の酸性度が低下して通常とは異なる細菌分布となり，逆流して

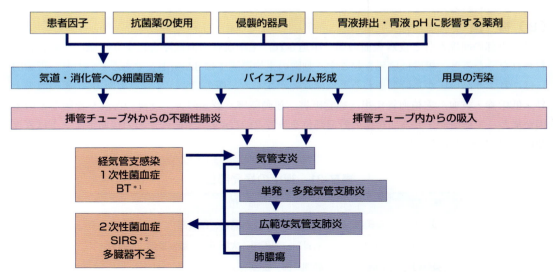

*1 BT（bacterio trancelocation）：腸管バリア機能の破綻により，腸管内の細菌が粘膜を通過して，腸間膜リンパ節や脾臓，肝臓，血管内などに侵入する現象
*2 SIRS（systemic in flammatory response syndrome）：全身性炎症反応症候群

図Ⅳ-6　人工呼吸器関連肺炎の病態

（藤島清太郎ほか（2003）人工呼吸器関連肺炎（VAP）発症の関連要因と口腔ケアの意義，看護技術，49（6），p.12，メヂカルフレンド社を参考に作成）

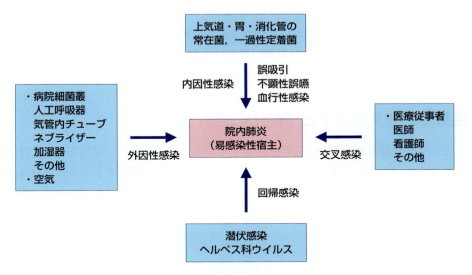

図Ⅳ-7　院内肺炎の感染経路

（門田淳一（2013）肺炎（北村聖総編集，臨床病態学1　第2版，p.260，ヌーヴェルヒロカワ）より転載）

気道に入ると肺炎の原因となる．胃液の排出や経管栄養のルートとしての経鼻胃管の存在もまた消化液逆流の一因となるほか，副鼻腔炎の併発に引き続いて肺炎が生じやすくなる．予防のための援助ポイントは表Ⅳ-20に示したとおりである．

90　Ⅳ　リハビリテーションを必要とする人への看護援助

〔8〕褥　瘡

　骨突出部の組織が骨と皮膚表面の間で圧迫され，毛細血管の血流障害により組織に血液供給が行われなくなると，組織は壊死を起こす．動脈の平均灌流圧は32mmHgであるといわれ，理論的にはこれより高い圧が長時間加わると血流途絶が生じる．圧のほか，ずれ（剪断力），組織温の上昇，低栄養・貧血，末梢血管疾患，感覚障害，運動障害，認知障害，皮膚の湿潤や浮腫などの要因が加わって褥瘡が生じる．褥瘡の好発部位を表Ⅳ-21に示す．予防のための援助ポイントは表Ⅳ-20に示したとおりである．

表Ⅳ-21　褥瘡の好発部位

体　位	部　位
仰臥位	後頭部，肩甲骨部，肘骨部，仙骨部，踵骨部
側臥位	肩峰突起部，肘骨部，腸骨部，大転子部，膝関節部，外踝部
腹臥位	肩峰突起部，膝関節部，趾部
坐　位	坐骨部，尾骨部，大転子部

〔9〕深部静脈血栓症（肺塞栓症）

　脛骨・腓骨・膝窩・大腿・腸骨などの深部静脈系では，不動による静脈血のうっ帯に加えて，血液凝固性の変化により静脈血栓を生じる．左総腸骨静脈は右総腸骨静脈と腰仙関節との間で圧迫を受けるため，左下肢の方に生じやすいといわれる．

　血栓子が肺動脈を閉塞させると領域の肺胞群が換気無効な死腔となり，その範囲が広ければ有効換気量が減少する．血栓子による肺動脈の閉塞は安静から活動を開始した直後に生じやすい．血栓子形成予防のための援助ポイントは表Ⅳ-20に示したとおりである．

③　全身のアセスメントと予防法の選択

　以上，述べてきた廃用症候群の予防法は矛盾することもある．例えば覚醒を促し，肺炎を予防するために望ましいとされる頭部を挙上する体位は，褥瘡予防の観点からみると腰背部の皮膚組織のずれを生じさせやすくする．不動による弊害の危険性は1つとは限らないため，患者の全身状態をアセスメントし，状態に応じて体位や時間，用具の選定などを行っていく必要がある．

引用文献

1）北川一夫（2011）合併症のある高血圧の治療　脳卒中，日本内科学会雑誌，100（2），p.401.
2）二瓶隆一，陶山哲夫，飛松好子編著（2016）頸髄損傷のリハビリテーション　第3版，p.11，協同医書出版社.
3）日本糖尿病学会編（2016）糖尿病診療ガイドライン2016，運動療法，p.72，南江堂.
4）岡田克爾，君塚隆太，阿部修ほか（2005）口腔ケアによる誤嚥性肺炎予防，歯科学報，105（2），p.52.
5）Hong, K. H., Kang, D. W., et al.（2008）Impact of neurological and medical complications on 3-month outcomes in acute ischemic stroke. European journal Neurology, 15（12），pp.1324 - 1331.
6）森隆志（2016）サルコペニアの摂食嚥下障害，日本静脈経腸栄養学会雑誌，31（4），p.951.

7) 若林秀隆（2016）リハビリテーション栄養とサルコペニア，外科と代謝，50（1），p.46.
8) Girard, T. D., Kress, J. P., Fuchs, B. D., et al.（2008）Efficacy and safety of a paired sedation and ventilator weaning protocol for mechanically ventilated patients in intensive care（Awakening and Breathing Controlled trial）: a randomised controlled trial, Lancet, 371, pp.126-134.
9) 木村真人（2011）脳卒中を伴う精神障害，Japanese Journal of General Hospital Psychiatry, 23（1），p.5.
10) 矢崎章，長田麻衣子，村岡香織ほか（2007）うつ病　脳卒中・脳外傷・脊髄損傷後のうつ病と一般的なうつ病に対する運動療法，総合リハビリテーション，35（10），p.1165.
11) 若林秀隆監修（2017）リハビリテーション栄養ポケットガイド改訂版，ジェフコーポレーション．
12) 日本高血圧学会高血圧治療ガイドライン作成委員会編（2014）高血圧治療ガイドライン，p.39.
13) 日本糖尿病学会編（2016）糖尿病診療ガイドライン 2016，食事療法，p.37，南山堂．
14) 日本糖尿病学会編（2016）糖尿病診療ガイドライン 2016，運動療法，p.73，南山堂．
15) 日本動脈硬化学会編（2014）動脈硬化性疾患予防のための脂質異常症治療のエッセンス，p.4.
16) 日本肥満学会肥満症診療ガイドライン作成委員会編（2016）肥満症診療ガイドライン 2016，肥満症，pp.48-49，ライフサイエンス社．
17) 福永真哉（2017）高次脳機能障害ビジュアル事典　失語，リハビリナース，10（4），pp.328-329.
18) 柳東次郎ほか（2006）廃用による筋力低下のメカニズム，メディカルリハビリテーション，No.72，全日本病院出版会．
19) ブライアン・J. オーヤングほか編，道免和久ほか監訳（2005）リハビリテーションシークレット，p.578，メディカル・サイエンス・インターナショナル．

参考文献

1. 日本摂食嚥下リハビリテーション学会医療検討委員会（2014）訓練法のまとめ（2014版），日本摂食嚥下リハビリテーション学会誌，18（1），pp.57-89.
2. 早瀬直子（2017）特集　リハビリ病棟ならではの摂食嚥下障害のケア Q&A，3　間接訓練・直接訓練，リハビリナース，10（5），pp.450-452.

3

障害を負った人の心を支える看護援助

「障害がある」「障害を負う」ということ

身体の回復過程と心の回復過程

　障害を負うという体験が当事者にもたらす意味は，人によってさまざまである．人としての存在価値を脅かされる人もいれば，家族との絆を改めて再認識する人もいる．障害を負った人を支えながら看護援助を行うためには，そのような一人ひとりの異なる体験を，ケアを提供する者が，ありのままに理解していこうとする姿勢をもつことが必要となる．

92　Ⅳ　リハビリテーションを必要とする人への看護援助

　障害のある人が示す心理社会的反応には，その人が自分の負った障害の種類や自分自身，あるいは「障害者」という概念そのものについて，どのように意味をおいているかが映し出される．健康に生きてきた人が，人生の途中でなんらかの障害を負い，自分自身が障害者と呼ばれるような立場になることを想定する人は少ない．障害を負うことで初めて，それまでの自分の人生や生き方について深く考えることとなる．

　身体が回復していく過程と心が回復していく過程は，通常は連動していて分離するものではない．身体的なリハビリテーションによって身体が回復していき，心もしだいに安寧になっていくのが自然な過程である．しかし，たとえその障害が漸進的に進行していく病いによって受けたものであっても，あるいは突発的な事故によって受けたものであっても，障害を受け入れることは難しい．このことが目標に向けてリハビリテーションを順調に進め，回復可能な最もよい状態まで推し進めることを困難にすることがある．

❷ 受障後の自己の存在価値

　障害を負ったあとの新たな自分自身を，どのような状態であれ受け入れることができたときには，受障以前とは異なる価値のある自己の存在価値が見出され，心理的にも安定してくる．この過程は自分自身と向き合うなかで葛藤し，自己価値を再構築する過程でもある．

　一方で，障害を負うことは社会が障害者をどう見ているかという偏見や差別にさらされることでもある．リハビリテーションを終えて社会に復帰した後に障害者がしばしば体験することのなかに，「障害があるのにえらいわね」「がんばってるね」などという言葉をよくかけられることがあるという．これは，人としての価値よりも，障害があるということへの特別な見方が社会に存在していることをあらわしている．障害のなかった人が，ある日突然に身体の不自由を体験することは，同時に，常にそうした社会からの目にさらされることがくり返されることにほかならない．現実に当事者が体験する「障害」は，周囲の人が想像している以上に厳しいものであるかもしれない．そこで当事者でなければわからない「気持ち」をどう理解し，どのような援助ができるかを考えてみたい．

② アセスメントとケアの基本

　心理状態のアセスメントは統合的な存在としての人間の状態を心の側面から客観的にとらえるために行う．アセスメントは，ケアを行おうとする側が，ケアの対象者についての情報を取り入れ，知識や経験と照合しながら，判断し，健康のために必要とされるケアの要素を分析して取り出し，計画，実践する過程でもある．

　心は目に見えないのでわかりにくいととらえられがちであるが，その過程はフィジカルアセスメントと同じように，対象をありのままに見て，観察者の感覚器をとおして知覚された情報を取り入れ，それらを判断していく過程をたどる．

　ここでは，まず，心の状態の判断が的確で，客観的であるために必要な心のアセスメントとケアの基本を理解していきたい．それを，①人の行動にあらわれる無意識の側面を理解すること，②アセスメントの観点を広くもつこと，③アセスメントと同時にケアも進んでいることを理解すること，④ケアをする自分自身をよく認識すること，に分けて以下に述べる．

1 行動にあらわれる無意識の側面を理解する

　アセスメントする対象となる人の心の状態はさまざまな行動としてあらわれる．人の行動の多くは意思に基づく行為である．しかしながら，目に見える行動は必ずしもその人の意識的な命令によって起こされるものではなく，無意識の側面をも含んでいる．

　受障後には，さまざまなストレスにさらされる．とくに急性期では通常その人が用いているストレスへの対処の仕方だけでは対処しきれないことのほうが多い．このようなときには，人は無意識に心の安寧をはかろうとして防衛的なさまざまな行動を起こすことがある．

　行動にあらわれていることの真の意味を理解し，言葉どおりではないかもしれない本当の心の状態はどうであるのかを知ることが必要になる．無意識に心の安寧をはかろうとして用いているその人の防衛機制の言動を理解していくことや，受障後の金銭的な利害がからむときに起こす行動など，基本的な理解をしていきたい．

2 アセスメントの観点を広くもつ

　人の心の状態は一見しただけではわからない．ケアする人が対象となる人をわかろうとする姿勢をもつことで初めて真の心の状態に近づくことができる．そのうえで，心の状態を知るためのいろいろな観点を活用していく．

　人の心は時々刻々移りゆく．また，観察者によって理解の仕方が異なる状況もある．対象の心の理解をするための観点を広く知ることにより，判断はより客観的となり，真の心の状態へと近づくことができる．

3 アセスメントと同時にケアも進むことを理解する

　心の状態をアセスメントするときには，フィジカルアセスメントと同様，患者（対象）をまずありのままに見る．そしてそのうえで，いくつかの刺激を加えていくことがある．例えば声かけをしてみる．ときには一緒に行動してみる．そのいくつかの場面，時間を重ねながら，ケアする人の感覚器をとおして患者の反応をとらえる．

　このような患者を理解する過程では，多くの場面や時間のなかでケアとしてかかわることにもなる．患者を理解しようとするケア提供者の存在自体がケアを受ける人と提供する人との関係性をつくり出し，またその関係性を変えていく．ときには話しかけたり言葉を投げかけるという声かけそのものが刺激になって別の感情が喚起されることもある．そのときに，その感情を受けとめていけることが必要であり，その時その場で，ケアは同時に進められていく．

4 ケアをする自分自身をよく認識する

　アセスメントの過程では，患者をわかろうとするその人の感性や共感の能力も動員されながら進められる．心の状態のアセスメントは，人と人との関係のなかでその人の存在全体をとらえるため，アセスメントする人自身の現象の見方や価値観が影響し，提供されるケアにも同じようにその人自身の個性が反映される．

94 Ⅳ リハビリテーションを必要とする人への看護援助

　そのため前述のように，判断したことが的確であるかどうかを確かめるために，医療チームで患者について議論してみることで自分自身の人に対する見方の特徴や傾向を知ることもできる．またときには，長いスパンで患者をとらえ直してみること，さらに何回かくり返し判断するなどしてアセスメントしたことの信頼性を確かめることも必要である．

　しかし，そうしたケアを行うための基盤として，ケアする人自身の心が安寧な状態にあることも大切である．それによってアセスメントがより正確になり，かつ十分な支援へと結びつく．人の心のケアをしていくには，ケアする側の心の安寧やゆとりを保ちながら，自分自身がどのような心の状態にあるのかを認識しながら進められることが望ましい．

③ 心理アセスメントの観点

1 日常生活の変化を察知する

〔1〕全体的印象から感じ取る違和感や変化

　患者の全体的印象から感じ取れる違和感や変化は，心が不安定なときにあらわれる一般的な兆候を知る手がかりとなる（表Ⅳ-22）．表情，話し方，態度の違和感，話をしたときの病識や疎通性の欠如，動きや行動の変化，表出された感情，身体症状などから，「何か変だな」と感じることや，「いつもと違う」と感じることは，心理的アプローチの糸口となる．最初は説明がつかなくても，その違和感がきっかけとなって患者に関心を集中させてみると的確な判断へとつながっていく．このような直観的な違和感を感じ取った場合は，日常生活場面をとおしてセルフケア行動へとアセスメントを広げていく必要が生じる．

表Ⅳ-22　全体的印象から感じ取る違和感や変化

　1）外観・表情：顔色，視線，眉のひそめ，口のとがり，表情の欠しさ，表情錯誤，など
　　　服装・身づくろい：身だしなみ，衣服の種類と色，着方
　2）話し方：保続，迂遠（同じことばかり言う，まわりくどい），用いている言葉，表現している話，間合い，言葉と行動との不一致
　3）態度：よそよそしさ，避けるなどの違和感のある態度
　4）病識と疎通性：（器質的な問題がないのに）説明の理解が乏しい，話に脈絡がない
　5）行動：動作の機敏さ，正確さと速さ
　6）感情の表出：感情失禁，怒りの表出

〔2〕セルフケア行動

　心の状態はさまざまな行動にあらわれる．それゆえ，日常生活のセルフケア行動をとおして心の状態をうかがい知ることができる．図Ⅳ-8に示したような分析視点にそって，生活行動をとおして，その人の心の状態を判断していく．この場合，身体的な障害によるセルフケア不足とは異なり，行動にあらわれている，その行動を起こしている心の状態を判断するという視点が重要である．

　人は意思に基づいて多くの行動を起こしている．自分自身の健康のために自分で起こす行動は「セルフケア」と呼ばれる．それは，①関心を寄せる，②知識を得ようとする，③思考する，④意思決定する，⑤やる気を起こす（動機づけがある），⑥身体能力がある，⑦行為として実践する

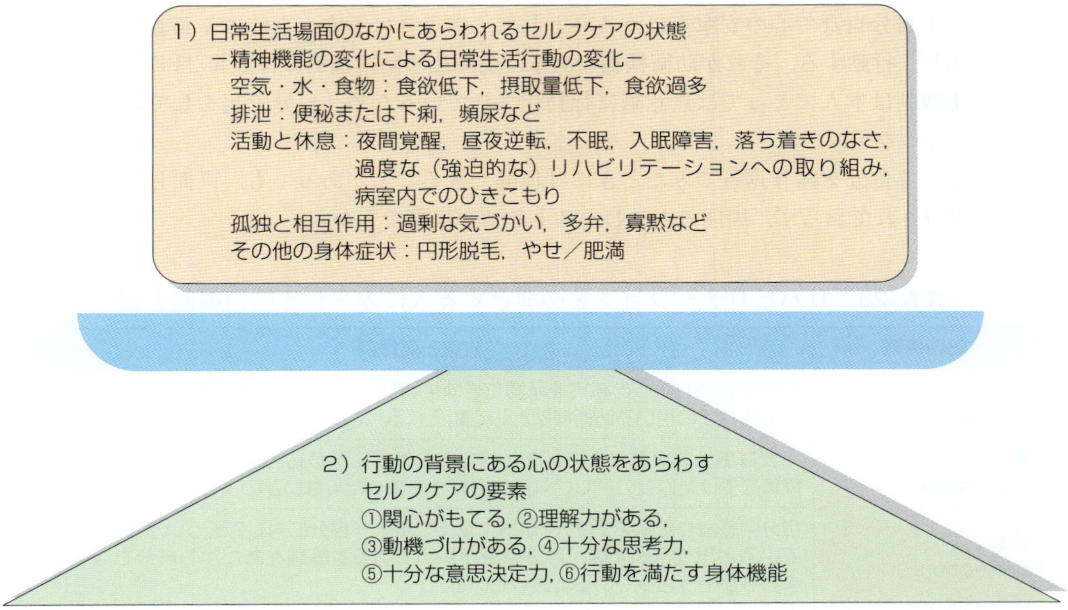

3 障害を負った人の心を支える看護援助　**95**

> 1）日常生活場面のなかにあらわれるセルフケアの状態
>   　－精神機能の変化による日常生活行動の変化－
>   　空気・水・食物：食欲低下，摂取量低下，食欲過多
>   　排泄：便秘または下痢，頻尿など
>   　活動と休息：夜間覚醒，昼夜逆転，不眠，入眠障害，落ち着きのなさ，
>   　　　　　　　過度な（強迫的な）リハビリテーションへの取り組み，
>   　　　　　　　病室内でのひきこもり
>   　孤独と相互作用：過剰な気づかい，多弁，寡黙など
>   　その他の身体症状：円形脱毛，やせ／肥満

> 2）行動の背景にある心の状態をあらわす
>   　セルフケアの要素
>   　①関心がもてる，②理解力がある，
>   　③動機づけがある，④十分な思考力，
>   　⑤十分な意思決定力，⑥行動を満たす身体機能

図Ⅳ-8　日常生活場面にあらわれるセルフケア行動

——というような，ある行動を起こす要素によって成り立っている．身体機能からみれば達成可能な行動ができない場合，あるいは行動が持続できない場合は，行動を起こすために必要なセルフケア要素が関与している可能性がある．つまり，行動としてあらわれるそれらセルフケアに心の状態が反映している．したがって，リハビリテーションのために処方された訓練や，その訓練を日常生活のなかで用いている様子を見て，単に「できる」「できない」と判断するのではなく，**心の状態を反映する行動**としてとらえ直してみることで，心の状態をアセスメントすることにつながる．

〔3〕不安定な心の状態のあらわれ方

　心の状態が安寧でない場合は，人が生活するうえで必要なセルフケア行動が十分に達成できなくなる．とくに，身体の障害をアセスメントし，その身体能力が十分にありながら行動をとることができないとしたら，「関心がもてる状況にない」「知的な能力が障害によって低下した可能性がある」「気持ちが不安定でさまざまな決断を下せない」「希望を失っていてがんばる気力が起こらない」など，心の問題を抱えていないかを考えていかなければならない．

　そのような心の不安定な状態のあらわれ方は人によってかなり異なる．セルフケア行動のある特定の側面に特徴的にあらわれることもあるし，セルフケア行動全体にあらわれる場合もある．例えば，清潔行動にあらわれ，身ぎれいにすることができなくなったり，食欲が落ちて十分に食事をとることができなかったり，ふさぎこんで部屋に閉じこもりがちになったり，眠れなくなったりする，などがみられるようになる．

〔4〕防衛機制

　人は，対処できないほど大きなストレスに直面したとき，さまざまな心的反応を起こす．そして，

96 Ⅳ　リハビリテーションを必要とする人への看護援助

なんとかして自分自身で心の安寧をはかろうとして，**無意識**に不安から起こる葛藤を**回避**しようとして反応し，行動する．それが防衛機制である．受障後の防衛機制には表Ⅳ-23 にあげたものがある．防衛機制は本人にとっては無意識に行動化されているため，自分で起こしている行動の意味に気づいていない．

　あとになって自分を振り返ってみたときには理解できることがあっても，直面している状況のなかでは理解されておらず，周囲の人にしかストレスが推察できない．

表Ⅳ-23　リハビリテーションを必要とする人にみられる防衛機制の例

防衛機制	定義と具体例
否認 denial	不安から逃れようと事実を承認できずに否認する．障害受容過程の初期に現実を認められずに用いる防衛機制として知られる
抑圧 repression	不安な感情を意識から追い出し無意識の世界に閉じ込めようとする．無意識に，障害を受けた直後の悲しい気持ちを抑え，まったくないかのようにふるまう
投影 projection	自分の感情や衝動を受け入れにくいとき，他人が自分に対してそういう感情をもっていると思う．例えば，自分自身が抱いている劣等感をあたかも自分ではなく，まわりがそう思っていると信じている
取り入れ introjection	自分のなかに取り込み，他人と自分を同一視する．例えば，今後の生活への不安を抱いているのに，家族も同じ不安を抱えていると思い込む
退行 regression	現在の発達段階よりも前の段階に逆戻りし，そのときの満足感や安心感を取り戻そうとする．例えば，自分で自立してできなくなったことをなかなかやろうとしないで周囲の人に無意識に甘える
置き換え displacement	抑圧した感情や葛藤を本来の対象とは別の対象にぶつける．例えば，家族との衝突で我慢した感情を物にぶつけたり，医師の前で出せなかった感情を別の医療職にぶつけたりする
反動形成 reaction formation	自分の受け入れにくい感情を抑圧して，まったく異なる感情や態度を示す．例えば，障害を受ける前の仕事上のライバルに対するねたましい感情を抑圧し，本当は顔を見るのがつらいのに励ましてもらっていい友人であるかのように感謝を示す
分離 isolation	ある出来事に対して当然起こる衝動や感情を切り離して別のところに追いやる

〔5〕自我の状態

　フロイトの精神の構造論では，**イド（id）・自我・超自我**の関係を説明している．本能的な欲動の源泉であるイドと，理想や現実として欲動をコントロールしようとする超自我によって，自我はバランスをもって発達するという．

　障害を負ったあとの心理社会的な反応の特徴は，障害を十分受け入れるようになるまでのあいだ，受障前の自分自身の状態がその人の「あるべき自分自身」であり，「現実に回復可能だと信じる自分自身の像」である．受障前に戻ることができないということは想像の外にあり，実現不可能ではないと考えるのが普通である．

　「治りたい」「早くもとの状態に戻りたい」と思っている受障直後の人に現実（超自我）を突きつけることは，当然のことながら自己像を揺るがすことになる．その結果起こっている行動として，現実に見えているその人の心の状態を分析することができる．

2 心理テストの活用，精神症状のチェック

〔1〕心理テスト

看護師がリハビリテーションの過程で日常的に用いている頻度の高い心理テストには，うつ状態を測る測定ツールや認知症の測定ツールなどがある．しかし，心理的に不安定な状態の人に，日々の生活を援助している看護師自身が数量化された測定用のツールを安易に適用するべきではない．重要なことは，日々刻々と変化する患者の微細な心の状態を知ることであり，看護師自身がケアで解決可能かどうか公認心理師，臨床心理士，リエゾン精神医学の専門家に治療を依頼する必要がないかどうかを判断してチームでの心理的ケアを具体的に実践することである．臨床で用いられるさまざまな精神機能評価の例を表Ⅳ-24 に示す．

看護師はジェネラリストであり，医療チームのなかでは最も患者の日常を知っている位置にある．したがって，心理の専門家に治療やケアをゆだねるべきかどうかを的確に判断すること，チームの一員として患者の日常の生活の場での状態を伝えていくことが求められる．

表Ⅳ-24 臨床で用いられる精神機能評価の例

精神疾患の鑑別となる診断基準	ICD10 DSM-Ⅳ-TR
知能	WAIS-Ⅲ WISC-Ⅲ 田中ビネーテスト レーヴン色彩マトリックス
不安	STAI MAS SAS
うつ	SDS
感情	POMS
人格・性格	Y-G テスト ロールシャッハテスト SCT（文章完成法） P-F スタディ 描画テスト MMPI

〔2〕精神症状

極度のストレスが加わった場合，一過性に精神症状が出現する場合がある．これらは医師の治療の範囲であり，早期に治療に移行できるように心理の専門家につなげる必要がある（表Ⅳ-25）.

 # 障害受容

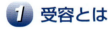 ## 受容とは

受容（acceptance）とは，ある物事を受け入（容）れることであり，リハビリテーションを必要とする人はそれぞれの心理過程を経て自分の身に起こった障害をその人なりに受け入れていく．

表IV-25　心を病むときにみられる精神症状

1）知覚領域にあらわれる異常（知覚障害）
　　錯覚：現実にある対象が誤って知覚されること
　　幻覚：現実にはない対象が知覚され，それを信じている状態
　　このほか幻聴，幻視，幻嗅，幻味，幻触など
2）思考領域（思考過程，思考内容）の異常
　　観念奔逸：1つのことに集中できず，観念が飛躍する．同時に興奮性が強くなったり，
　　　　　　　落ち着きがなくなることがある
　　思考抑止：考えが進まず精神能力が低下してしまったように感じとれる状態
　　思考の保続：1つの考えにいつまでも結びついてしまい考えが進まない状態
　　強迫観念：自分のなかの無意味な考えや感情を消し去れずに悩む状態
　　恐怖症：ある対象や状況に関する，ばかばかしいとわかっていながらはらいのけられない恐れ
　　妄想：誤った訂正できない確信
3）記憶の異常
　　記銘減弱：記憶に残す機能の低下
　　健忘：過去の体験や一定期間の記憶が追想できない
　　錯誤記憶：体験の誤った記憶，実際にはなかったことの記憶がある
4）知能の障害
　　精神遅滞：知能発達の遅れ，または劣った状態
　　認知症：いったん獲得した知能が脳の器質的障害によって永続的に低下した状態
5）自我意識の障害
　　離人症：自分の存在や現実感が失われる
　　作為体験：自分の行為が他者によってさせられる，操られていると感じる体験
6）感情の障害
　　抑うつ気分，感情鈍麻など
7）意識の障害
　　せん妄
8）性格の変化

しかし，その受け入れるという様態は一様ではなく，時間の経過も受容のありようも異なっている．障害者の書いた手記などを見ると，なかには障害を受け入れることは生涯ないだろうと書かれているものもある．

　受容とは，ある出来事を自分自身のなかで理解し，ある一つの了解の形式をとる心理状態である．了解の対象は出来事の本質的な意味であり，自己（self）である．障害受容（acceptance of disability）とは，人生あるいは生活上の障壁となる出来事や事態（障害）に対する受容に限定し，人がその出来事や事態をあるひとつの了解形式をとった心理状態をいう．

　医療者は「受容」をリハビリテーションの目標達成には必要不可欠と考えている傾向があるが，その一方で，障害受容の明確な定義をせずに用いていることが多い．

　障害受容をキーワードにして文献検索をしてみると，①障害受容の用語の定義がない，②障害受容の段階論を重視し，心理経過に着目する考えが主流になっている，③段階論を用いながら最終段階である受容の状態については明確でないなどの傾向がある．

　そのなかから，受容とはどのような状態であるかを抽出してみると，①障害を認め，②自分の問題としての自覚があり，③客観性のある自分自身の回復できる状態をとらえており，④受障後の自己の新たな価値観を形成し，⑤必要なリハビリテーションが現実に行えている，といった状態としてとらえることができる．

　うまく受容できた場合には，心理社会的安寧（psychosocial well-being）が得られ，生活や人生の満足感がある．しかし，受容ができない場合には，さまざまな心理的問題が発生する．ときに

うつのような病的な状態に陥ることもある.

② 自己受容と社会受容

　南雲（2002）によれば，障害受容は**自己受容**と**社会受容**という下記の2側面をもつ.

自己受容：障害のある人が自己の障害をどのようにとらえているか.
社会受容：社会が障害のある人をどのようにとらえているか.

　障害受容には本来この2つが含まれるが，狭義には，障害のある人自身の障害のとらえ方（自己受容）に限定されてとらえられていることもある.

　社会受容は障害者自身の自己受容に大きく作用しており，社会の見方はその人の障害に対するとらえ方を肯定的にも否定的にも影響していく．1960年代の障害受容の理論のなかでも同様の2つの側面が示されており，グレイソン（Grayson, M., 1966）は，社会がもつ障害者に対する影響を論じ，障害者は社会から受ける圧力と障害自体がその人にもたらす圧力の2つの圧力に打ち克つ必要があると述べ，社会の障害に対する見方は障害のある人には大きな圧力になっていることを示した.

　要田（1999）も，障害者に対する偏見と差別について述べており，日本においてはとくに障害に対する固定的な見方が働いていると指摘している.

③ 障害受容の段階論

〔1〕障害受容の概念の始まり

　障害受容の概念の始まりは，最も古くはガットマン（Guttmann, L., 1945）によって，脊髄損傷患者への心理的配慮の必要性が提唱されたことにさかのぼることができる．障害受容という言葉自体はグレイソン（1951）のころに用いられており，障害を受け入れるときの価値の変化に着目し，障害受容の根幹には**価値変換**が必要であると提唱された．障害者は，自分が受けている外からの圧力と内からの圧力を統制し，**ボディイメージの再編成**をはかり，社会に統合されていく必要性が強調されたのである.

　同じ1950年代には，**デンボー**（Dembo, T.），ライト（Wright, B. A.）によって価値変換論が示されている．デンボーとライトは，障害受容の本質は価値の変換であるとし，**4つの価値変換の必要性**を明確に提示した.

①価値範囲の拡張：失った価値にとらわれなくなる.
②身体的価値の従属：身体的な外見や能力よりも人格的価値が重要とする.
③相対的価値の資産価値への転換：人と比べないで自分の価値を考える.
④障害に起因する波及効果の抑制.

　これらは現在も障害受容の本質に位置づけられている.

〔2〕コーンとフィンクの段階論

　日本では，段階論に非常に注目する傾向があり，対象理解のためにもっともよく用いられている理論は1960年代に示された**コーン**（Cohn, N., 1961）と**フィンク**（Fink, S. L., 1967）の段階論である．コーンは自分自身の障害体験と臨床心理士としてかかわった臨床での経験をもとに，

対象の内面における心理的な適応過程を提示した．また，フィンクは次にあげる側面から心理的段階を示した．

①自己の体験：self experience
②現実の知覚：reality perceptions
③情動的経験：emotional experience
④認識構造：cognitive structure
⑤身体的障害：physical disability

それぞれの段階論は理論の産出の背景と段階づけに違いがある．1つは障害を喪失ととらえ，その後の反応を心理的な回復ととらえる立場であり，もう1つは障害を危機ととらえ，それに対処する過程であるとする立場である．コーンは喪失後の悲嘆過程により注目し，ショック，回復への期待，悲嘆，防衛，適応といった段階をすえているのに対し，フィンクはストレスコーピング理論の影響を受け，ショック，防衛的退行，自認，適応と変化の段階をとらえた．

段階理論のなかでは感情と防衛機制がいずれも取り上げられるが，コーンは感情の落ち込み現象に悲哀（mourning）を用い，最終段階に適応（adjustment）をすえ，各段階に生じる心理反応はあくまで正常の反応であり，時間とともに癒えていくことを想定している．それに対して，フィンクは最終段階に適応・順応（adaptation）を置いている．

段階論はその後発展を続け，コーン，フィンクのほか，1960年代以降にはフォーディス（Fordyce, W. E.），ディミシェル（Di-Michael, S. G.），ハートマン（Hertman, A.），トーマス（Tomas）らの段階論も産出された．

〔3〕日本への導入

コーン，フィンクらによる理論は1960年代に日本に導入され，岩坪（1963），三沢（1967），古牧（1977）らの段階論へと発展したといわれているが，それぞれ受障後の段階についての異なった見解を示した．いま日本で最もよく臨床で用いられているのが，上田（1970～1980年代）が示した5段階の段階論であるが，この段階論はオリジナルなエビデンスベースはなく，他の段階説を統合させたものであるという批判もある．

これらの理論は心理経過の流れとしては共通するものがある．1つには，いずれも初期における心理反応としてショックあるいは混乱した状態が描かれている．この段階における患者の心理は受容という概念では到底理解することができないため，より個別的な苦脳への対処を考慮する必要がある．また最終段階は，障害の心理的受容状態をいずれも描いており，どのような状態であっても安寧な状態にたどり着くことを示している．

このように，障害受容の段階論は多くの障害のある人の受障直後からの心理経過を示す．心理的な支援の際に重要となることは，障害受容のどの段階にあるのかという理解にとどまらずに，その経過のなかで起こる心理社会的反応を，より個別にとらえる必要性があること，その心理反応に対して医療の場で援助する場合のケアゴールを個々の状態に応じて見直す必要があるということである．障害受容の主要な段階論を表Ⅳ-26に示す．

❹ 受障後に起こる心理社会的反応

人生途上で障害を負うことになった人の心の状態は，障害を負った当事者からみるとどのよう

表Ⅳ-26　障害受容の主要な段階論

コーン（1961）	【心理的回復過程とみる】 ショック→回復への期待→悲嘆→防衛→最終的適応 shock → expectancy of recovery → mourning → defense → final adjustment
フィンク（1967）	【ストレスへの対処過程とみる】 ショック→防衛的退行→自認→適応または順応 shock → stress → defensive retreat → acknowledgement → renewed stress → adaptation and change
上田敏（1983）	【Wright の価値転換論を受容の本質とする段階論と価値転換論とのハイブリッドモデル】 ショック期→否認期→混乱期→解決への努力期→受容期
中原睦美（1996）	【自己概念に基づく受容の状態を示す．段階には相互の移行・反復がある】 ショック（混乱・否認）→理想自己（病前）への回復期待（仮の認識，努力，失望）→悲哀と怒り（抑うつ・攻撃）→現実自己への再構成への期待（再認識・努力・失望）→折り合いと可能自己への着目（自我の再体制化・希望）

な体験といえるだろうか．先にあげた障害受容は，リハビリテーションが効果的に行われるためには障害を受容することが不可欠であるという考えから，患者の心の状態を判断するために医療者が用いてきた心の状態のある一定の見方であるかもしれない．

　心理的な支援をするためには，むしろ，患者が抱えている不安や葛藤，苦悩や悲嘆をありのままにとらえなければならない．リハビリテーション途上にはどのような不安があるだろうか．以前とは異なる自分自身を受け入れていくためにどのような葛藤があるだろうか．どのように苦しみを抱え，何を悲しんでいるだろうか．それらをそのまま理解していく必要がある．

〔1〕喪失：受障以前の何かを失う体験

　心理社会的な反応の最も大きなものは「喪失」によってもたらされる．障害は，もともとあった身体機能の低下または欠如の体験とも言い換えられる．しかし，身体の機能の喪失はその本来の機能を単に失うだけでなく，それに付随してさまざまなものを失う体験となる．例えば，それは人間関係（人と人とのつながり）の喪失，社会的役割（地位や役割）の喪失，生活する力（経済力）の喪失などが含まれる．これらの喪失によって患者には絶望感（希望の喪失），悲嘆（悲哀），防衛機制としての否認，怒りなどがあらわれる．

〔2〕自己像の変容

　喪失によって揺るがされるものに自己像がある．受障後早期には，多くの患者は「もとのように戻ることが目標」「以前のようになりたい」と表現する．これは受障によってもたらされたものの大きさや人生のなかでこの障害が何をもたらすのか十分認知できないときにはよく口にされる言葉である．ある程度の時間が経過しても，現実的な障害の状態からは回復不能なもとの状態を理想としていることもある．

　また，受障後には「世話を受ける」という体験をする．受障前には自分で自分のことをすることが当たり前であった人からすると，この体験は自分が自分でなくなる体験でもある．これによって起こる感情として「恥ずかしい」「みじめ」「情けない」「悲しい」などがあり，これらを口に出しているときには自己像が揺らぎ，否定的な感情を体験しているかもしれない．

　自己像は時間の経過とともに立ち直りをはかり，次第に新たな価値観を形成する．その過程の

102　Ⅳ　リハビリテーションを必要とする人への看護援助

なかでは現実の障害の状態を認知し，理想的自己がしだいに現実にある自分の状態としての自己に近づき，自己観が統合された状態となる．

⑤ 受障後の心理状態に影響するもの

　受障後の心理状態に影響する要因には，受障の原因となった出来事や，その後の治療経過，受障前からの家族や周囲の人との関係，受障前の生活の状態など多くの要因が影響している．

〔1〕受障の関連要因
　受障に関するエピソードをたどってみると，受障の関連要因（onset of disability）が大きく影響していることがある．とくに，①どのような原因で障害を負ったのか，②どのような障害が現在あるのか（残されているのか）の2つが重要である．前者は，先天性障害か後天性か，事故によるものか疾病によるものかなど，障害が発生するに至った直接の原因をあらわす．例えば，事故によって障害を負った場合，それが自傷によるのか他害によるのかによっては，心理社会的反応は大きく異なる．他害の場合には，「相手が悪い」「自分のせいではない」という思いが残り，積極的にリハビリテーションに取り組めないこともある．これは，障害を負わせた相手に対して感情のほこ先を向けるために，障害が自分の問題としてとらえにくくなるために生じる．また，障害から自立までの期間を長引かせることによって金銭的な支援が長期にわたって受けられるようになると積極的なリハビリテーションを意図的に拒否することが起こることもあり，疾病利得に逃げ込むこともある．
　障害自体の経過も重要で，急に発生した障害では初期の混乱した心理状態は一般に長期化しやすい．それに比べて，難病のような慢性長期化した疾病の結末過程で生じる障害では，受障自体へのショックは急性のものに比べると一過性で強くないことが多いが，希望の喪失や見通しのなさを徐々に強め，個々に複雑な心理経過をたどる．障害受容に影響するさまざまな要因を表Ⅳ-27に示す．

〔2〕残された障害の状態
　残された障害の状態が，どのような種類の障害であるのか，どの程度の障害があるのか，といっ

表Ⅳ-27　障害受容に影響する要因

1）障害関連要因
①障害の原因
　a. 先天／後天　b. 事故／疾病　c. 自傷／他害
②障害の様態
　a. 種類・期間・程度　b. 生活自立度　c. 障害の経過　d. 認知能力
　e. 精神疾患の合併
2）個人特性と受障時の自己のとらえ方
　受障年齢，性別，教育レベル，そのときの自我の発達，受障前の社会的な地位や役割
3）ソーシャルサポート
　経済状態と支援費の受給，社会からの支援状態，家族の支援状態
4）社会・環境
　社会受容：社会の障害に対する見方・偏見・差別，人種，地域の風土家屋の状態

たことが重要であり，体幹や四肢の外観が変形するような障害，顔の形態障害，身体機能の著しい喪失を生じた場合は受容することが一般的には難しくなる．また，認知・高次脳機能障害を残した場合は受障後の生活自立にからんで，家族への介護負担が生じるため本人よりも家族員の障害受容に影響していく．

障害の発症年齢は，障害の内容や大きさにも影響を受けるが，実際の年齢以上に受障したときの心の発達や社会における地位や役割が，受障後の心理状態に影響を及ぼす．すなわち，自己概念 self-concept，self-efficacy，self-esteem，self-care 能力のような自己（self）の状態が大きく受容にかかわる．受障以前に障害者が自分自身をどのように見てきたのか，受障後に自己をどのようにとらえ直すのか，介助を受けずに自分自身で何を自立して行えるのか，というようなことが重要になる．

その自己の状態に大きく影響するものとして，さらにソーシャルサポート（social support）や社会からの物的・金銭的・人的サポートがある．経済状態が豊かであれば生活の自立を助ける環境を整えられることはいうまでもないが，十分な環境調整・家屋改善ができない状況があれば，否定的な自己観を肯定的に変えていくことが難しくなる．

受障後の障害に対する心理反応への援助

受障後の心理状態への援助を，ここでは事故や疾病による突発的な障害を受障した後の心理過程に絞って述べたい．以下の時期の区切りは急な発症による心理反応を区切っており，リウマチや難病のような進行途上にある疾患による障害はあてはまらない．

早期における心理は共通して混乱状態を示し，心理的支援のためのケア内容を判断しにくい状況にある．また回復期においては個々の障害の様相や背景によって，非常に異なり，個別の反応があらわれやすい．これらをふまえ，ケアの内容を具体的に提示するのではなく，ケアの方向性を明示することにした．

1 受障後早期

〔1〕 混乱状態への対応

受障後早期における心理状態は，多分に混乱した状況が示され，患者が何をどう体験しているのかについては明らかではない．ショック期や混乱期といわれるこの時期について障害受容の段階論と手記などにおける少ない記述から心理状態をあらわすものをあげると，「これは私ではない」「状況がのみこめない」「これが現実であるはずがない」「何が起こったかは想像がついたが，とにかく混乱と途方に暮れた状態」などがある．

この状態にケアをする側のアセスメントの観点としては，まずは心理反応をありのままにとらえることが重要である．障害によっては意識障害をともない，意識がまだ十分に明瞭ではない状況から徐々に回復していくときでもあり，医療機器に囲まれている状況から徐々に機器をはずしていく段階でもある．そのため，言葉で感情表出ができない状況におかれていることもある．場合によっては身体状態は危険にさらされ，不安定な時期ともなるだろう．したがって，この時期にある人にとってはまた，障害認知が十分に進まないなかで早期リハビリテーションが開始され，現実に直面している時期ともいえる．

104　Ⅳ　リハビリテーションを必要とする人への看護援助

　　ケアの目標は，①その日その時間ごとに少しでも安寧な時間がもてること，②障害を正しく認知できていくこと，③可能な方法で感情を表出すること，などがあげられる．生命の危険，合併症の予防などを行いながら，患者が初めて体験する新しい身体知覚に対して，患者が混乱することを認めることや感情の表出と発散を助けることが重要である．

② 回復期以降

〔1〕身体的ケアをとおした励ましや見守り

　　回復期以降は患者によって時間の流れが多分に異なる．それは障害の種類であったり重症度が原因であったりする．身体の回復とともに心理的な回復も進むことを念頭において身体的ケアを進めながら，心理的ケアを実践することが重要になる．一般に，身体の回復が実感できると心の状態も安定する傾向がある．そのため，ときにはともに訓練に参加し，ときには今後の日常生活についてともに語るなかで，患者の目線が今後の生活に具体的に向いていけるような支援を行う．身体的ケアを中心に進めているものであっても，身体的ケアを行うなかで相手の体験や苦しみに寄り添う目線でのケアであることが，患者の心の安定にも結びついていくことになる．

〔2〕うつの発生への注意

　　回復期におけるうつ状態および病的なうつの発生に注意しておきたい．脳卒中の場合は，とくにうつの発生率が高いことが明らかになっている．これには血管性うつ（vascular disease）と呼ばれるものと，いわゆる正常な障害への反応として起こる回復期うつとが含まれる．最近では，それにMRIで発見される事例も加わり，うつの発生率を高めている．

　　すべての人がみな的確に障害を受けとめきれるわけではない．とくに受障前に社会的な役割や地位があった人，自己の価値をその存在や社会的活動で堅持していた人，障害の程度が大きすぎて生活上の困難を大きく残してしまった人，他害による事故で自分に過失がないのに大きな障害を残してしまった人，家族との関係のなかで達成不可能な目標を求められてしまっている人などが，障害を受容することが難しい傾向にある．また，同じような境涯にあっても，同じように否定的な自己に苦しむ人ばかりではない．個々の反応に目を向けることがより重要になる．広くアセスメント視点を活用して個別的心理状況に合わせたケアを組み入れていきたい．

　　うつは，回復期に入ると発生する割合が高くなる．それはリハビリテーションが進むことによって身体機能の障害に厳然とさらされ，「現実検討」が進み，自己の身体に直面せざるをえなくなることと，受障以前とは異なる自己や将来を悲観することなどが誘因となる．それだけ現実のなかで障害や障害のもたらす生活への変容に適応する努力を強いられる時期であり，経済的な負担や生活の立て直しの必要に迫られてくる．具体的に社会資源を提示し，解決できる方法を考えていくことで，心理的にも安寧がはかられる．

〔3〕生活の立て直しへの援助

　　リハビリテーションが進み，これからの生活を考えるとき，最も不安を解消できるものはなんだろうか．生活の自立度が低い場合，以前の職業から離れなければならない場合，家族の役割を変更せざるをえなくなった場合など，具体的な生活への不安が迫ってくる．そのため，心理的援助としても一つひとつの不安を具体的に解消していくことが有用である．転院先を家族の意向を

ふまえて決定していく，障害認定による経済的な保障を明確に示していく，家屋改善を具体的に進める，などが心理的にも明確に不安を解消するように働く．それでもなお患者の不安はこれから先の漠然とした対象のないものに向けられるため，退院後あるいは社会に出たあとの健康管理や機能維持に向けた具体的な計画の提示と，退院後のケアを請け負う医療者への継続をはっきりと示していく．このような具体的なケア計画を患者と一緒に計画し，意思決定へと結びつけていくことがこの時期の心理的ケアには有効である．

〔4〕家族の障害受容

　障害を負った当事者以上に，あるいは同じくらいに家族がその障害を受け入れなければならないこともある．例えば，認知障害を残した患者の場合，もとの生活の場に戻ったときに何が実際に生活上の困難となるのか予測しにくいことがある．生活の自立が困難で介護負担が受障後に大きく発生した場合や精神障害がある場合は，当事者とともに家族の障害受容への支援が必要である．

　認知障害の場合の具体的な支援方法としては，コミュニケーション障害，意味不明の言動などに対して，看護師や言語聴覚士がとらえたコミュニケーションのとり方，患者の行動の意味の手がかりなどについて，入院中に十分に伝える機会をつくることである．それをふまえて介護訓練を実施し，生活支援費の支給を受ける手続きを進めること，主介護者へのサポートシステムを整えることなど，具体的な不安解消策を講じることが大切である．

　さらに，家族のストレスを解消する方策について家族の意向を組み入れながら話し合っておくことも必要となる．

3 支援の目標

　以上，受障後早期と回復期に分けて援助方法を示した．ときには身体ケアをとおした心理ケアが可能であるし，社会的な支援を具体的に提示することで心理的安寧がはかれることもある．目標とするものはどの時点でも次の点が重要である．
①心理的な安寧の状態が少しでも得られることをその時々に応じて考慮していくこと．
②患者の自己価値観を補強できるよう，価値ある存在であることを具体的に知らせていくこと．
③身体像の変化や役割の変化が生じても人の価値は絶対的なものであることを知らせていくこと．
④患者自身が望む生活のあり方を具体的に整えること．
⑤否定的言動をありのままに受けとめ，感情を表出できる機会を常に用意しておくこと．
⑥うつの発生や自殺企図に留意し，生命の安全を保障すること．
⑦患者を囲む人とともによりよい状態を確認し準備していくこと．

生きる力を育む意思決定支援

1 「自立」の形とありよう

　人の自立の形は，身のまわりのことを他人の手を借りることなくできるようになる「身辺自立」の状態，社会に再び戻り経済的にも自立できるようになる「経済的自立」の状態，人の力を借り

106　Ⅳ　リハビリテーションを必要とする人への看護援助

て生活ニーズを満たすような「介助を受けながらの自立」の状態など，さまざまである．障害の状況によっては，眼球の動きや指先だけで意思表示をして生活上のニーズを満たす人，介助用具や介護ロボットの力を借りて生活する人などもあり，自立という状態は一様ではない．

　しかし，自立するということには，自らの意思を表現し，伝えることが必ずその基本にある．自らの心身機能ですべての生活行動を完遂できる人もいるが，一人だけでは生活行動を完遂できないことも少なくない．つまり，人がその人なりの自立をするには，人と人とのかかわり合いがあり，ともに生きる共助の形を少なからずとる．病や障害のある人は，健常者と同じようにできることを求められる存在ではなく，また，他の人に支援を受けるだけの存在でもない．「ともに生きる」のである．

❷　病の体験と生きる力

　人が「生きる」ということの中心には，その人の意思がある．そして，人はそれぞれ自ら生きる力をもっている存在でもある．ところが病や障害による痛みや苦しみの体験は，病や障害に向き合う力を一時的に弱め，力を失ってしまったように感じさせることがある．これはパワーレスネス（パワーレスな状態）と呼ばれ，落胆，意欲の低下とともに，これから先の生活や人生に思いをめぐらし不安の強い状態に置かれる，いわゆる力を失った状態である．

　しかし，人は自らの生きる力を回復し，復元する力ももち合わせている．こうした回復力・復元力は，レジリエンス（resilience）と呼ばれ，人が本来もっている力（パワー）が復元されることをさす．レジリエンスを強めるような働きかけは，意図的にも行われるが，意図しないやりとりのなかからも生まれるときがある．また，医療の専門家の働きかけだけが有効なわけでもなく，同じ障害をもつ人同士の交流，家族や友人など，医療職以外の人でもパワーレスな状態に働きかけることができる．

　医療職はそれぞれ専門性のある立場で，力を失った状態にある人の回復力を育もうとする支援を行い，力を復活させようとする．レジリエンスワークやストレングスモデルとして，人を元気づけ，生きる力を再生しようとする積極的なアプローチがいくつもあるが，それらには下記のような一定の手順がある．

- 患者をネガティブな状態にさせている状況を明確にする．
- 患者の思考の状態をできるだけ具体的にする．
- 患者が現在抱えている思考を自覚できるように自ら表現していく．
- 患者の強みを探り当て，そこに焦点を当てる．
- 肯定的に転換するための具体的な手段を記述してみる．
- 現状を変えるためにできることを列挙してみる．
- 具体的にやれることを選んで進めてみる．

　もちろん，こうしたアプローチをしたとしても患者がすぐに元気になれるわけではないが，心理的には，十分に落ち込みを体験すると必ずその後には「復活」する時機がおとずれる．復活するタイミングは，その人自身の中で少しずつ起こり，時機もまたさまざまである．

　弱まった状態での意思決定は必ずしも最良の選択になるとは限らず，見誤ることもある．医療職は時機を見守り，患者が力をつけてくるまでは感情表現を助け，情緒的に支えながら，患者がリカバリーできることを信じて支援することが必要である．

❸ 意思決定とは何か

〔1〕よりよい意思決定のための支援

　患者が意思決定に悩むことの多くは，「もっといい治療があるのでは」と迷ったり，「自分と周囲の家族との意思が不一致である（自分の意思決定を家族が反対する）」といったことであり，医療者に意思決定を促されても，自分ではうまく決めることができずに苦しむ状況に陥ることがある．

　問題や課題を目前にしたときの意思決定は，その人の問題や課題の認知がどのようであるかがまず基本にある．問題を「認知しない」あるいは「ない」と考えていれば，意思決定に悩むことはない．しかし現実として，何が目の前に問題として「ある」のかをまず認知してもらう必要がある．例えば，ある患者が「病院を退院したあとに家に帰るのが当たり前」ととらえ，そのほかに何も選択肢を想定していない場合には，本人としてはすでに決定しており，「問題はない」と考えている．ところが，家族が患者の健康状態では「家には連れて帰れない」と考えているならば，それを患者に伝え，認知してもらうことが必要となる．

　意思決定は，その決定が最良であるかどうかは，決定するときにはわからない．決定した結果によって，思い通りに状況が変化するのであれば，いい決定をしたという経験になるが，思い通りの変化がもたらされないときには，後悔が生じ，さらなる意思決定の場面がくり返されることにもなる．さまざまな状況を加味して，要件をそろえ，自らが決定した場合であれば，通常は後悔は少なくてすむ．したがって，①誰が決めたことか，②そのときに十分な要件を考慮できていたのか（選ぶことができる選択肢をすべて検討したか），③決定した方向性は，周囲の人も含めた総意であったのか，④その後の状況変化はどうか——というようなことが，よりよい意思決定になるか否かを決定づけていく．つまり，よりよい意思決定のためには，問題や課題を明確にし，選択肢を網羅してリストアップし，選択肢を選ぶ価値基準を明確にすることが必要になる．ヘルスリテラシーと呼ばれる情報収集能力は意思決定後の「結末」を左右するのである．

〔2〕意思決定における選択肢の提示

　選択肢の提示は，あり得る限りの情報を網羅することが一般的にはよいと考えられている．しかし，意思決定の弱い状態にある，例えば極度の不安状態にある人，認知の障害のある人，精神疾患のために意思決定が的確にできない人，リハビリテーション過程で障害を十分に受け入れられない人，現実逃避をしている人などでは，情報提示の内容やタイミングは個々の状況に応じて検討されなければならない．

〔3〕支援の流れ

　意思決定に迷う人のタイプは，ある選択肢に過剰な期待を寄せている，自分の価値観が明確にない，自らの決定に対して周囲からのプレッシャーがある，決定の内容を後押ししてくれる人がいない，などである．リハビリテーションの過程にある人は日々の療養生活のなかにもさまざまな意思決定場面があり，そうした細かな場面での意思決定支援が，患者のもつ不安をやわらげていくことになる．

　「何かに迷っている」「不安を抱えている表情がある」「家族との葛藤場面がある」「明らかにもとの生活を送れない状態におかれている」「経済的な生活の不安が生じている」「患者の病や障害

によって家族が強い不安状態にある」——こうした状況における支援として，以下のような手順・方法がある．
- 何が不安であるのか，患者の精神的な不安定状態をあらかじめ傾聴し確認する．
- 現在起こっている意思決定上の問題や課題を整理する．
- 現時点での患者の意思や価値観を確認する．
- 問題や課題に対する周囲の状況を確認する．
- 問題や課題を解決するための選択肢を提示する．
- 現実的な提案をする．
- 患者の選択を待つ．

　患者の生きる力は，患者の意思決定により育まれる．受けている治療やリハビリテーションへの取り組み，その後の生活の場や生活の仕方についても自らが決めて歩んでいくことで力強い生き方につながっていく．
　結果が十分に期待通りにならなくても，自身で考えて選んだ方向性であれば了解できる．そのような支援であるために，医療職はパターナリズムによる意思決定ではなく，患者と医療職とが十分な情報提供・話し合いをし，そのうえで患者自身が意思決定する支援が望まれる．

参考文献

1．粟生田友子（2016）障碍者の自立支援の方法（粟生田友子，石川ふみよ編著，看護実践のための根拠がわかる成人看護技術：リハビリテーション看護，メヂカルフレンド社）．
2．中山和弘，岩本貴編，粟生田友子ほか（2011）患者中心の意思決定支援：納得して決めるためのケア，中央法規出版．
3．宇野カオリ監修，日本ポジティブ心理学協会編（2016）折れない心のつくりかた，すばる舎．
4．萱間真美（2016）リカバリー・退院支援・地域連携のためのストレングスモデル実践活用術，医学書院．
5．粟生田友子（2002）リハビリテーション看護における心理アセスメント，金城利雄ほか編，リハビリテーション看護における評価2，医歯薬出版．
6．保坂隆編（1996）現代のエスプリ：リハビリテーション心理学．
7．南雲直二（2002）社会受容：障害受容の本質，荘道社．
8．渡辺俊之，本田哲三編（2000）リハビリテーション患者の心理とケア，医学書院．
9．要田洋江（1999）障害者差別の社会学：ジェンダー・家族・国家，岩波書店．
10．上田敏（1980）障害の受容：その本質と諸段階について，総合リハビリテーション，8（7），pp.515-521．
11．Corn, N.（1961）Understanding the process of adjustment to disability. Journal of Rehabilitation, 27（6），pp.16-18.
12．Fink, S. L.（1967）Crisis and motivation：a theoretical model. Archives of Physical Medicine and Rehabilitation, 48（11），pp.592-597.

4 ADLの再獲得を支援する看護援助

 ADL再獲得のための援助（総論）

1 ADLとセルフケア

〔1〕ADLの概念

　ADL（activities of daily living）という概念は，関節可動域や筋力だけでは測定できない人間の日常的・実用的な活動能力を測定しようとする試みから提起されたものとされている[1),2)]．わが国では1976年に日本リハビリテーション医学会がADLについて次のように説明している．

　「ADLは，ひとりの人間が独立して生活するために行う基本的な，しかも各人ともに共通に毎日くり返される一連の身体的動作群をいう．この動作群は，食事，排泄などの目的をもった各作業（目的動作）に分類され，各作業はさらにその目的を実施するための細目動作に分類される」[3)]．

　この概念は今日，広く受け入れられているが，日本語訳には「日常生活動作」「日常生活活動」「日常生活行為」と複数の用語が用いられている．古くから使われているのは「日常生活動作」であるが，「動作」という用語では単なる身体運動としての意味が強くなり，目的や意図を有し，知的，心理的，社会的要因なども絡まり合っているという概念を正確に表していないとの認識から，あえて「日常生活活動」や「日常生活行為」という用語を用いている場合もある[4)]．

　看護学領域では，ADLという用語を使うときには，「日常生活動作」という訳を用いることが多いが，これとは別に，「日常生活行動（daily life behavior）」という用語も頻用されている．この用語は「看護学事典 第2版」では，「人間が成長・発達し，社会生活を調和のとれた状態で営むためになされ，その人らしさを形づくっている行動の総称．具体的には呼吸する，食べる，排泄する，眠る，移動する，生産的な活動をする，身体の清潔を保つ，意思や感情を表現する，信念を守る，などをいう」[5)]と説明され，「日常生活動作：ADL」よりもさらに広い概念として区別されている．

　このような状況から，本書ではADLは「ひとりの人間が独立して生活するために行う基本的な活動で，それは単に身体運動としての動作のみならず，目的や意図，判断などの認知的・心理的・社会的等の要因が絡まり合って成立する」という立場をとり，「日常生活活動」と訳す．なお，先述のようにさらに広い意味で用いる場合には，「日常生活行動（daily life behavior）」として区別して用いる．

　ところで，リハビリテーション領域においてこれまでに開発されてきたADL評価法には，その構成要素としてセルフケア，移動・移乗，コミュニケーションが含まれており，ここでいうセルフケアとは，食事，排泄，更衣，整容，入浴動作に焦点化されている．

　WHOの**国際生活機能分類**（International Classification of Functioning, Disability and Health：

110　Ⅳ　リハビリテーションを必要とする人への看護援助

ICF）でも，セルフケアと運動・移動，コミュニケーションは別の概念として分類されている．セルフケアの細目には，同様に飲食，排泄，更衣，整容，入浴と，さらに身体的快適性の確保や食事・体調の管理，健康の維持に関する"健康に注意すること"という項目が加わっている[6]．

〔2〕看護領域におけるセルフケアの概念

　一方，看護領域でのセルフケアという概念は，単に"身のまわりの動作を自分で行う"ことにとどまらず，"自分に必要なことを自分で行う"という，より広い意味で使われる．例えば，「糖尿病のセルフケア」「ストーマのセルフケア」というような場合にも用いられている．

　セルフケア理論を提唱した**オレム**（Orem, D. E.）は，セルフケアを「成熟しつつある人々および成熟した人々が，機能的・発達的調整のための既知の要件を充足することにより，自分自身の生命と健康な機能，持続的な個人的成長，および安寧を維持するために開始し，遂行する諸活動の実践」[7]と定義し，広い概念としてとらえている．オレムのセルフケアの要件には，人間に普遍的な要件としての生命維持や心身の安全，心理的・社会的機能の維持に必要な活動，さらによりよく生きることに関連した活動と，発達にともなって必要とされる要件，健康を逸脱したときに必要とされる要件が含まれている．

〔3〕看護診断用語としてのセルフケア

　看護領域のなかでも，北米を中心とする組織である**NANDA**（North American Nursing Diagnosis Association）インターナショナルが開発した「看護診断用語」では，セルフケアの類（クラス）に，「家事家政障害」，「入浴セルフケア不足」，「更衣セルフケア不足」，「摂食セルフケア不足」，「排泄セルフケア不足」，「セルフケア促進準備状態」，「セルフネグレクト」がリストアップされている[8]．

　オレムやICFの分類に含まれている健康逸脱に関するセルフケアなどは「健康管理」という別の類で扱われ，また，移動・移乗動作は「活動／運動」という類で扱われている．

　このように，セルフケアという用語の使用に際しては，その意味するところや扱う範囲が少しずつ異なるため，どのような定義で使うのか，あるいは使われているのかを確認しておく必要がある．

❷ ADL の自立を支える条件

〔1〕運動機能と知的機能の連携

　人間の行為・行動の成り立ちを考えた場合，単に運動機能だけでなく，そこには行為を企図し，状況を判断し，手順を考え，記憶する——といった一連の知的機能が備わっていなければならない．特にADLはまさしく単なる身体運動ではなく，例えば食事や排泄，洗面などの目的をもった身体運動である．ADLが成立するためには以下のことが必要となり，これらのありようがADLの自立度を左右する．

①行動を起こす動機づけ（目的）が存在すること．
②身体機能，認知機能，精神機能が健全であること．
③環境条件が整っていること．

〔2〕行動の工程を分析

　ADL の自立が成立するためには，どれだけの工程があり，そこにどのような機能や環境が影響するのかを排泄行動を例にあげて表Ⅳ-28 に示した．排泄行動ひとつにしても，それが成立するためには多方面の条件が整わなくてはならない．

　したがって ADL 自立度のアセスメントでは，一つひとつの行動を具体的な工程でみていき，どの段階に問題があるのか，それはどの機能や環境に影響されているのかを分析することで改善策が立てやすくなり，また，それが困難な場合にも環境の調整によって自立度は高められる．

〔3〕本人の意欲

　ADL は本人の意欲によってもその遂行が左右される．いくら身体機能や環境条件が整っていても行動の成立には至らない．患者が取り組む ADL 再獲得の過程は，簡単に達成できることではなく，時間と忍耐，エネルギーを要するということがある．この地道な努力の積み重ね，「やる気」を低下させないで歩めるように支えていくアプローチが重要になる（表Ⅳ-29）．

表Ⅳ-28　排泄行動の成り立ち

排泄行動の工程	影響する機能・環境		
	身体機能	認知機能	環　境
①尿意を自覚する		意識レベル	
②トイレの場所まで行く	下肢・体幹機能	見当識，空間認知	
③ドアを開ける	上肢・手指機能		ドア開閉のタイプ
④トイレの中に入る	下肢・体幹機能		
⑤ドアを閉める	上肢・手指機能		
⑥下衣・下着を下げる	上肢・体幹機能		
⑦便座に座る	下肢・体幹機能		洋式か和式か
⑧放尿する	排泄機能		
⑨ペーパーを適量とる	上肢・手指機能	道具の使用，行為の適切な遂行	
⑩陰部を拭く	体幹・上肢機能		ウォシュレットかどうか
⑪立ち上がる	下肢・体幹機能		
⑫下衣・下着を上げる	体幹・上肢機能		
⑬水を流す	体幹・上肢機能	道具の使用，行為の適切な遂行	レバー式かボタンかセンサーか
⑭ドアを開ける	上肢・手指機能		
⑮トイレの外に出る	体幹・下肢機能		
⑯ドアを閉める	上肢・手指機能		
⑰手を洗う	上肢・手指機能	衛生への意識，習慣	センサーか蛇口の開栓式か

表Ⅳ-29　やる気の出るとき・出ないとき

やる気の出るとき	やる気の出ないとき／失せるとき
• 課題が自分の好きなこと，やりたいことである • 目標が到達可能だと思える • 努力の成果があらわれる／見える • 努力を認めてもらえる（特に重要他者から） • 努力の過程や結果をほめられる（特に重要他者から） • 一緒に努力する仲間がいる • 目標の達成や努力の後に楽しみがある	• 強制された課題 • 課題が大きすぎてできそうに思えない • 努力の成果がなかなかあらわれない／見えない • 努力を認めてもらえない • 1 人である • やろうと思っているところに，先々，指示される • ほかに気をとられることがある • 身体的な状態が不良である

❸ ADL 再獲得の理論的基盤

やる気や意欲があるとなれば，次に，できるだけ学習の効果を上げるための工夫が必要になる．これは，学習理論によって説明される．

ADL の再獲得を支援する方法に含まれる原理としては，「自己ペースの保持」「指示の系列化」「単純化／構造化」「くり返し（反復）」「フィードバック」「強化」などがあげられる．これらは，ソーンダイク（Thorndike, E. L.）の試行錯誤説，スキナー（Skinner, B. F.）が提唱したオペラント条件づけ（生起した行動のフィードバックによって行動が定着していき，フィードバックが正の強化であれば学習の効率が高められ，反復は刺激と反応の結合を強めるという原理）を基盤にしたもので，望ましくない行動の変容を目的に，行動療法として教育や医療の分野で広く活用されている．この理論的基盤は，新たに環境との相互作用の仕方を学習していかなければならない患者にとって学習の効率を促進する．

〔1〕 強化：くり返し（反復）の原理

ソーンダイクは実験箱の中にいれた空腹のネコの観察から，試行錯誤によって学習が成立し，成立に導くのは効果の法則であることを導いた，と金城らは述べている[9]．効果の法則とは，刺激と反応の結合が満足を引き起こすときにはその行動が生じやすくなり，不満足を引き起こすときには起こりにくくなるというものである．つまり，報酬を与える（強化する）ことは効果を高め，罰を与えることは効果を低めるという法則である．くり返すことで刺激と反応の結合は強められ，中止すると弱められる．何か行動しようと用意がされているときにその行動が生起すると満足する．

この理論からは，試行錯誤した結果，「達成できた満足感」が強化されるような介入，すなわち患者が試行錯誤するのを安全に配慮しながら見守り，行動のあとにかける賞賛とねぎらいの言葉かけが意味をもつことになる．これをくり返すことで行動の再学習が促進されると考えられる．

〔2〕 シェイピングの原理

シェイピング（shaping）の原理とは，単位行動を系列化し，系列化した単位行動を低次なものから高次なものへと小刻みに配置したりして順次つなげていく方法である[10]．例えば，車椅子操作の方法を①……，②……と手順化し，まずは①から，という介入に反映される．

単位行動に分けて系列化するとき，最終行動から逆順に連鎖化していくほうが行動は獲得されやすい．これには，「達成」を体験できるという意味があると思われる．例えば，歯磨きでは歯ブラシに歯磨き剤をつけるまでは介助して，その後のブラッシングができるようになることから働きかける，といった介入にはこの原理が反映されている．

〔3〕 強化：報酬と罰の原理

行動の結果が快体験であるときは当該行動の生起率は高まり，この働きをする強化事象が報酬である．逆に，不快体験だと生起率は低下する．この働きが罰である．罰の効果は一時的で，負の感情を喚起する．それゆえ報酬的な強化事象を提示することが行動獲得に効果がある．この原理からは，困難な取り組みをしたあとのねぎらいと賞賛の意味性が導かれる．

〔4〕即時強化の原理

報酬などの強化は，行動の生起に対して「即座に」提供することが有効である．時間が経つと，記憶障害がある場合は特に，「どの行動が強化されたのか」がわからなくなってしまう．つまり，強化は報酬と行動が結びついて学習されなければ効果がない．

〔5〕自己ペースの原理

患者に合わせて，患者が「自分のペース」で確実に習得していけるようにすることで学習を成立させる．例えば，"あせらせないで，根気よく見守る，待つ"といった方法に，この原理が反映される．

〔6〕自己教示法

自分で声を出して，自分自身に"教示"を与えながら行動することで，その言葉に刺激されて意識して行動できる．これは，最初は看護師がやり方を説明しながら見本を見せて（モデリング），次に患者と一緒にやり，その次には患者が自分で教示を声に出して読みながら実施し，援助者はそれを見守る，といった方法で示される．

〔7〕フィードバックコントロール

適切・不適切をはっきりその場その場でフィードバックすることで，行動の改善を意識的に明確にしていこうとする原理である．これは即座にフィードバックすることで，正確な情報を提供する（**即時確認の原則**）．この方法には，鏡を見せる，視線を誘導する，言葉で誘導するなどの多様な方法が用いられる．

④ ADL 再獲得を促すプロセス

〔1〕患者の能力全体をみる

アセスメントは，後述の ICF の考え方にもあるように，障害の負の側面だけをみるのではなく，肯定的・健全な側面も合わせてとらえることで，その人の「生活機能の全体」をアセスメントすることができる．できない部分の再獲得にばかり注目するよりも，できる部分の維持や強化に働きかけるほうが，生活機能全体としては豊かになることがある．

また，できる部分の行動や反応をとらえ，できないときとの違いは何かをみていくことから，働きかけの手がかりが得られる．特に，認知機能の障害が原因の場合には，状況やアプローチの仕方によって，そのとき・その場によっても，「できる・できない」が変わってくるため，患者の能力を固定的にとらえないようにすることが重要である．

〔2〕アセスメントのツール

自立度を評価するためのツールとして，世界共通で使われるものに，**バーセルインデックス**（Barthel Index：**BI**，表IV-30）と**機能的自立度評価法**（Functional Independence Measure：**FIM**）（表IV-31）がある．FIM は BI に比べ，評価項目のなかに「コミュニケーション」「社会的認知」の項目が追加されていること，7 段階で評定されること，評価は実際に行っていること（すなわち，"できる"レベルでなく，"している"レベルの行動）を評価することに特徴がある．

114　Ⅳ　リハビリテーションを必要とする人への看護援助

表Ⅳ-30　バーセルインデックス（Barthel Index：BI，機能的評価）

①食事	10：自立，自助具などの装着可．標準的時間内に終える
	5：部分介助（例えばおかずを切って細かくしてもらう）
	0：全介助
②椅子とベッド への移動	15：自立，ブレーキ，フットサポートの操作を含む（非行自立も含む）
	10：軽度の部分介助または監視を要する
	5：座ることは可能であるがほぼ全介助
	0：全介助または不可能
③整容	5：自立（洗面，整髪，歯磨き，ひげ剃り）
	0：全介助または不可能
④トイレ動作	10：自立，衣服の操作，後始末を含む，ポータブルトイレを使用している場合はその洗浄も含む
	5：部分介助，身体を支える，衣服，後始末に介助が必要
	0：全介助または不可能
⑤入浴	5：自立
	0：全介助または不可能
⑥歩行	15：45m 以上の歩行，補助具（車椅子，歩行器は除く）の使用の有無は問わない
	10：45m 以上の介助，歩行器の使用を含む
	5：歩行不能の場合，車椅子にて 45m 以上の操作可能
	0：上記以外
⑦階段昇降	10：自立，手すりなどの使用の有無は問わない
	5：部分介助または監視を要する
	0：不能
⑧着替え	10：自立，靴・ファスナー，装具の着脱を含む
	5：部分介助，標準的な時間内，半分以上は自分で行える
	0：上記以外
⑨排便コント ロール	10：失禁なし，浣腸・坐薬の取り扱いも可能
	5：ときに失禁あり，浣腸・坐薬の取り扱いに介助を要する
	0：上記以外
⑩排尿コント ロール	10：失禁なし，収尿器の取り扱いも可能
	5：ときに失禁あり，収尿器の取り扱いに介助を要する
	0：上記以外

注）代表的な ADL 評価法である．100 満点であっても独居可能ということではない

4 ADLの再獲得を支援する看護援助　115

表Ⅳ-31　機能的自立度評価法（Functional Independence Measure：FIM）

レベル	7　完全自立（時間，安全性を含めて） 6　修正自立（補助具使用）	介助者なし
	〈部分介助〉 　5　監視 　4　最小介助（患者自身で75%以上） 　3　中等度介助（50%以上） 〈完全介助〉 　2　最大介助（25%以上） 　1　全介助（25%未満）	介助者あり

	入院時	退院時	フォローアップ
セルフケア			
A. 食事　はし／スプーンなど			
B. 整容			
C. 清拭			
D. 更衣（上半身）			
E. 更衣（下半身）			
F. トイレ動作			
排泄コントロール			
G. 排尿コントロール			
H. 排便コントロール			
移乗			
I. ベッド，椅子，車椅子			
J. トイレ			
K. 浴槽，シャワー　浴槽／シャワー			
移動			
L. 歩行，車椅子　歩行／車椅子			
M. 階段			
コミュニケーション			
N. 理解　聴覚／視覚			
O. 表出　音声／非音声			
社会的認知			
P. 社会的交流			
Q. 問題解決			
R. 記憶			
合計			

注意：空欄は残さないこと．リスクのために検査不能の場合はレベル1とする

Copyright 1990　　　　　Rsearch Foundation of the State University of New York

（千野直一監訳（1991）FIM：医学的リハビリテーションのための統一データセット利用の手引き　第3版，慶應義塾大学医学部リハビリテーション医学教室より転載）

116 Ⅳ リハビリテーションを必要とする人への看護援助

　ICF の分類も，ADL のアセスメントツールとして活用することができる．ICF では「活動」と「参加」は分離して分類することは困難として「活動と参加」に単一の分類リスト（表Ⅳ-32）を示している．「学習と知識の応用」「一般的な課題と要求」「コミュニケーション」「運動・移動」「セルフケア」「家庭生活」「対人関係」「主要な生活領域」「コミュニティライフ・社会生活・市民生活」の9項目に分類され，それぞれの項目がさらに細分化されている．例えば，「セルフケア」は"自分自身の身体を洗うこと""身体各部の手入れ""排泄""更衣""食べること""飲むこと""健康に注意すること"に細分化されている．そして，これらは実行状況としての評価と能力としての評価の両側面から5段階でとらえることとされている[11]．

　このような標準化されたツールは，職種の異なるチームや施設間，国際間で情報交換していくときや，自立度に応じた介護量を算定する際や数量的・包括的に介入の効果を評価する場合には役に立つ．しかし，個々に具体的な介入を計画していくときには，もう少し詳細に，表Ⅳ-28「排泄行動の成り立ち」に示したように，各生活動作のどの段階で，どのようにつまずいているのかをアセスメントすることで働きかけの焦点がみえてくる．

〔3〕 目標の設定

　現状が明らかになったら，ゴールをどこに設定するか，患者・家族を交えてチームで検討する．多くの患者・家族は「もとに戻る」ことを期待しているが，この時点では，各分野からの評価をもとに，現実的な目標設定に修正する．目標は，小さな目標の達成を積み重ねて最終的ゴールに

表Ⅳ-32 ICF の「活動と参加」の一括表

領　域		評価点	
		実行状況	能　力
d 1	学習と知識の応用		
d 2	一般的な課題と要求		
d 3	コミュニケーション		
d 4	運動・移動		
d 5	セルフケア		
d 6	家庭生活		
d 7	対人関係		
d 8	主要な生活領域		
d 9	コミュニティライフ・社会生活・市民生活		

実行状況：個人が現在の環境のもとで行っている「領域」欄に示したような活動／参加を表す．現在の環境は社会的状況を含むため，実行状況は，人々の実際生活の背景における「生活・人生場面へのかかわり」あるいは「生活経験」としても理解することができる．

能力：「領域」欄に示した課題や行為を遂行する個人の能力を表す．この構成概念は，ある領域についてある時点で達成することができる最高の生活機能レベルを示すことを目的としている．個人の完全な能力を評価するためには，異なる環境が個人の能力に対してもつさまざまな影響を中立化させるような「標準化された」環境をもつことが必要であろう．

（世界保健機関（2002）ICF 国際生活機能分類：国際障害分類改訂版，中央法規出版より転載）

到達するよう段階的に立案し，患者・家族が当面努力する方向が具体的にみえるようにしていくとよい.

〔4〕計画立案・実施・評価・修正

　患者の全体像と到達目標が明らかになると，リハビリテーションにかかわる各分野が焦点化する課題を明確にする．看護は，これらのなかでチームと連携をとりながら，ADL再獲得の基礎となる訓練の成果を生活の場に反映させ，定着させていく役割を担う．一定期間ごとに目標達成の状況を評価し，未達成の場合には，計画あるいは目標を修正していく．

引用文献

1）土屋弘吉，今田拓，大川嗣雄編，今田拓（1992）日常生活活動（動作）：評価と訓練の実際　第3版，pp.1-2，医歯薬出版．
2）伊藤利之，鎌倉矩子編，伊藤利之（1994）ADLとその周辺：評価・指導・介護の実際，pp.2-3，医学書院．
3）日本リハビリテーション医学会（1976）ADL評価について，リハ医学，13（4），p.315，医学書院．
4）早川宏子編（1999）作業療法技術論2日常生活活動　改訂第2版，pp.1-2，共同医書出版社．
5）見藤隆夫，児玉香津子，菱沼典子総編集（2011）看護学事典　第2版，p.736，日本看護協会出版会．
6）世界保健機関（2002）ICF国際生活機能分類：国際障害分類改訂版，pp.43-47，中央法規出版．
7）ドロセアE.オレム，小野寺杜紀訳（2005）オレム看護論　第4版，p.479，医学書院．
8）T.ヘザー・ハードマン，上鶴重美編，NANDAインターナショナル著，上鶴重美訳（2018）NANDA-I看護診断：定義と分類2018-2020　原書第11版，p.98，医学書院．
9）金城辰夫，齋賀久敬編（1978）心理学2学習・思考，pp.30-32，有斐閣双書．
10）前掲書9），pp.48-49．
11）前掲書6），p.13，p.20．

② ADL再獲得のための援助（実践）

1 移動と移乗

　移動・移乗とは，寝た状態の姿勢から起き上がり，立ち上がり，歩行することであり，寝返り，起き上がり，坐位，立ち上がり，立位，歩行等の動作がある．これらの動作は，食事，排泄，入浴，整容，更衣等の身の周りの動作につながる．

　例えば入院患者の食事行動は，茶碗を持ってはしやスプーンを使って食物を口に運び，そしゃく・嚥下をするだけではない．ベッドから「起き上がり」，病室から食堂まで「歩き」，「椅子に座り」，「姿勢を保持」して食事を摂取するのである．

　身の周りの動作を行ううえで移動・移乗動作は人間のすべての動作の基本となり，移動・移乗の動作獲得は身の周りの動作に影響を及ぼす．また，身の周りの動作への影響にとどまらず，移動・移乗動作が自立することで生活行動範囲が広がり，地域活動や社会活動への参加を可能にし，その人のQOLの向上へとつながる．

〔1〕動作の分類

移動・移乗動作は，①寝返り動作，②起き上がり動作，③坐位，④立ち上がり動作，⑤立位保持，⑥歩行動作の6つに分類される．

移動・移乗の基本動作はさまざまな動作の連続から成り立っている．健常成人が行う動作順序は多彩で，個人の経験，習慣や文化，環境，身体的状況など，いろいろな要因で相違が起こる．しかし，基本動作の動作順序に相違があっても，連続する動作そのものは類似している．その類似している動作を知ることは，移動・移乗動作の自立に向けて介入をするうえで重要な知識となる．

以下，①寝返り動作，②起き上がり動作，③坐位，④立ち上がり動作，⑤移乗（ベッドから車椅子への移動）の基本的な動作について説明する．

（1）寝返り動作

1）屈曲回旋と伸展回旋

寝返り動作とは臥位状態での姿勢回転動作のことである．背臥位から側臥位への寝返り動作，背臥位から腹臥位への寝返り動作，それらの逆の動作がある．また，寝返る方向によって，右回旋方向と左回旋方向の寝返りがある．

寝返り動作は**体軸の回旋**が基本であり，頭頸部，肩甲帯，体軸，骨盤帯の回旋動作によって成り立つ．動作順序は，屈曲回旋パターンと伸展回旋パターンに分類される．屈曲回旋パターンは，回旋運動が頭部から始まり，足趾方向へと波及する．頭頸部の屈曲と寝返る側への回旋，上になる上肢の寝返る方向への伸びる動きが特徴である．伸展回旋パターンは，回旋運動が下肢や骨盤帯から始まり，頭頸部方向へと波及する．下肢による床面の押しつけと頭頸部が伸展しながら回旋する動作が特徴である．

寝返り動作のみで考えると，屈曲回旋パターンと伸展回旋パターンのどちらを行っても大きな問題はない．しかし，寝返り動作は起き上がり動作へとつながる動作であることから，屈曲回旋パターンによる寝返り動作が起き上がり動作へと効率よくつながる．

2）動作の順序

〈屈曲回旋パターン〉（図Ⅳ-9）

①頭頸部の屈曲と回旋動作，続いて上側上肢を寝返る方向へ伸展する．
②肩甲帯の回旋運動が起こり，両上肢が交差し上側になる肩が下側の肩の上に配列する．
③骨盤帯の回旋運動が起こり，下肢が交差し，側臥位になる．

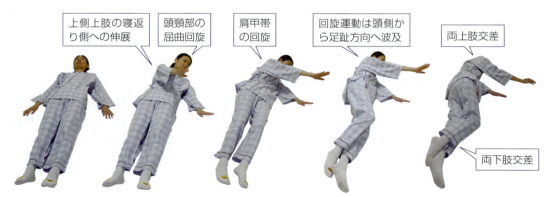

図Ⅳ-9　屈曲回旋パターン

〈伸展回旋パターン〉(図Ⅳ-10)
①上側になる下肢で床面を押しつけながら骨盤帯を回旋する.
②回旋運動が骨盤帯から肩甲帯へ波及する.
③頭頸部を伸展させながら，上になる上肢を寝返る方向へ伸ばす.
④寝返りが終了するまで，上側になる下肢の股関節を伸展させて，床面を押し続ける.

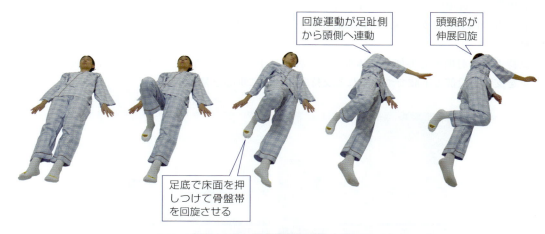

図Ⅳ-10　伸展回旋パターン

(2) 起き上がり動作

1) 上肢を使う方法（体幹を回旋）・使わない方法

起き上がり動作とは臥位姿勢から坐位姿勢への姿勢変換動作である．臥位姿勢には背臥位，側臥位，腹臥位などがあり，坐位姿勢には長坐位，正坐位，胡坐（あぐら）位，端坐位などがある．

起き上がり動作には，上肢を使い体幹を回旋させて起き上がる方法と，上肢を使用せず体幹を回旋させないで起き上がる方法の2つがある（図Ⅳ-11）．上肢を使い体幹を回旋させて起き上がる方法は，頭頸部を屈曲，回旋させた後，回旋方向側の上肢の肘で床を支持して体幹を回旋させながら起き上がる．この方法は重力による動作への影響を最小限にする動作であり，効率的な運

体幹を回旋させて起き上がる方法　　　体幹を回旋させずに起き上がる方法

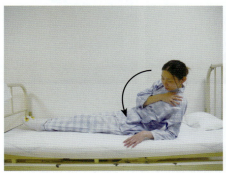 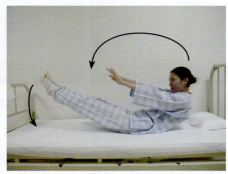

体幹を回旋させ，肘を軸にして，状態を回旋　　腹筋を収縮させ，下肢を持ち上げ，下ろすとき
させながら起き上がる　　　　　　　　　　　の反動を利用して起き上がる

図Ⅳ-11　起き上がり動作

動となる．一方，上肢を使用せず体幹を回旋させないで起き上がる方法は重心移動を使わず，腹筋を使って起き上がることから，非効率的な運動といえる．

　2）動作の順序

　上肢支持回旋による起き上がり動作は以下の通りである（図Ⅳ-12）．

①頭頸部の屈曲と支持上肢側への回旋動作，続いて上側上肢を回旋方向へ伸展する．
②肩甲帯の回旋運動が起こり，両上肢が交差し上側になる肩が下側の肩の上に配列する．
③肩甲帯の回旋運動が進み，上側の肩が下側の肩の前方に移動し，下側上肢の肘の真上に頭が移動する．
④支持上肢の肘関節を伸展し，体重支持を肘から手根へと移動し，手根でベッドを押しながら体重を支え，殿部と下肢でつくられる支持基底面内に重心を移動する．

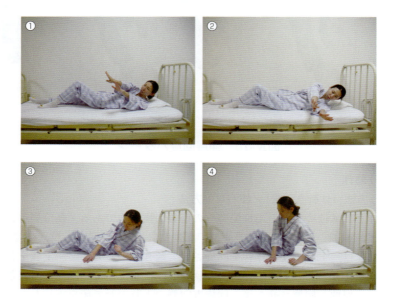
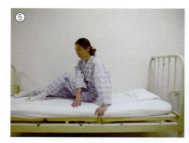
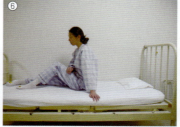
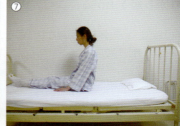

図Ⅳ-12　起き上がり動作（上肢支持回旋パターン）

（3）坐　位

　坐位姿勢は下肢の状態，体幹・上肢の支持によって，長坐位，胡坐位，横坐位，正坐位，端坐位等に分類される．これらの坐位姿勢は日常生活のさまざまな場面でみられる姿勢である．安定した坐位は上肢を自由に使うことが可能となり，食事，排泄，入浴，整容，更衣等の身の周りの動作の実施につながる．これらの動作のなかで**端坐位**（椅坐）は日常生活で椅子に座る姿勢が多

いことから重要な姿勢といえる．さらに，端坐位姿勢は臥位から立ち上がりへとつながる姿勢でもある．端坐位姿勢から次の動作に移行するためには安定した坐位の保持が必須である．

〈端坐位（椅坐）の基本姿勢〉

股関節はわずかに外転，外旋し約90°屈曲，膝関節は約90°屈曲させる．骨盤は前傾させ，殿部は坐面，足底は床面に接地させ，広い支持基底面をとる（図Ⅳ-13）．

安定した端坐位姿勢　　　　　　　　不安定な端坐位姿勢

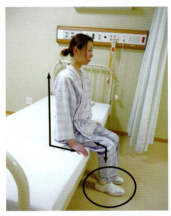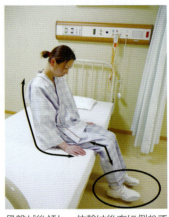

骨盤は前傾し，股関節・膝関節は　　骨盤が後傾し，体幹は後方に倒れて
約90°屈曲，足底は床面に接地　　　　いる．両足底が床に接地していない

図Ⅳ-13　坐位の保持（端坐位）

（4）立ち上がり動作

立ち上がり動作とは，坐位姿勢から立位姿勢になるまでの姿勢変換動作のことである．

〈動作の順序〉（図Ⅳ-14）

①大腿の2/3ほどが坐面から出る程度の位置に腰をかける．足部の位置は膝よりもやや坐面側の位置で，足底をしっかりと接地し，両大腿は骨盤幅に開く．
②股関節を屈曲して頭部・体幹を前傾にする．
③前傾を進め，重心を殿部から足部へ移動させ，殿部を坐面から離す．
④殿部が坐面から離れ，重心が足部に移動したら，膝・股関節を同時に伸展させ，重心を上方へと移動し，体幹を起こす．
⑤立位は，足幅はやや狭めとして，上体は直立にする．

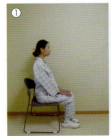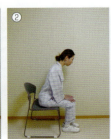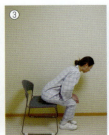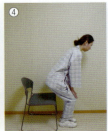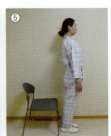

図Ⅳ-14　立ち上がり動作

（5）移乗（ベッドから車椅子への移動）

　移乗動作とは，移乗前の坐位姿勢をとっている場所から他の場所に乗り移る動作のことである．移乗動作の方法は，坐位姿勢をとっている場所や移る場所，移動動作を行う環境，さらに患者の身体機能によって変化する．移乗動作は体幹の回旋運動が必要であることから，**転倒の危険性**が高い動作になる．そのため，動作の順序を1つひとつ確認し，危険性を低減する必要がある．

〈動作の順序〉（図Ⅳ-15）

①ベッドの高さは，膝関節・股関節が約90°に屈曲し，足底が床に設置するように調節する．または，ベッドの高さを患者の下腿長よりやや高くして，立ち上がり動作がスムーズに行えるように調節する．車椅子はベッドに対し15°程度の角度で近づけ，車椅子のブレーキをかけ，フットサポートは開き上げる．

②殿部を車椅子に向け，やや斜めにし，大腿外側面が車椅子のアームレストのフレーム前縁の近くになるように座る．大腿の2/3をベッドから出し，足底は接地し，移乗する側の足部をわずかに前に出す．

③両手掌はベッド上に置き，体幹を伸展させた状態で前傾し，重心を殿部から足部に移動させ，殿部を坐面から離す．

④殿部がアームレストより高い位置まで上がったら，足底を接地した状態で体幹を回旋し，殿部が車椅子のほうに向くようにする．

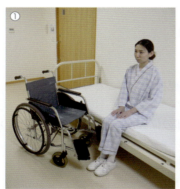 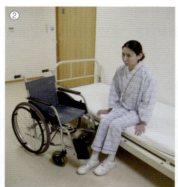 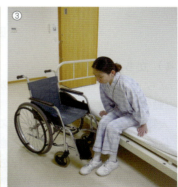
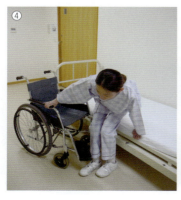 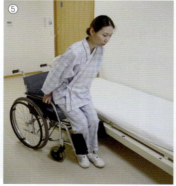 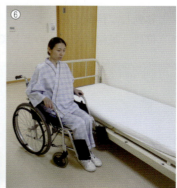

図Ⅳ-15　移乗動作

⑤殿部が車椅子の坐面上まで移動したら，2〜3m程度先の床面を見ながら*，前傾姿勢でゆっくりと殿部を下ろし，座ったら体幹を起こす．
⑥体幹の傾きや骨盤のずれの修正，殿部の位置が浅い場合は深く座り，フットサポートに足をのせる．

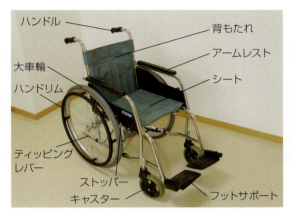

図Ⅳ-16　車椅子の各部位の名称

〔2〕各動作の援助ポイント

　患者は自分でさまざまな移動動作を試みて，できないときには「できないから手を貸してほしい」と看護師に援助を求めてくる．看護師が援助を行うことで患者は目的の動作を行うことができる．しかし，ここで重要となるのは患者の自立を促す援助である．自立を促すためには，移動・移乗動作において，患者の1つひとつの動作を分析し，できない動作をできる動作へと誘導することが必要である．できる動作が増えると患者は達成感を感じ，動くことへの意欲が引き出され，自主的に動くようになる．そのことがADLの自立とその先にあるQOLの向上につながる．

　一方で，転倒・転落を体験してしまうと患者は移動・移乗動作への恐怖を感じ，自主的に動くことがなくなってしまう．そのため，移動・移乗動作での援助においては安全の確保をはかり，安心を感じてもらうことも重要である．

　疾患や障害，老性変化によって自力で移動・移乗動作を行えなくなった患者は，それまで身につけてきた方法とは異なる移動・移乗動作や身体のバランスの取り方を新たに習得する必要が生じる．看護師は，前述した移動・移乗動作の動作順序と方法を理解し，患者が安全で自立した移動・移乗動作を確立できるように援助または誘導する役割がある．

　以下，起き上がり動作，立ち上がり動作，移乗（ベッドから車椅子への移動）の援助方法について解説する．

(1) 起き上がり動作の援助（仰臥位から長坐位へ）
　1) 動作開始前の準備
　　起き上がる際に，片肘をつき上肢で体幹を支えるためのスペースが必要となる．体幹からベッ

---

* 視線を足もとに落とすと股関節の屈曲が強くなり重心が後方へ移動しやすくなるため，転倒のリスクが増大する．2〜3m程度先の床面を見るようにして股関節の過度屈曲を避けると，転倒のリスクが低減する．

ドの端までの距離は患者の大腿の長さが目安となる．狭すぎると起き上がる際に肩甲帯の回旋が不十分となり，肘や殿部の支持面が十分に確保できないため，不安定となる（図Ⅳ-17）．

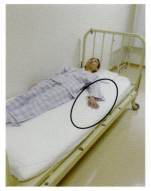
十分なスペースを確保

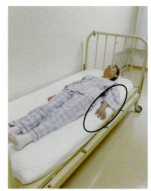
スペースが狭い

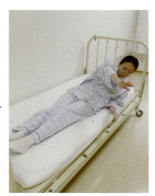
スペースが狭いため肩甲帯の回旋が不十分となり，肘の上を頭部が通過することができない

図Ⅳ-17　空間の確保

　起き上がる際の支点となる肘の位置は，本人が起き上がりやすい位置でよいが，通常，肩関節外転30～90°の間が起き上がりやすい．さらに，寝返った際に上になる上肢は腹部にのせ，回旋方向へ移動する．上肢を床面に残すと，肩甲帯を回旋させた際に残した上肢がおもりとなり回旋動作を妨げる（図Ⅳ-18）．

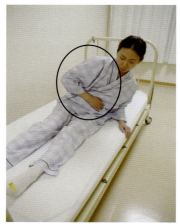
反側上肢を腹部にのせることで，肩が後方へ引っ張られることなく回旋動作ができる

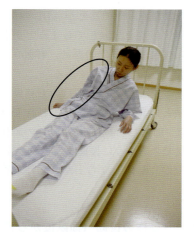
反側上肢を床上に残すと，上肢の重みで肩が後方へ引っぱられ，回旋動作を妨げる

図Ⅳ-18　反側上肢（右上肢）の管理

2）動作の介助（図Ⅳ-19）
① 看護師はベッドサイドに立ち，看護師が立っている側と対側の患者の上肢を患者の肩あたりにのせる．
② 看護師が立っている側と同側の患者の上肢肩関節を 30 〜 90°に外転させ，起き上がる際の支点となる肘の位置を決める．
③ 看護師の上肢を患者の頸部の後方に回す．肘関節を屈曲させることで患者の体幹を回旋させ，同時に頭頸部の屈曲を誘導する．頭頸部を支える上肢は，肘関節の上に患者の頭がのる位置まで挿入し，手掌で患者の肩峰もしくは肩甲骨を把持する（図Ⅳ-20）．頭頸部の屈曲を誘導する際は腕の力で引き上げるのではなく，看護師の**体重移動**で引き上げる．

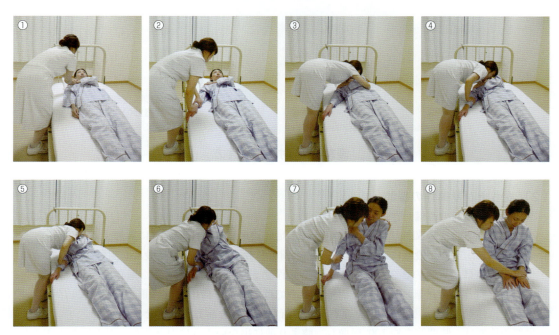

図Ⅳ-19 起居動作介助

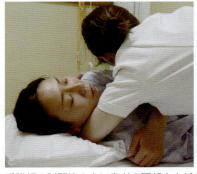 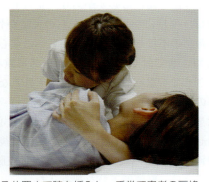

看護師の肘関節の上に患者の頸部中央がのる位置まで腕を挿入し，手掌で患者の肩峰または肩甲骨を把持する

図Ⅳ-20 頭頸部の支え方

④肘で体重支持をするために，患者の前腕側を看護師の手掌で固定する（図Ⅳ-21）．
⑤体幹の屈曲回旋を続け，支えとなる患者の肘の上を頭が通過するように誘導する．
⑥肘の上を頭部が通過したら，肘の固定をゆるめ，体重支持を肘から手根，手掌へと移動させる．
⑦体重が殿部へと移動するよう，体幹を誘導する．
⑧体重が殿部にかかったら，軸にしていた上肢を患者の体幹にのせる．

3）長坐位姿勢の確認

　左右の坐骨に体重が均等にかかっているか，前後の坐位バランスはとれているか等を確認し，必要に応じて安定した坐位姿勢に整える．

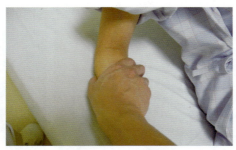

支点となる患者の肘が動かないように，看護師の手掌で患者の前腕側を押さえる

図Ⅳ-21　肘の押さえ方

（2）立ち上がり動作の援助

1）動作開始前の準備

　ベッドの高さは，股関節・膝関節が屈曲し，足底が床に接地する高さに調整する．低すぎると骨盤が後傾し，重心が殿部に残るため，重心の前方移動（スムーズな離殿）が困難になる．

　坐位の位置は，大腿の2/3がベッドから出る程度まで前方に移動する．看護師が殿部の前方移動の介助を行う場合は無理に前方に引っ張るのではなく，一側の坐骨に重心を移して，対側の殿部を前方に移動させる．この介助を左右交互に行い，患者を前方移動させる．

　足部の位置は，膝関節を約100°屈曲し，膝より前に出ないように引き込む．引き込みすぎると，踵が浮き，立位時の足底の接地困難や膝折れを起こす．引き込みが足りないと，重心移動時に体幹を前方により深く傾ける必要があり，立ち上がりが不安定となる．

　足部の幅は，坐位になった際，左右の大腿が骨盤の幅になるようにする．足部幅は，広すぎると立位時に踵部の不接地が起こり，左右への重心移動が困難になる．

　骨盤は前傾させておくことで，スムーズに重心の前方移動ができる．骨盤が後傾していると，体幹を前傾させても重心の前方移動が不十分となり，立ち上がりが困難となる．

2）動作の介助（図Ⅳ-22）

①看護師は患者の前方に立ち，殿部を下げて重心を落とし，前傾姿勢となり，胸部を患者の胸部に密着させる．看護師の右手を患者の左骨盤後方に，左手を右骨盤後方に当てる．
②看護師の両下肢大腿内側で患者の一側の下肢膝関節を挟み込み，膝折れを予防する．患者に麻痺がある場合は，麻痺側下肢を挟み込む．

　骨盤に当てた手で患者の骨盤を前傾させて，体幹を伸展させる．看護師は腰の位置を下げて患者の体幹を前傾させ，股関節を屈曲させ，重心を前方に移動させる．この際，看護師の腰の位

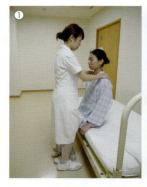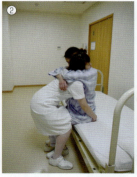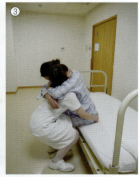
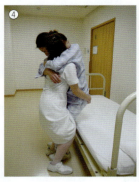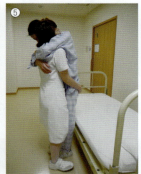

図Ⅳ-22　立ち上がり動作の介助

　置が高いと，患者を前傾姿勢へ誘導することが困難となる．
③看護師は腰をさらに落とし，患者の重心を殿部から足部に移動させ，殿部をベッドから浮かせる．
④看護師は両大腿内側に力を入れ，膝折れを防ぎつつ，患者の膝を伸展方向に誘導する．足部に重心が移動したら，両上肢にて患者の骨盤を引き上げ，股関節の伸展を誘導する．
⑤さらに密着している胸部を上方に誘導しながら，立位姿勢をとらせる．

3）立位姿勢の確認
　バランスが左右非対称になっていないか，身体が反りすぎていないかなどを確認し，必要に応じて修正する．

（3）移乗（ベッドから車椅子への移動）の援助
1）動作開始前の準備
　車椅子はベッドに対して10～15°の角度で設置する．この角度にすることで最小回転角度と最短移動距離になり，患者が不安定な姿勢でステップ（足踏み）する必要がなくなる（図Ⅳ-23）．
　移乗動作は転倒などの事故が多いため，安全の確保をする．車椅子のキャスターは前向きにした状態にする（図Ⅳ-24）．キャスターの接地点が前方に来ることで**車椅子の安定性**は向上する．キャスターを前向きにした状態で，車椅子が動かないようにブレーキをかける．フットサポートは，下肢を引っかけて転倒や擦過傷が生じないように確実に引き上げる．
　殿部は車椅子の方向にしてやや斜めに座り，大腿の2/3がベッドから出る程度に浅く座る（図Ⅳ-25）．殿部前方移動の介助方法は，前項の「立ち上がり動作の援助」を参照．

膝関節を屈曲し，足底をしっかりと接地し，移乗する側の足を対側の足より半足から一足ほど前に出す．移乗する側の足が対側の足より後方に位置すると，骨盤の回転動作時に左右の下肢が交差するため，不安定な姿勢となる（図Ⅳ-26）．

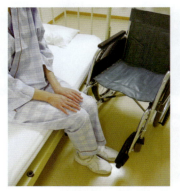
正しい例（10〜15°）

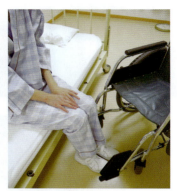
誤り例（角度が大きい）

図Ⅳ-23　車椅子をベッドに接近させるときの角度

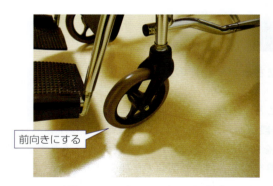
前向きにする

図Ⅳ-24　キャスターの向き

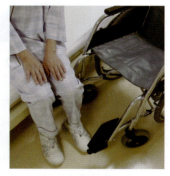

図Ⅳ-25　殿部を車椅子に近づけて斜めに座る

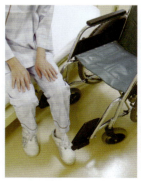
正しい足部の位置（移乗する側の足を前に出す）

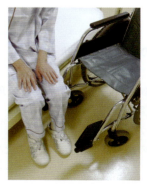
誤った足部の位置（両足をそろえる）

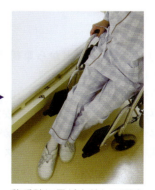
移乗時に足が交差して不安定な状態になる

図Ⅳ-26　移乗時の足部の位置

2）動作の介助（図Ⅳ-27）
①看護師は患者の正面に立つ．
②右手を患者の左肩甲骨に，左手を右肩甲骨に当て，患者の体幹を前傾に誘導する．
③患者を前傾にさせた状態で，背面から前腕で胸郭を挟みながら両手掌で腹部を保持して，さらに前傾姿勢にし，重心を殿部から足部へ移動させる．
④殿部がベッドから浮いてきたら，看護師の重心を後方へ移動させ，患者の体幹が前上方に引き出されるよう誘導する．
⑤患者の殿部が車椅子のアームレストを越える高さまで上がったら，体幹を支えている上肢で殿部を車椅子側へ回転するように誘導する．このとき，患者の回転軸の片側の足が不安定になっ

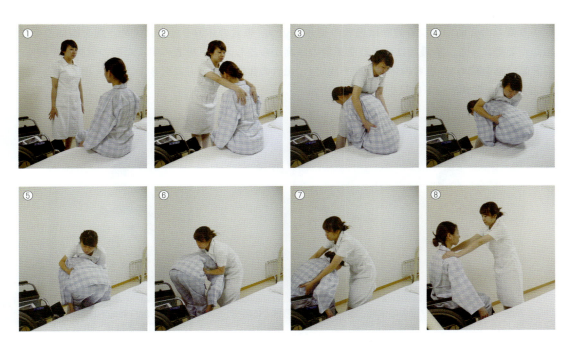

図Ⅳ-27 移乗動作介助

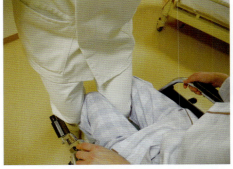

麻痺側下肢の膝折れを予防するために，看護師の両大腿内側で患者の膝を軽く挟む

図Ⅳ-28 麻痺側下肢の固定方法

たり膝折れが生じたり，ステップして回転することがないように誘導する．患者に片麻痺がある場合は，看護師は麻痺側のやや前方に立ち，看護師の両大腿内側で患者の膝を軽く挟み，膝折れを予防する（図Ⅳ-28）．
⑥殿部が車椅子に近づいたら，看護師の重心を前方へ移動し，患者の重心を足部から殿部へゆっくりと移動させる．
⑦前傾姿勢のまま，ゆっくりと殿部を下ろし，車椅子に座らせる．
⑧殿部が車椅子の坐面に接地したら，体幹をゆっくり起こす．

3）車椅子坐位姿勢の確認

両側坐骨に均等に体重がかかっているか，殿部の位置が浅くないかを確認する．浅い場合は，深く座り直せるよう介助する．

座り直しの介助では，看護師は患者の後方に立つ．患者の体幹を前方に丸め，腕を胸部の前で組んだ姿勢にする．看護師は両上肢を患者の腋窩から差し入れ，患者の組んだ腕の前腕部を握る．看護師は脇を締めて，患者の体幹と腕を固定し，患者の体幹を後上方に引き上げ，深く座らせる（図Ⅳ-29）．フットサポートに足をのせる．

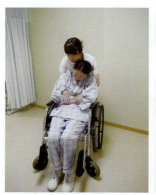
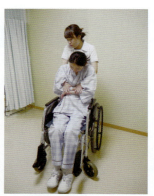
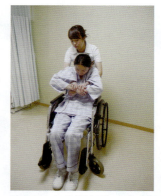

看護師は脇を締めて，患者の体幹と腕を固定し，患者の体幹を後上方に引き上げる

脇をしっかり締めていないと，体幹が固定されず，患者の上肢と肩だけが挙上する

図Ⅳ-29　座り直し介助（上肢の持ち方と引き上げ方）

参考文献
1. 千住秀明監修，橋元隆編（2008）理学療法学テキストⅤ　日常生活活動（ADL）第2版，神陵文庫出版部．
2. 石井慎一郎編著（2013）動作分析　臨床活用講座：バイオメカニクスに基づく臨床推論の実践，メジカルビュー社．

❷ 食　事

食事は栄養を補給し，活動のエネルギーを得るという人間の生命活動にとって欠かせない行為である．栄養補給だけでなく，「おいしい食事をおなかいっぱい食べた」「家族で会話しながら楽しく食べた」「記念日なのでレストランへ食事に行った」などというように，多くの人にとって楽

しみや幸せにつながる行為でもある．栄養補給とともに食べる楽しみや幸せを取り戻せることを目的に，看護技術を駆使し食事行動再獲得の援助を行う必要がある．

〔1〕 食事環境の調整
　摂食・嚥下障害を有する患者は認知機能の低下や高次脳機能障害を合併していることが多く，食欲が出ない，食物を認識できない，集中できないといった状況がみられる場合が多い．そのため，誤嚥や食事時間の遅延で十分な栄養量がとれないといったことが起こりやすい．安全においしく食べられるために，集中でき食事が進む環境の調整を行う．

（1） 食前の準備
　口腔内が汚れたまま食事を摂取すると誤嚥性肺炎の危険性が高まる．また，乾燥している口は味覚が低下し食欲もわきにくいため，食前に口腔内の状態を確認する．汚染や乾燥がある場合は口腔ケアを行う．歯磨きなどの刺激が嚥下機能の準備運動にもなり安全な食事につながる．食前に手を洗う，おしぼりで拭くなどの準備，はしやコップを自分で持って食堂に行くなど，"これから食事をする"という認識が高まるようにする．

（2） 食事に集中できる場
　ベッドサイドで食事をとる場合は，尿器など排せつ物に関する物品は片付け，換気等で汚物の臭いがしないようにするなど，環境を整える．
　周囲の人との会話やテレビなどに気をとられ食事に集中できない場合は，個室で食べる，カーテンで仕切るなど，刺激を少なくする対応を行う．反対に，周囲の人が食べている様子を見て食事の認識が高まる場合や，他の人と交流しながら食べることで楽しく食が進む場合もあるため，その人の状態に合わせて食事の場所を選択する．

（3） 誤嚥や窒息への備え
　認知機能，摂食・嚥下機能が低下している場合は，誤嚥や窒息が起こる可能性がある．すぐに対応できるよう吸引や救急対応の準備を整えておく．

〔2〕 高次脳機能障害をもつ人への食事援助
（1） 食行動の特徴
　高次脳機能障害をもつ人は食事行動に関して特徴的な障害がみられることが多い．高次脳機能障害による食行動への影響を理解し，適切な援助をすることが必要である．表IV-33に障害による食行動への影響，また援助の方法について示す．

（2） 食事動作への援助
　食事は，①はしまたはスプーンを手に持ち，②食べ物を挟み，あるいはすくい，③口までこぼさずに運び，④口に入れて食べる，という4つの動作からなる[1]．これらの動作が行いやすいように動作のリハビリテーション，姿勢の調整，用具の選定を行う．
　1）動作のリハビリテーション
　頭頸部の保持，上肢の関節可動域の確保，巧緻動作（細かな動作）のリハビリテーションを行う．

132   Ⅳ　リハビリテーションを必要とする人への看護援助

表Ⅳ-33　高次脳機能障害による食行動への影響と援助方法

<前頭葉症状>

食行動への影響	前頭葉症状により自発性が低下し，食事行動に結びつかない，食事時間が長くかかり食事を残すことなどにより栄養不足になりやすい.
観察される行動	• 促さないと食事をしない（食時時間になっても食堂に行かない，用意された食事を食べようとしないなど）. • いつまでも口の中に食べ物を入れたままで飲み込まず，次の動作に移行できない. • 食事動作が緩慢になり，途中で止まってしまう. • 食物の食べこぼしが多い.
援助方法	• 食事の時間に誘導する. • 食欲が誘発されるように，好きな食べ物を出す. • 次の動作の声かけを行う（「飲み込んでください」など）. • 手を添えて動作を補助する. • 自力摂取は短時間で切り上げ，後半は介助をする（目安として30分以内で食事が終了するようにペースを配分する）. • 必要栄養量がとれない場合は高カロリー補助食品等を提供する.

<注意障害>

食行動への影響	注意障害により食事に集中できず，食事時間が長くかかり，疲労により食事を残し栄養不足になりやすい. 食事のペース配分ができず，早食いや，口に入れる量が多く誤嚥や窒息の危険がある.
観察される行動	• 周囲の人との会話やテレビに夢中になってしまい，食事時間が長くかかる. • 周囲をキョロキョロ見て，食事に集中できない. • 口の中に食べ物が残っているのに次の食べ物を口に入れる. • 早食いで，かきこんで食べる，丸飲みがみられる.
援助方法	• 個室や仕切りをつくるなど，集中できる環境を準備する. • 過度な声かけはせず，端的な声かけをする. • 食事のペースが守れるよう声かけをする. • 小さいスプーンを使用し一口量を少なく調整する. • 小分けの容器に分けて入れておき，一気に食べないようにさせる.

<失　行>

食行動への影響	動作の手順や道具の正しい使用方法がわからず，手づかみで食べるなどの状況がみられ，食行動がスムーズにとれない.
観察される行動	• 手づかみや，茶碗ごと口に入れようとする，はしが正しく使えない. • 通常とは異なる食べ方をする（ヨーグルトの中にご飯を入れるなど）. • 言葉で正しい方法を伝えても行えない.
援助方法	• おにぎりにして手に持って食べられるようにするなどの工夫をする. • 手を添えて正しい方法を誘導する. • くり返すことで正しい方法を学習していけるように援助方法を統一し，援助者が変わっても同じ手順で実施できるようにする.

<半側空間無視>

食行動への影響	無視側の認識ができないため，無視側の食器に気づけない，または食器の無視側半分が認識できず食事を残してしまう.
観察される行動	• 無視側の食事に手をつけない. • 茶碗や皿の無視側の半分を残している.
援助方法	• 認知できる非無視側に食器を寄せて置く. • 残していることを声かけし，食事に気づけるようにする. • 半側空間無視の改善目的で，段階的に無視側に食器を置くことを進めていき，視空間を広げる援助を行う.

病状に合わせ，急性期から可能な限り坐位をとる．関節拘縮の予防目的で，ROM や，髪をとかす，着替えなど，関節を使う ADL を意図的に行うようにする．巧緻動作の訓練として，豆など小さいものをつまむ練習などを行う．

2）安定した姿勢の保持

食事は，食物を食器から口に運ぶたびに重心が前後に移動し，上肢を動かすなど動作がくり返されるため，姿勢が崩れやすい．特に脳卒中後は，頸部伸展，脊柱後弯，骨盤後傾，健側凸の体幹側屈の姿勢になることが多く，坐位姿勢が不安定になる．姿勢の崩れは疲労や上肢の動きにくさ，誤嚥の危険につながるため，安定した姿勢が保持できるよう援助する（表Ⅳ-34）．

表Ⅳ-34　安定した姿勢保持への援助

適切な姿勢	根拠	対応例
全体が左右対称	片麻痺のある人は麻痺側に傾きやすく，健側の上肢を用いて食事動作を行うことでさらに麻痺側へ傾き，姿勢が崩れやすい．	・車椅子の麻痺側寄りに座る． ・クッション，タオル等で体幹支持を調整する． ・麻痺側の上肢をテーブルに置き，左右のバランスをとる．
骨盤中間位	骨盤の後傾により殿部が前方へすべり，姿勢が崩れやすい．	・クッションの前方が高いものを殿部に敷く． ・麻痺側の上肢をテーブルに置き，重心を調整する．
頸部軽度前屈位	頸部が伸展すると喉頭と気管の位置関係が直線になることで誤嚥しやすくなる．	・頸部の伸展が強い，頭頸部の支持が不安定な場合はリクライニング位で実施する．
・足底全面が床（足台）に接地 ・股・膝・足関節 90°屈曲位	足底の全面が接地していないと食物を口に運ぶときに重心移動が困難となる．ふんばれず，飲み込む力が落ちる．むせや誤嚥時に腹圧がかけにくく，有効な咳により食物を出しにくい．	・椅子，車椅子にクッションを置き，坐面の高さを調整する（図Ⅳ-31）． ・足台を使用する（図Ⅳ-31）． ・車椅子坐位時はフットサポートから足を下ろす（フットサポートに足が乗っていると重心が後ろにかかり，のけぞった姿勢になるため）（図Ⅳ-32）．

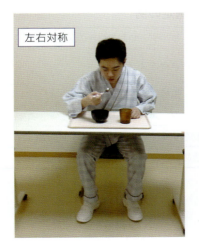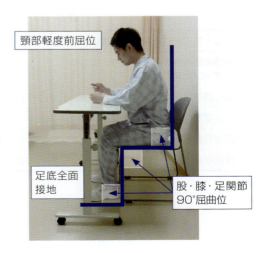

図Ⅳ-30　適切な姿勢

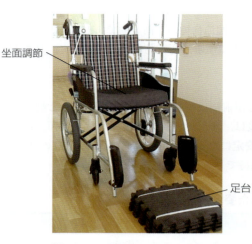

図Ⅳ-31　車椅子の坐面と足台

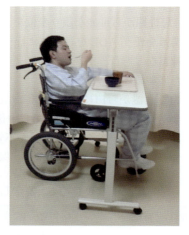

図Ⅳ-32　フットサポートに足が乗り，重心が後ろにかかった姿勢

3）テーブルの高さの設定

テーブルが高すぎると食物を口に運ぶ際に肘がテーブルに当たる．また，肩が上がり上肢の努力性を増してしまうため，**疲労**や**姿勢の崩れ**につながる．反対に，テーブルが低すぎると，食器から口までの距離が遠くなり食べこぼしが増える，過度な前屈位になる，動作が不安定になる，などの影響がある．テーブルの高さは坐面高の値に坐高の1/3の値を加えたものが目安とされているが，高すぎたり低すぎたりしていないか食事動作を観察し，高さを調整する（図Ⅳ-33）．

また，テーブルと体の間が開きすぎている場合も過度な前屈位になるため，テーブルと体の距離は握りこぶしが1個入る程度にする．

4）自助具の選定

麻痺などにより上肢の運動機能が障害されている場合は，できるだけ自分の力を使えるように，患者の状態に適した自助具を選定する（表Ⅳ-35，図Ⅳ-34）．

表Ⅳ-35　自助具選定の例

はし・スプーンを持つ力が弱い	太柄のスプーン，ホルダーやカフ付きのスプーン・フォーク
手指の巧緻性の低下により，はしやスプーンの操作が困難	バネ付きはし，バネ付きスプーン
口に運びにくい	曲がりスプーン，長柄スプーン
コップをつかめない	ホルダー付きコップ，ストローの使用
皿から食物をすくえない	返し付き（食物をすくいやすい構造）の自助食器
食器を押さえることができない	食器のすべり止めシート，すべり止め付き食器

4 ADLの再獲得を支援する看護援助　　**135**

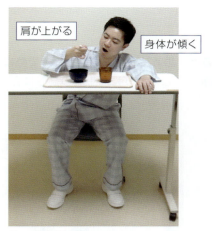

テーブルが高い

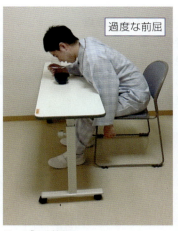

テーブルが低い

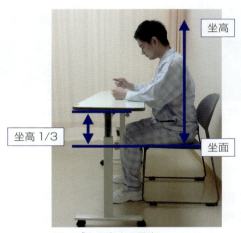

テーブルの高さの目安

図Ⅳ-33　テーブルの高さ

太柄のスプーン

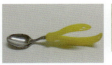
ホルダー付きスプーン

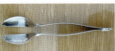
バネ付きスプーン

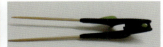
バネ付きはし

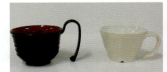
ホルダー付きコップ

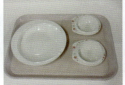
返し付きの自助食器

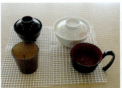
食器のすべり止めシート

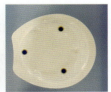
すべり止め付き食器

図Ⅳ-34　さまざまな自助具

（3）介助をする際の注意点

1）介助者の位置

　介助者が患者の目線より上の位置から介助をすると，患者は介助者を見上げる姿勢になるため，頸部が伸展し誤嚥しやすくなる．患者の頸部が前屈位となるように，患者の高さに合わせた介助の位置を調整する（図Ⅳ-35）.

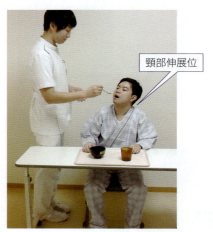
高い位置からの介助

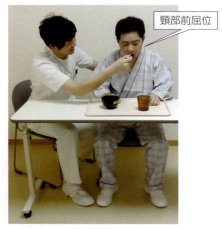
適切な位置からの介助

図Ⅳ-35　介助者の位置

2）介助ペース

　介助のペースが遅いと食事時間の延長による疲労から，摂取量が低下する．また，開口して待つ間に呼吸をすると，咽頭に残留したものを気管に吸い込み誤嚥する危険がある．逆に早すぎると，そしゃくを十分にせずに飲み込んだり，せかされてむせ込んだりと誤嚥の危険につながる．一口，口に入れたあと，次の一口をすくっておき，嚥下運動を確認したら次の一口を口に運び，タイミングよく進めることが必要である．

引用文献

1）奥宮暁子，金子昌子（1998）脳に疾患を持つ人への看護：ナーシングレクチャー，p.124, 中央法規出版.

参考文献

1. 森若文雄監修，内田学編（2017）姿勢から介入する摂食嚥下：脳卒中患者のリハビリテーション，pp.136-155, メジカルビュー社.
2. 竹市美加，小山珠美（2015）3食のQOLを高める食事介助の基本技術：認知・姿勢・動作機能を高めるために，リハビリナース，8（4），pp.18-625.

3 排　泄

　排泄とは，生命を維持するために水分や食物を摂取し，消化，吸収，代謝などを経た結果，身体から不要になった水分や老廃物を出すことであり，主に尿と便の排出をさす．日本人は羞恥心の強さからトイレという特定の場所で人目を避けて排泄したがる傾向がある．そのため，"排泄物をため，体外へ排出し，排泄後に肛門や会陰部を清潔にする"という行為のほかに，人が生活する空間とは離れたところで排泄し，排泄物をすみやかに処理する——これらが自らできる場合を「排泄の自立」として認識している．

　失禁は身体的不快感・スキントラブル・悪臭だけでなく，心理的側面として尊厳の消失，自己否定，孤独感，負担感，罪悪感などを引き起こし，行動範囲の限局，閉じこもり，社会参加の断念へとつながる．また，排尿は1日に何度もくり返されるため，家族が介護を行う場合には疲労や睡眠不足，排泄ケアに対する負担感，経済的負担も発生する．

　排泄が自立するための支援は，腎機能や消化・吸収機能の保全に努めながら，尿便失禁や失敗による自己尊厳の低下やそれにともなう生活の活動性の低下を予防し，本人や家族のQOLを高めることにある．

〔1〕排泄行動のアセスメント

　排泄が自立しない原因は泌尿器の障害や消化器の障害だけではない．認知機能の低下・運動機能低下・意欲・環境の問題などによる排泄行動の障害にも起因する．排泄行動を細分化すると，①尿意・便意を感じる，②トイレや便器が認識できる，③トイレまで移動する，④下着をおろす，⑤便座に上手に座る，⑥排尿・排便する，⑦後始末をする，⑧衣服を着ける，⑨部屋にもどる——に分けられる．なお，排泄行動に至るまでには，食べる・飲むといった摂取，消化・吸収，排泄物をためる必要がある．

　排泄の自立を支援するためには，上記の一連の排泄行動の観察だけでなく，患者の疾病や障害の有無・程度，既往歴，生活習慣，家族状況，家屋状況，経済状況などを観察し，把握することが重要である．表Ⅳ-36にアセスメントの視点と観察項目を示す．

〔2〕尿意・便意の自覚を促す

　適切な排泄行動につなげるためには尿意・便意の有無を把握する必要がある．尿意・便意は内臓から脳へ伝達された信号にもとづき脳から発せられる．尿意や便意を感じない，または尿意・便意があいまいである場合の原因としては，神経損傷（脳・脊髄疾患，骨盤内の手術，糖尿病など）や廃用性（必要性の低いおむつ，膀胱留置カテーテルの使用），コミュニケーション不足（失語や介護者不足），重度の認知症などがあげられる．特に高齢者の場合はこれらの要因が複合していることが多い．**排泄パターン**を把握することにより失禁の原因を推察できるため，排尿の時間，尿量，回数，失禁の状況や飲水の量などを具体的に記録し，排泄パターンを把握して治療や看護援助につなげる．**排尿の誘導方法**として，以下の方法があげられる．

1）定時誘導

　一定のスケジュール（2〜4時間間隔の範囲内）でトイレに誘導し，排泄介助を行う．汚染したままの状態を防ぎ，排尿パターンを把握する．

138 Ⅳ リハビリテーションを必要とする人への看護援助

表Ⅳ-36 排泄行動のアセスメントと観察項目

アセスメントの視点	観察項目
<一般的な基礎情報，社会面> • 疾病の時期（急性期・亜急性期・慢性期） • 家庭での排泄習慣やトイレまでの距離，段差，トイレの場所などの住環境 • 介護者の有無や介護力	疾病，既往歴，性別，年齢，職業，生活習慣（食習慣，排泄習慣），家族状況，経済状況，住環境
<意識・精神機能面> • 尿意をがまんできるか • トイレの場所がわかるか • トイレや便器の使い方がわかるか • 空間失認による移乗・移動時の安全性はどうか	• 意識状態 • 失認・失行など高次脳機能障害の有無と程度 • 認知症や知的障害の有無と程度
<身体運動機能面> • 尿意の有無・排泄回数（日中・夜間），排尿の間隔，失禁の有無など • 寝返り，起き上がりなどの起居動作 • 移乗・移動動作の安定性 • 排泄の準備（衣服の着脱），後始末に必要な巧緻動作や関節可動域の状態 • 坐位，立位バランス保持の状態 • 移動に要する体力の程度，排泄時坐位保持に必要な体力があるか • 視覚障害によるトイレ移動や車椅子移乗時の安全性 • 視覚障害，嗅覚障害により排泄の失敗や排泄物による皮膚や衣類の汚染に気づけないことはないか • 感覚障害により拭き残しや皮膚の損傷に気づけないことはないか	• 排泄状態 • 麻痺や筋力低下の有無と程度，上肢・下肢の運動機能の状態，関節拘縮の有無と程度 • 運動失調や不随意運動の有無と程度，身体バランスの保持・機能状態 • バイタルサイン（心肺機能の状況） • 視覚・嗅覚・感覚障害の有無と程度

2）排尿習慣化訓練

　個別の排尿パターンを把握した患者に対し，本人のパターンにそってくり返し排尿を誘導し習慣化することによって尿失禁の改善をはかる．

3）排尿自覚刺激法

　個別の排尿パターンを把握した患者に対し，排尿の意思を伝え尿失禁がなく排尿できた場合に賞賛の言葉かけ（例：「トイレでお小水ができて，すっきりなさいましたか．爽快でしょう．本当によかったですね」）を行うことで，排尿を自発的に伝える能力を獲得する．

〔3〕動作障害に対する援助

　快適な排泄の自立に向けて，看護師は患者の障害状況に合わせた機能回復訓練や姿勢・動作を容易にするための環境づくり，補助具の使用などを含めて援助方法を決定していく．動作障害に対する看護のポイントを排泄の一連の行動から以下に述べる．

（1）尿意，便意

　尿意がある場合はそのつど，尿意がない場合でも上記の排尿誘導法を用いトイレへ誘導する．

(2) トイレや便器の認識

トイレまでの動線を短くし，場所がわかりやすいようにする．トイレであることがわかりやすいように文字や絵で明示したり，目印をつけることで患者は認識しやすくなる．

(3) 排泄動作

ここでは，"左麻痺のある患者"が車椅子を用いる移乗動作を示す．

1) 動作を行いやすい環境

健側の右側に手すりがあるよう環境を整える（縦手すりがあると立位を安定してとることができる）．トイレ内で車椅子の回転ができ，介助者が立つスペースを確保できる広さのトイレを選択する．トイレのふたを開けることが難しい場合は，開けたままにするか自動の便座開閉システムを活用する．

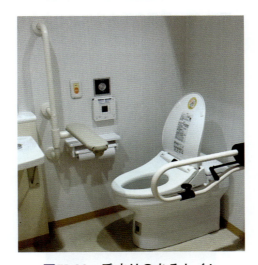

図Ⅳ-36　手すりのあるトイレ

2) 便座への移乗

便座への移乗時の回転が少なくてすむように，車椅子は便座に対し 90°の角度で配置する．

座った状態のまま，健側である右手で手すりにつかまり，両足底を床に接地する（図Ⅳ-37）．骨盤が後傾していないことがポイントである．床に足底がつかないときは，車椅子に浅く腰かけるようにする．

便座への着座の際は，殿部の重さを軸足に移し，殿部が浮いてきたら膝を伸ばし，殿部を回転させる（図Ⅳ-38）．介助にて便座に移動するときも同様で，患者が殿部から足に重心を移すことができるように介助する．

140　Ⅳ　リハビリテーションを必要とする人への看護援助

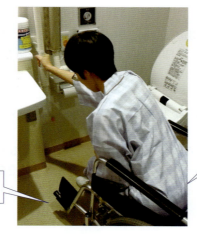

膝よりもやや手前に足底を接地

背筋を伸ばし，骨盤が後ろに倒れないように

図Ⅳ-37　健側の手すりにつかまる

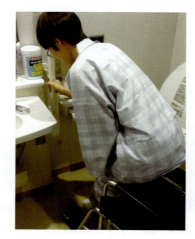

図Ⅳ-38　重心の移動

　3）着座のための体重移動

　ここで安定して立位が取れる場合は，ズボン・下着を下ろす．立位が安定しないままズボン・下着の着脱を行うと転倒の危険性が高くなるため，着座を優先する．

　便座に座るために，頭部を前方に傾け，下肢を曲げながら腰を下ろし，殿部をしっかり奥まで入れる．

　4）ズボン・下着の着脱

　ズボン・下着の着脱は，つかまり立ちをする方法と，着座したまま行う方法があり，それぞれ下記のように行う．

　〈つかまり立ちができる場合〉

　①患者は介助バーにつかまり立ちする．

　②患者は片側のバーを支持し，支持している側の足を引き，逆を少し出す．

　③介助者は立ち上がりをサポートし，下着とズボンの引き下げ・引き上げを介助する．

〈着座したまま行う場合〉
①着座したまま,下着・ズボンを殿部下部まで下げる.
②患者は手すりや介助者につかまり重心を移動することで殿部を片方ずつ挙上し,挙上できた側の下着・ズボンを上げ下げする.上げ下げのしやすい下着・衣類を選択する.過剰な重ね着を避けたほうが実施しやすい.

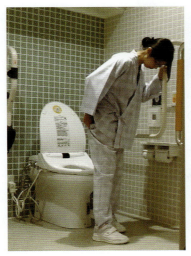
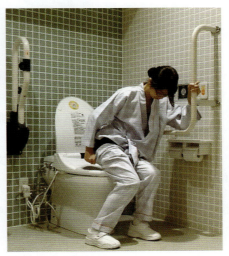

つかまり立ちして行う　　　　着座したまま行う

図Ⅳ-39　ズボン・下着の着脱方法

5）排泄時の姿勢

　排泄時の姿勢は,便座に腰かけ,背筋を伸ばし,膝を曲げ,両足を接地して足底に体重をかけて安定させてから,上体をやや前傾させる.**前傾姿勢**をとることによって,努責により腹圧が効果的にかかり,スムーズな排便を促すことができる.安定した坐位をつくってから,意識的に前傾姿勢をとるように促す必要がある.

　排泄時の坐位姿勢では,体幹だけでなく骨盤も前傾させることが重要である.それにより排泄しやすい尿道の向き,肛門直腸角になる.前傾姿勢は横隔膜を腸に向かって下げることができ,有効に腹圧をかけることができる.足を後ろに引くことで,前傾しやすくなる.また,前方支持具を設置することで,前傾姿勢をつくりやすくなる.

　患者の病状や症状によっては床上排泄を余儀なくされることもあり,膀胱留置カテーテル・尿器・おむつを活用することも必要である.適切な姿勢でのトイレでの排泄は,腹圧が効果的にかかり,スムーズな排泄を行える.できる限り,発症早期からトイレでの排泄ができるように支援する.また,適切な排泄姿勢をとるためには体幹の維持能力が必要であり,トイレでの排泄ができなくても,足底や大腿部に重さをかけ,前傾姿勢をとることができるように日常生活のなかで支援することが必要である.

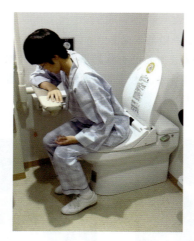

図Ⅳ-40　スムーズな排泄のための前傾姿勢

参考文献
1. 日本創傷・オストミー・失禁管理学会編（2017）排泄ケアガイドブック：コンチネンスケアの充実をめざして，照林社．
2. 下元佳子（2015）モーションエイド：姿勢・動作の援助理論と実践法，中山書店．

❹ 更　衣

　更衣とは"着ていた衣服を脱いで，別の衣服を着ること"，すなわち"着替えること"をいう．日常生活における更衣は，朝起きて寝衣から目的に合った衣服を選択，着替えて活動し，夜はまた休息しやすい寝衣に着替えて眠るというように，毎日行われる行為である．

　また，更衣とは単に着替える動作だけでなく，着替える必要性を感じ，着脱の仕方がわかったうえで衣服を選択する，そして坐位または立位などの姿勢を保持し，四肢や手指を巧みに動かして着脱し，衣服を整える——という心身機能を含めた一連の行為で成り立っている行動である．

　さらに更衣には，暑いときには汗を吸収し熱を放散し，寒いときには体熱の放散を防ぎ，汗や皮脂からの分泌物を吸収し皮膚の清潔を守り，紫外線や天候（風雨，雪），埃などから身体を保護し外傷から身を守るという生理的意味がある．また，そのときの気分や周囲の状況（季節，時間，場所，目的など）に合わせた服装を選択する，おしゃれとしての楽しみや自己表現といった観点からも日々の生活にメリハリをもたせてくれる心理・社会的意味もある．好みの衣服を着て身なりを整え，社会のなかで役割を果たしながら快適に生活するという個別性に富んだ，人として生きていくための尊厳にもかかわる行為である．

〔1〕更衣行動のアセスメント

　更衣動作は身体のバランス保持から手指の巧緻性に至るまで，幅広く複雑な全身の運動機能を使うため，更衣行動の自立度を評価する必要がある．そのため，全身の運動機能はもちろんのこと，患者の基礎情報および意識状態や精神機能の状態も合わせて観察し，アセスメントする（表Ⅳ-37）．

4 ADL の再獲得を支援する看護援助　　**143**

表Ⅳ-37　更衣行動のアセスメントと観察項目

アセスメントの視点	観察項目
＜基礎情報＞ • 普段どのような生活をしているか	• 氏名, 性別, 年齢, 体格（身長・体重） • 職業, 生活習慣, 生活様式 • 価値観や衣服の好みなど • 衣服の選択（色, サイズ, 形）が適切か • 暑がりまたは寒がりか（薄着または厚着） • 排泄習慣や現在の排泄状況
＜意識・精神機能面＞ • 衣服を見て, 何をするものか理解できるか • 周囲の状況に合わせて衣服の選択が可能か • 衣服の脱ぎ方, 着方がわかるか • 更衣の必要性を理解しているか • 更衣をしようとする意欲があるか	• 意識状態 • 高次脳機能障害の有無と程度（失認, 失行） • 認知症や知的障害の有無と程度 • 抑うつなど精神疾患の有無と程度
＜身体運動機能面＞ • 両上下肢の動き, 手指の巧緻性や把持力はどうか（細かな動きと筋力, 特に利き手の状態） • 関節可動域はどうか • 坐位, 立位姿勢保持や身体バランス維持はどうか • 協調運動ができるか • 更衣動作を行う体力があるか	• 筋力低下や麻痺の有無と程度, 上肢・下肢の運動機能の状態 • 関節拘縮の有無と程度 • 身体のバランス保持機能の状態 • 運動失調や不随意運動の有無と程度 • バイタルサイン（病状と心肺機能の状態）

〔2〕援助方法の実際
（1）上下肢に運動機能障害がある場合

　片麻痺患者の衣服の着脱を例に説明する. 更衣のときにはカーテンを閉め, 患者のプライバシーを保護する. 安全に更衣を行うために, ベッド上端坐位または背もたれ, 肘かけの付いた椅子や車椅子を使用し, 安定した坐位姿勢を保持する. 更衣動作のポイントは, 「着るときは患側から, 脱ぐときは健側から」が原則である.

　1）頭からかぶるタイプの衣服の着脱

　頭からかぶるタイプの服の着脱動作の場合, 着るときは, まず患側の上肢, 健側の上肢の順に袖を通し, 頭からかぶるようにして顔を出し, 衣服を整える（図Ⅳ-41）. 脱ぐときは, 着るときと逆の手順で頭の上から後ろ襟首を引っ張り, 頭を抜き, 健側上肢, 患側上肢の順に脱ぐ.

　2）前あきタイプの衣服の着脱

　着るときは, 上記1）の場合と同様に患側の上肢からはじめる. 患側の手を通し, 肩までしっかり引き上げる. 健側の手を後ろに回して袖を通す（図Ⅳ-42）. 脱ぐときは, 健側の手を使って患側の肩から脱ぎ, 健側の肩を脱ぐ. 裾を尻に敷いて健側の手を脱ぎ, 次に患側の手を脱ぐ.

　3）ズボンの着脱

　坐位になり, 患側下肢の足首を把持して健側の膝の上にのせ, 患側下肢にズボンを通す. 次に健側下肢をズボンに通し, ズボン全体を大腿まで引き上げ, 立位になってズボンを腰まで上げる. ファスナーを閉める, またはボタンを留め（ベルトを締め）て整える（図Ⅳ-43）. 健側下肢をズボンに通すときに, 身体が麻痺側に傾くとバランスを崩して転倒しやすいので注意する. 安全のため, そばに手すりやベッド柵など, すぐにつかまれるように配慮する. 脱ぐときは, 着るときの逆の手順で行う.

144　Ⅳ　リハビリテーションを必要とする人への看護援助

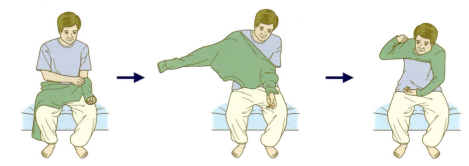

図Ⅳ-41　丸首シャツの更衣

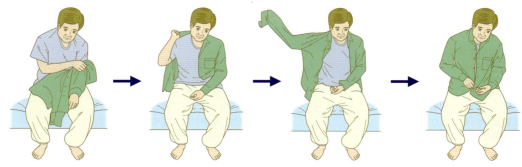

図Ⅳ-42　前あきシャツの更衣

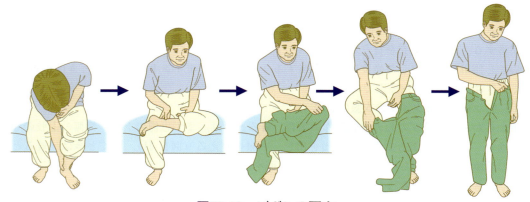

図Ⅳ-43　ズボンの更衣

　立位姿勢保持ができない，または不安定な場合は転倒しやすいので，安全のためにベッド上で行う（図Ⅳ-44）．ベッド上の坐位のままで患側から健側の順に下肢をズボンに通し，一度臥位になり腰までズボンを上げる．健側下肢の膝を立てて腰を上げ，ズボンを腰まで引き上げて整える．排泄時や入浴時，立位姿勢が不安定な場合は，看護師が支えるか，または患者にしっかり手すりをつかんでもらい，下着やズボンの上げ下ろしは看護師が介助する．

　4）靴・靴下の着脱

　背もたれ，肘かけ付きの椅子または床に座って行う．ズボンの着脱動作の方法で，靴，靴下の着脱を行う．

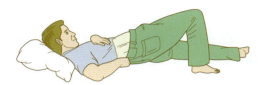

図Ⅳ-44　ズボンの更衣（ベッド上）

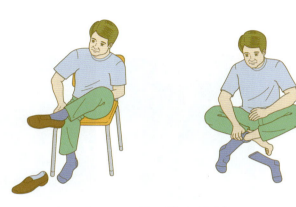

図Ⅳ-45　靴・靴下の更衣

(2) 更衣援助の注意点

　片麻痺の患者にとって更衣は1つひとつの動作に時間がかかり，いらだち，ストレスになることが多い．患者のできる機能を活用して自立を促しながら支援するとともに，できないところを見極め，シャツになかなか手が通せない，靴が履けないなどのときに，どうしたらできるようになるのか，必要に応じた指導や介助をする．

〔3〕衣服の工夫，自助具の活用
(1) 衣服の選択
　衣服は構造が簡単でゆとりがあり，伸縮性のある素材のものが着脱しやすい．ピッタリしたものは肘や肩が通りにくく着脱が難しいうえに無理に着脱すると身体を痛めたりすることがある．例えば，ボタンを留める衣類の場合は片手で操作しやすいようにボタンは大きめのものにする．ボタンよりはスナップ，スナップよりはマジックテープの方が留めやすく，はずしやすい．
　ズボンは片手でも上げ下げがしやすいものがよい．ファスナーよりはゴムのものが整えやすい．着脱しやすい介護用衣服も販売されており，それらの商品の特徴を理解して活用することで自立を促すことにつながる．

(2) 自助具の活用
　手指の巧緻性や関節可動域の状態，衣服の形態により自助具を活用する．次に示すように，ソックスエイド，ボタンエイドの他にマジックテープが付いた衣類もあるが，その自助具が本当に患者に合ったものか，本当になければできないのか判断する必要がある．

1）ソックスエイド
柔らかいプラスチック板にひもが付いており，靴下に丸めて差し込んだところへ足趾を入れ，ひもを引いていくと靴下がはける道具．

2）ボタンエイド，ファスナーエイド
片手でもボタンかけやファスナーが使いやすくなる道具．

3）その他
片手ではけるソックス：はき口のゴムの部分がゆったりしていて，さらに後ろを引っ張りやすいように長めになっている．

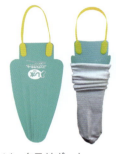
ソックスサポート
（写真提供：ファイン）

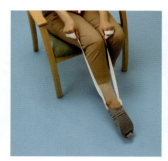
ソックスエイド
（写真提供：アビリティーズ・ケアネット）

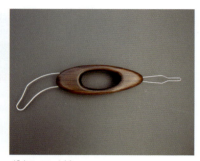
ボタンエイド
（写真提供：ウインド）

図Ⅳ-46　自助具の例

Column

更衣動作と高次脳機能障害

更衣という動作は複雑で，その動作の獲得には，起居動作，四肢・体幹の可動域と筋力，手指の巧緻性，更衣の手順などが関係する．また，記憶力，構成力，注意力，集中力なども必須となるが，私たちは日々これらのことを自然に行っている．

手足の麻痺など運動機能に障害があると更衣動作が困難になるが，運動機能障害や感覚障害がない，またはごく軽微な障害にもかかわらず，"この患者はどうしてうまく更衣ができないのだろう"と思う場面に遭遇することがある．このような状況がみられたときは，人や物，自分の身体や空間そのものを認識できない「失認」や，その運動を組み立てることができず，行為そのものを正確に実行できない「失行」など，高次脳機能障害の可能性を考える必要がある（Ⅵ章4「高次脳機能（認知機能）障害がある人の看護」参照）．

また，失行には「着衣失行」という衣服類の着衣行為のみができなくなる障害がある．着衣失行では，患者は衣服を裏表，前後，左右，上下を逆に着たままでも気づかない．麻痺があれば麻痺側だけ衣服を着脱しない，ボタンをかけ違える，どの穴に入れていいのかわからない，ズボンに足を入れることができない，衣服が乱れていても構わない，などの状況が多くみられる．

看護師は日々のかかわりのなかで患者の行動をよく観察し，どのような障害が起きているのかをアセスメントし，看護支援につなげていく必要がある．

〔4〕着衣失行のある場合の援助

　高次脳機能（認知機能）障害等により衣服を正しく着ることができなくなる症状を**着衣失行**という．着衣失行がある場合，日常生活のなかでの効果的な学習方法は，実際の場面で同じ方法で何度もくり返し行うことである．更衣行動も朝起きたとき，トイレの前後のズボン・下着の上げ下ろし，衣服を整えること，訓練着への更衣，入浴時の更衣など，毎日そのときどきに行っていく．また，更衣の際には肌着・上着の形態や介助の方法が毎回異なると，患者は十分学習できないうちに新たな体験をすることになり，混乱してしまう．そのため，患者がある程度習得するまでは，衣服は同じような形態のものにし，着脱の介助方法を統一して，焦らず根気強く，危険のないように見守ることが大切である．

参考文献

1．中向弥生（2013）日常生活動作自立に向けた支援（活動），臨牀看護，39（5），pp.710-716.
2．小澤尚子（2012）ADL訓練／退院指導，BRAINリハビリナース，pp99-109.
3．井口佳子（2012）高次脳機能障害を知ろう，BRAINリハビリナース，pp.114-126.
4．小山珠美，所和彦監修（2008）脳血管障害による高次脳機能障害ナーシングガイド，日総研出版.

5　清潔（入浴）

　清潔（入浴）という行動は，必要な環境や物品の準備ができ，移動，衣服の着脱，身体の洗浄や洗髪など目的にあった動作ができ，さらに「清潔にする」という意思をもつという精神機能も関連した一連の行為で成り立っている．

　清潔（入浴）の目的には，①皮膚や粘膜の汚れを落として生理的機能を高める，②爽快感やリラックス感を得る，③身だしなみを整えて社会生活を営む，などがあげられる．また，リハビリテーションを必要とする患者にとっては，筋肉の緊張を緩和して運動を行う機会ともなる．

　日常生活習慣のひとつである清潔（入浴）は，個人がもつ文化的な背景や価値観，発達段階やライフスタイルに左右される．清潔（入浴）援助をする際には，患者個々の習慣を考慮することが大切である．

〔1〕入浴行動のアセスメント

（1）援助を安全に行うために

　日本人の多くは，「入浴＝浴槽につかる」という認識をもつ．ただし，浴槽につかるという行為は身体にさまざまな作用を及ぼす．したがって，治療を要する状態にある患者の入浴可否については医師の確認を得て実施する．そのうえで介助者は下記に示すようなメリット・デメリットを把握し，援助を行う必要がある．

　1）温熱作用

　毛細血管が拡張し，血流が促進される．湯温が42℃以上になると**交感神経**が優位となり，心拍数や血圧が上昇する．39℃以下では**副交感神経**が優位となる．

　2）静水圧作用

　水の重量による圧力を**静水圧**という．体表面にかかる水圧が静脈を圧迫し，心臓への還流量を

148   Ⅳ リハビリテーションを必要とする人への看護援助

増加させる．水位が胸部を越える場合は水圧が胸郭を圧迫し，呼吸が抑制される．
　　3）浮力作用
　　水中の浮力により，関節への負担が軽減される．
　　入浴は爽快感が得られやすい半面，循環器・呼吸器への負担が大きい．一方，シャワー浴は入浴と比べて爽快感は減るが，水圧の影響を受けないため，循環器・呼吸器への負担は少ない．

（2）入浴援助方法の検討
　　適切な援助方法を選択するためには，患者の一般状態，運動・感覚機能，意識・精神状態，清潔習慣等についての情報収集・観察とアセスメントを行う（表Ⅳ-38）．さらに患者の安全・安楽を考慮した入浴時間の設定，自立を阻害しない援助のレベルを決定する．
　　1）一般状態
　　入浴禁忌としては，おおよそ以下のようなものが目安となる．
①バイタルサインが不安定，呼吸困難がある．
②全身の衰弱が著しい，または重度の貧血や出血性疾患がある．
③急性期の心疾患や肝疾患，脳卒中や外傷直後など，病状が不安定な時期にある．

表Ⅳ-38　入浴行動のアセスメントの視点と観察項目

アセスメントの視点	観察項目
＜一般状態＞ ・入浴可能と判断されている病状であるか ・バイタルサインの異常や呼吸困難はないか ・貧血や炎症反応はないか ・皮膚の状態はどうか ・体力・疲労度はどうか	・病状と治療の状況．カテーテルなどの有無 ・バイタルサイン，呼吸状態 ・顔色やチアノーゼの有無，血液検査結果 ・創傷・褥瘡の有無，発疹・発赤などの皮膚の状態 ・坐位や歩行などでの疲労の程度，栄養状態，体重減少，下痢や嘔吐による脱水の有無
＜運動・感覚機能面＞ ・麻痺や関節可動域制限があるか ・巧緻動作障害はあるか ・温・冷感覚の障害はあるか ・しびれ・痛みはあるか	・麻痺の部位と程度，坐位・立位保持の状態，失調や不随意運動の有無，関節可動域，健側の運動機能 ・温・冷感覚の有無 ・しびれや痛みの有無
＜意識・精神機能面＞ ・高次脳機能障害はあるか（失行・失認・失語はあるか） ・入浴の必要性がわかり，入浴しようとする意欲があるか	・見当識，理解力，判断力，注意力 ・衣服の着脱，蛇口やシャワーの使い方，タオルの使い方，左右の理解，コミュニケーションのとり方 ・意欲低下や認知症の有無と程度
＜基礎情報＞ ・これまでの清潔習慣はどのようなものか	・入浴習慣（週に何回入るか，何時に入るか，入浴所要時間など） ・浴室環境（自宅，銭湯） ・職業，生活習慣，生活様式，入浴に対する価値観

2）運動・感覚機能面

　入浴援助の際に，どの程度の介助が必要なのかを判断するために，身体の運動機能を把握する．歩行，衣服の着脱，浴槽への移動，蛇口の使用，タオルをしぼる動作などをアセスメントすることによって，介助方法を決定する．また，麻痺などによる運動機能障害がある場合は，補助具を使用することも視野に入れる．脊髄疾患や糖尿病などによる末梢神経障害がある場合は，さまざまな感覚異常をきたすことがある．シャワーや蛇口から出る温水の温度感覚がわからず，熱傷を起こす危険性がある．また湯温や体位によって，しびれや痛みが出現し，入浴動作が行えないこともある．それらの危険性についてもアセスメントして介助につなげる．

3）意識・精神機能面

　身体の運動機能に障害がなくても，入浴ができないことがある．人間が人間らしく生活していくために必要な言語，理解，判断，記憶，注意などに障害があらわれると，入浴するという意思をもち，行動を組み立てて，状況を正しく判断することができなくなる．例えば，衣服を正しく着脱できない（着衣失行），左右がわからない（左右失認）といった高次脳機能障害による場合である．

　また，意識障害や認知症をはじめ精神機能になんらかの障害があると，入浴ができないことがある．援助をするうえで，患者本人に入浴をしたいという意思があるかどうかを確認することも必要となる．

〔2〕入浴の援助

　以下，入浴は可能であるが介助が必要であると判断された患者の入浴前・入浴中・入浴後の援助方法について述べる．

（1）入浴前の準備

①食前または食後1時間以上が過ぎている時間帯を選ぶ．入浴すると末梢血管に分布する血液量が増加し，相対的に内臓血液量が減少して消化機能が低下するためである．

②入浴時間は15〜20分前後を目安にする．特に，はじめて入浴をする場合は15分程度にする．長湯をしないように患者に説明し，理解を得る．

③患者の入浴に必要な物品を準備する．排泄は入浴前に済ませる．患者が1人で準備できない場合には，これらを介助する．

④浴室内の温度は22〜26℃に調整し，湯温は40〜42℃に設定する．浴室の物品を点検・準備する．

（2）入浴中の援助

①浴室へ向かう．1人での移動が困難な場合は介助する．

②衣服を脱ぐ．困難な場合は介助する．麻痺がある場合は健側から脱ぎ，麻痺側は後から脱ぐ．脱衣の援助時は椅子や車椅子を使用する．看護師は自分のしたくの最中も患者から目を離さず，転倒予防に努める．

③身体状況に合わせ，入浴用の椅子を選択する．麻痺があっても坐位保持が可能であれば，シャワーチェアを使用する（図Ⅳ-47）．坐位に安定性がない，もしくは介助者の言葉が理解できず，危険行動に移行しやすい患者の場合は入浴用の車椅子（図Ⅳ-47）を使用する．麻痺はなくても筋力低下がある場合はシャワーチェアの方が安全である．

④看護師が湯温の確認を行った後,患者の手掌に湯をかけ,温度を確認する.高齢者の場合,温度感覚は足先が最も衰えやすく,手掌が衰えにくい部位としてあげられているためである.
⑤足もとから体幹に向かってかけ湯を行い,湯温に身体を慣れさせる.
⑥髪を洗う.自分でどの程度できるのか,入浴前の情報をもとに患者に確認しながら,できないところを介助する.
⑦身体を洗う.手順は上記⑥と同様である.補助具(図Ⅳ-48)を使用し,自立した動作が行えるように援助する.
⑧浴槽内への移動時は,立位保持が可能なら手すりを活用し,転倒に注意しながら誘導する.立位保持が困難な場合は2人介助とする.1人は患者をしっかりと支えて立位を保持し,もう1人の介助者が椅子をはずし,患者の腰に回転動作を加え,浴槽内に設置しているバスボード(図Ⅳ-48)にいったん座ってもらう.患者は身体がぬれていることにより滑って転倒する危険がある.患者の立位保持を支持している介助者は,患者に身体を密着する.バスボードから浴槽内の湯につかるときはバスボードから転落しないように,ゆっくり介助する.
⑨はじめは胸部より下まで湯につかり,かけ湯をしながら1〜2分様子をみる.自覚症状がなく,脈拍に異常がなければ,そのまま肩まで湯につかり温まる.この際も,必要があれば身体を支える.湯につかる時間は5分程度を目安にする.
⑩バスボードにつかまり,浴槽からゆっくり立ち上がり,立位をとる.バスボードに座り,浴槽から出る.

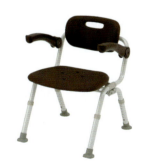
シャワーチェア
(写真提供:パナソニックエイジフリー)

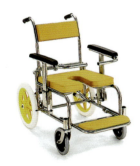
入浴用車椅子
(写真提供:カワムラサイクル)

図Ⅳ-47 入浴用の椅子

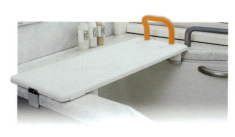
バスボード
(写真提供:パナソニックエイジフリー)

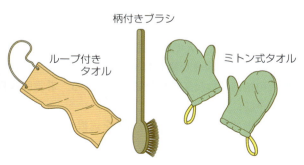

図Ⅳ-48 入浴の際の補助具

（3）入浴後の援助

①浴室から脱衣所まで移動する．洗い場は水や石けん水で滑りやすくなっているため，歩行が不安定な場合は洗い場まで車椅子を入れるなどして転倒に注意する．

②速やかに身体の水分を拭き取り，下着・病衣を着る．麻痺がある場合は麻痺側から着衣をはじめ，健側は後に行う．必要な介助を行う．

③病室に戻り，水分補給と休息を促す．バイタルサインを測定し，入浴による疲労度の有無なども確認する．

参考文献

1．医療情報科学研究所編（2014）看護技術がみえる vol.1：基礎看護技術，pp.107-112，メディックメディア．

2．志自岐康子，松尾ミヨ子，習田明裕編（2014）基礎看護技術 第5版：ナーシング・グラフィカ 基礎看護学③，メディカ出版．

⑥ 整容（洗面，歯磨き，ひげそり，整髪など）

整容とは習慣的に行っている生活行動のひとつで，容姿や身だしなみを整えることである．洗面，歯磨き，ひげそり，整髪などが含まれる．

整容には見た目を整えることのほかにメリハリのある生活リズムの確立や，清潔を保つことによる爽快感と気分転換，意欲の向上につながるといった目的や意義がある．さらに，周囲の人たちに不快感を与えず，社会で人間関係を保ちながら快適に生活していくための大切な行為でもある．これらを果たすには全身運動機能と精神機能の両方が不可欠であり，不足がある場合は整容行動を円滑に行うための援助が必要になる．

〔1〕整容行動のアセスメント

整容行動の自立度をアセスメントするために，全身の運動機能，意識・精神状態等の観察を行う（表Ⅳ-39）．

患者の病態や一般状態，運動機能，意識・精神状態から患者の自立度に合わせ，自助具の使用などを検討する．また，患者の意向を確認しながら自立につながる援助を導き出す．

〔2〕整容の援助

片麻痺の運動機能障害がある人への援助方法について述べる．

〈洗面所で行う場合〉

（1）洗　面

洗面動作は体幹の前傾姿勢と両下肢の支持性が必要で，バランスを取りながら実施している．そのため，患者に片麻痺がある場合には下肢の支持が不安定になり，体幹バランスを保つことができないため転倒の危険が高まる．したがって，洗面動作が安定して行うことができるように手すり付きの椅子か車椅子に腰かけて行うことが必要である（図Ⅳ-49）．

表Ⅳ-39 整容行動のアセスメントの視点と観察項目

アセスメントの視点	観察項目
<基礎情報> ・ひげ，化粧（肌の手入れ），整髪の好みなどはどうか ・昼夜のリズムが整っているか <身体運動機能面> ・顔面麻痺や開口制限がないか ・両上下肢の動きや手指の巧緻性・把持力，上肢の挙上の程度（特に利き手の状態） ・関節可動域に問題はないか ・身体のバランス保持はどうか ・協調動作ができるか ・整容行動を行う体力があるか <意識・精神機能面> ・整容（洗面，歯磨きなど）で何をするのか理解できるか ・整容に必要な道具の使用方法がわかるか ・意欲があるか ・コミュニケーションがとれるか	・性別，年齢，病態，身長・体重，体質 ・職業，生活習慣，生活様式，家族 ・価値観，宗教，好み，義歯の使用の有無 ・眼瞼下垂，口角下垂，嚥下機能 ・麻痺や筋力低下の有無と程度 ・上肢・下肢の運動機能の状態 ・関節拘縮の有無と程度 ・坐位，立位のバランス保持機能の状態 ・運動失調や不随意運動の有無と程度 ・バイタルサイン（心肺機能の状態） ・意識状態 ・高次脳機能障害の有無と程度（失認・失行） ・認知症や知的障害の有無と程度 ・うつなどの精神疾患の有無と程度

　洗面動作では，ビニールエプロンやタオルを使用し，衣服がぬれないようにする．上肢に麻痺がある場合には，水道栓の開閉やタオルをしぼる動作は困難になる．水道栓の開閉もひねるタイプの場合は，補助具を使用し，ひねりやすくする工夫をする．カランを押すタイプや自動で水が出たり止まったりするもの，温度調節も自動で調整できるものもある．そうしたものに変更が可能な場合には患者の使用しやすいものにする．また，タオルは薄手素材の物が使いやすく，水道栓を利用すると片手でもタオルをしぼることができ，自立を促すことにつなげることができる（図Ⅳ-50）．
　<u>感覚障害</u>がある場合には温水栓の熱湯で熱傷しないように注意する．温水栓側にわかりやすく

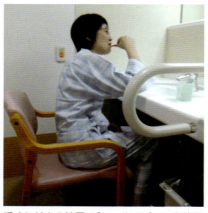

手すり付きの椅子，ビニールエプロンを使用

図Ⅳ-49　片麻痺がある患者の洗面所での歯磨き

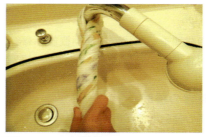

図Ⅳ-50　水道栓にタオルをかけて片手でしぼる

4 ADL の再獲得を支援する看護援助　**153**

表示をして触らないようにしたり，触れても熱くない工夫が必要である．また，洗顔石けんや洗面後の肌の手入れのクリーム等は患者が普段使用しているものにする．

（2）歯磨き

1）咳嗽ができる場合

自力で咳嗽ができる患者の場合には食後にうがいを促し，口腔内の食物残渣を流した後，歯ブラシをわたして自分で磨いてもらう．歯磨きコップは持ち手があり，軽くて落としても割れないプラスチック製が望ましい．歯磨きの仕方や，磨き残しがないかなどを観察し，効果的に声をかける．歯の裏側や側面，歯と歯肉の境目，歯の重なっている部分は磨き残しを生じやすい．介助をする場合には痛みを誘発しないように注意しながら，ブラッシングする．

2）咳嗽ができない場合

咳嗽できない患者が，多量の水を口腔内に流し込むと誤嚥をまねく危険がある．吸引やスポンジブラシを使用したり，洗口液などを利用して口腔ケアを実施する．麻痺側の頬と歯列間に食物残渣がたまりやすいため，磨き残しに注意が必要である．

また，義歯を使用している場合には食後に義歯をはずし，義歯専用のブラシで洗浄する．義歯を使用しない夜間などは専用の容器を使用し，必ず水につけておく．

（3）ひげそり

把持力が弱い場合には電気かみそりをバンドなどで手に固定する．ひげそり後は肌が荒れやすいため患者が普段使用しているクリームなどをつける．

（4）整　髪

ブラシの柄は太めで長めの方が持ちやすい．把持力が弱っている場合には，はずれないようにブラシの柄を握った手の上からバンドなどで固定し，自力でブラッシングができるようにする．ドライヤーを使用するときにはドライヤーを固定して使うとよい．

〈床上で行う場合〉

（1）洗　面

患者が自分で行えるときには温かいタオルをわたし，自分で顔をふいてもらう．患者が自力で行えない場合には温かいタオルを準備し，患者に了解を得ながら顔全体をふいていく．この際，耳の裏側など普段見えにくいところも忘れずに実施する．

（2）歯磨き

ベッド上で坐位が可能な場合にはオーバーテーブルにガーグルベースン，歯磨き用の水・歯ブラシ，タオルを準備する（図Ⅳ-51）．

患者が自力でできる場合は，洗面所で行う場合を参照する．

患者が起き上がれない場合には，患者が向きやすい方向か介助しやすい側臥位の体勢にし，吸い飲みやストローを使用し水を口に含ませ，水がのどに流れ込まないように注意をする．

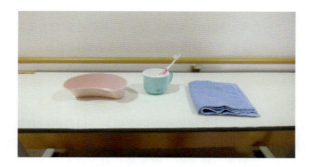

図Ⅳ-51　オーバーテーブル上のガーグルベースン，うがいコップ・歯ブラシ，タオル

(3) 爪切り

　麻痺がある場合は難しい動作となるため，介助が必要である．一般的には，大きめの爪切りの方が使いやすい．また，深爪にならないように注意する．爪を切った後は，できるだけやすりで爪を整える．

(4) その他

　ひげそり，整髪などは洗面所で行う場合を参照する．

参考文献

1．吉尾雅春総監修（2016）極める！脳卒中リハビリテーション必須スキル，gene.
2．前島伸一郎（2003）脳卒中のリハビリテーションと在宅ケア，金芳堂．
3．深井喜代子編（2010）ケア技術のエビデンスⅡ：実践へのフィードバックで活かす，へるす出版．

7 性行動

〔1〕性の概念

　性という言葉は「性交」という性的活動として認識されやすく，「性＝セックス＝性交」ととらえられがちである．しかし，人間の性（ヒューマンセクシュアリティ）は単なる性交だけではなく，生物学的性，生殖の性，文化・社会的な性，性意識や性行動など多様な意味をもっており，生きることそのものであるといえる．食事，睡眠，休養などと同様に，「性＝セクシュアリティ」のニーズは欠かすことのできない基本的欲求であり，その人を支える健康の基盤となるものである．そのため，人間の性は人間の存在のあり方や充実して生きるための生活の質（QOL）にも影響を与えるものである．

(1) 性の意義

　人間の性の特質として，次の3つの意義があるとされている．
　1）子孫を残す生殖性
　動物の性行動はもともと本能的なもので，結果的に種の保存（生殖）という意義を満たすことを目的としている．しかし，人間は他の動物と違って理性が存在しているため，性意識・性行動を促進したり，抑制したり，転換することもでき，それにより生殖性の実現を選択できる．

２）性的欲求の充足と快感を求める快楽性

性欲が強ければ強いほど快感を得ることができ，この意義を快楽性という．人間は性欲を生殖性と切り離し，それを目的として快感だけを強く求める場合がある．

３）互いの人間関係が深まる連帯性

連帯性は，愛情の豊かな表現や互いの価値観を理解し合って心の結びつきを深める人間関係のなかに存在する．ゆえに人間にとっての性は人間関係そのものであり，その関係のなかで充実した人生を送るにあたり，無視できないものといえる．連帯性は人間のもつ性の意義のうちで最大の特色であり，人間だけが感じ取ることのできる，心の絆を確認する価値のある特質なのである．

（２）性の健康

世界保健機関（WHO）は性の健康について，「性的に健康な状態とは，人間の性が身体的，情緒的，知性的，社会的な側面からとらえられ，かつ統合された状態をさしている．このような性の存在によって人生が豊かになり，パーソナリティや人間関係，さらには愛情が深まるようになる」と概念規定している．前述の３つの意義がそれぞれ尊重され，その人のQOLのなかで調和のとれた実現がなされることが望ましく，それにより性の健康の維持・向上につながるように看護師は患者の性行動における問題に向かい合うことが大切である．

（３）性の機能

パートナーと行う性行動には性交と，性交を除いた性行為（ペッティング）がある．性交は男女両性器の結合をいい，それに必要な条件としては陰茎の勃起，陰茎の腟内挿入および射精がある．ペッティングとは性器結合以外の接触愛撫の総称である．

人間の性行動はホルモンの影響を受けている．しかし，それ以上に外部やパートナーからの感覚的刺激により大脳皮質が興奮し，性中枢（視床下部）が刺激されることによって起こる．

また，性行動に大きく影響を与える人間の性機能は，①異性との関係，②性欲，③勃起（局所刺激および精神的刺激によるもの），④性交，⑤射精，⑥快感，⑦受精，⑧妊娠・分娩[1] ——の８つとされている．これらの機能がそれぞれ果たされたときに，正常であるといえる．

〔２〕性行動に関連するアセスメント

性行動に関連するアセスメントを行うにあたっての主な観察項目は図Ⅳ-52の通りである．重複している因子が示すように，性行動に関連する因子には非常にパーソナルなものや人間関係に関連するものが考えられ，それらが性行動に大きく影響する・されることがわかる．

〔３〕障害タイプ別にみる援助方法

形態・機能障害や疾患（呼吸・循環器系，神経系，筋・骨格筋系，内分泌系など）などの身体的原因，心理的原因により性行動の実施が困難となることで，患者およびパートナーの性は深刻な影響を受ける．以下，性行動に影響を与える障害ごとに性交における援助の方法について述べる．

（１）運動機能障害による性行動障害

１）対象患者

四肢のいずれかに麻痺がある患者，四肢のいずれかが欠損している患者，関節可動域制限があ

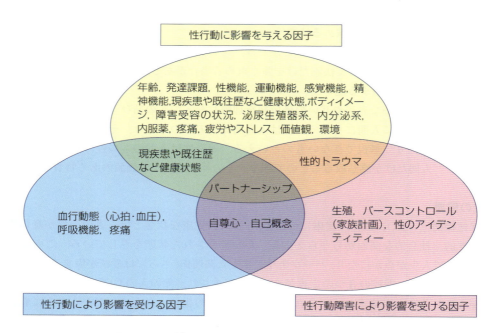

図Ⅳ-52 性に関するアセスメント・観察項目

る患者など．
　脳血管障害や脊髄障害，外傷などで四肢いずれかの麻痺や欠損があることによる運動機能障害によって性行動に影響を及ぼす場合，多くは**体位の工夫**を行うことで問題の解決につなげることが可能となる（図Ⅳ-53）．そのため，どのように性交するかを患者本人とパートナーで話し合っておくことが必要である．

　2）援助方法
　互いにリラックスできるように体位を考え，健常者が上位か側臥位をとるよう助言する．
　下肢の痙性が強い場合，仰臥位時は膝の下に枕を入れるなどして膝関節を屈曲させておくことで，痙性を起こしにくい姿勢をとるよう助言する．

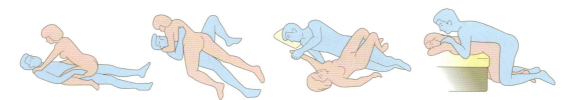

図Ⅳ-53 体位の工夫について

（右2つのイラストは，吉野槇一（1988）関節リウマチ：病態と治療，金原出版より転載）

（2）性機能障害による性行動障害
　1）対象患者
　性欲の低下をみとめる患者，造精機能障害がある患者，勃起障害（ED）がある患者，射精障害がある患者，オーガズム（極致感）が得られにくい患者，性交疼痛が生じる患者（女性）など．

性機能障害を生じる代表的な疾患としては，脊髄損傷などによる脊髄障害があげられる．性機能に関連する中枢神経は表IV-40の通りである．

表IV-40　性機能に関連する神経

〈　〉内中枢

男性	勃起障害 （ED）	反射性勃起	骨盤神経〈S2 − S4〉
		心因性勃起	仙髄副交感（骨盤）神経〈S2 − S4〉，胸腰髄交感（下腹）神経〈T11 − L2〉
	射精障害		下腹神経〈T11 − L2〉，骨盤神経〈S2 − S4〉
女性	腟の潤滑障害		骨盤神経〈S2 − S4〉
	子宮の収縮や感覚の障害		下腹神経〈T11 − L2〉
	陰部の感覚		骨盤・陰部神経〈S2 − S4〉

上記の**神経障害**により，勃起障害，射精障害，腟の潤滑障害，オーガズムが得られにくいといった性機能障害が起こる．造精機能障害は，脊髄障害に関連した排尿障害によって生じる慢性的な尿路感染症や，精巣上体や精管の機能低下により精子の性状が悪化して起こる場合が多い．これらの神経障害は骨盤内術後の骨盤神経叢の損傷によっても引き起こされる．また，糖尿病により末梢神経障害が生じている場合でも，これらの性機能障害の問題が起きることがある．

性欲の低下に関しては，心理的な要因のほかに視床下部の障害，テストステロンなどのホルモン異常や薬剤の有害作用による場合もある．

以上のことから具体的にどのような性機能障害が生じているかをアセスメントし，患者やパートナーと対話しながら，援助につなげる必要がある．

2）援助方法

勃起障害が生じている場合は，経口治療薬や補助具，陰茎海綿体への薬剤注入などの治療介入が期待できることを情報提供し，その選択を援助する．

射精障害が生じている場合は，人口射精や手術的精子採取法による生殖補助技術があることを情報提供し，その選択を援助する．

造精機能障害に関しては，早期から尿路感染予防のケアを行うことや，定期的な射精を勧めるなどして，障害予防を行う．

腟の潤滑障害が生じている場合は，潤滑剤の使用を勧める．

ホルモン異常や糖尿病に関しては，原疾患の治療コントロールも進めるよう指導・助言を行う．

薬剤の影響が考えられる場合は，処方医と相談するように助言する．

オーガズムの消失などにより性的満足感が得られにくい場合は，接触愛撫により少しでも満足感を得ることや，性交のみならず性行動全体におけるパートナーの満足感をもってよしとするように助言する．

性欲の低下があっても，手を握る，抱き合うなどのスキンシップで，自分の愛情をパートナーに示したり，信頼感を高めることで，性的関心が呼びさまされてくることも伝える．

（3）性行動でのリスクを抱える患者

1）対象患者

性行動により循環動態への影響が懸念される患者，性行動により疼痛の増強が予測される患者，

158　Ⅳ　リハビリテーションを必要とする人への看護援助

排泄障害により尿・便失禁のリスクがある患者など.

　性行為は一般的に心拍や血圧を上昇させるといわれている. 性交による運動負荷は階段を1階から3階に上る運動量にも相当する. 虚血性心疾患の患者はそれら心負荷による循環動態への影響から再発作の恐怖を感じ, パートナーとの性的関係をもてなくなる場合がある.

　関節炎や腰椎症などにより, 活動負荷で疼痛の増強を日頃感じている患者は, 性交によって疼痛の増強が予測されるため, 性欲の低下や不安につながる場合がある. 脊髄障害により排泄障害が生じている患者は, 性交の行為中に尿や便の失禁をしてしまわないかといった不安から, 心理的な苦痛が生じてしまうことがある.

　2）援助方法

　性交中に起こる急性冠症候群の症状出現時は性交を中断し, 休憩するよう指導する. また, 主治医とも相談したうえで性交前に冠血管拡張剤を使用することを検討する. 発作の誘発を防ぐために自身がリラックスできる体位をとるように勧める.

　性交により疼痛の増強が予測される患者は, 主治医とも相談したうえで性交前に鎮痛剤の内服を行うことを検討する. また, 体位を工夫し, 疼痛出現部位に負担がかからないようにする.

　尿失禁の心配がある患者は, 性交前にトイレに行く, 導尿を行うなどして排尿を済ませておくように助言する.

　便失禁の心配がある患者は, 排便コントロールに注意するよう指導・助言する.

（4）性行動に影響するボディイメージの混乱を抱える患者

　1）対象患者

　子宮摘出術後の患者, 乳房切除後の患者, 人工肛門造設後の患者, 膀胱瘻造設後の患者.

　子宮や乳房などの生殖器の切除・摘出や, 人工肛門や膀胱瘻の造設を行った患者は, 身体的概観（ボディイメージ）の混乱により, 性的自己概念が混乱し, パートナーとの関係への影響や性的葛藤に結びつく懸念がある.

　2）援助方法

　パートナーとともに自身の感情について十分に話し合うことを勧める. 治療にかかわる各段階でのカウンセリングを勧める. その際は可能であればパートナーにも参加を求める. 子宮摘出後の性交の再開時期に関しては, 医師や看護師と相談できるようにする.

〔4〕性に関する援助の注意点

　身体の障害によって起こりうる性（セクシュアリティ）の障害は, 男女の性的関係ばかりでなく, 自己概念の変化や人間関係の形成などのデリケートな問題に発展することがある. また, 性に関する問題解決支援においては, 看護師自身の性への向き合い方が関連し, その看護実践にも影響を及ぼす. そのため, 看護師は性に対する科学的理解を行うための情報や知識, 適切な援助技術を身につけることが求められる.

　性に関する問題は非常に繊細でかつプライバシーにかかわる問題であり, 価値観の違いや個別性に配慮した対応が求められるため介入が難しいことは否めない. 抵抗感の大きい性の問題について少しでも話しやすい信頼関係を築いておくことや, 相談する際の環境への配慮を行うことで, 性を尊重したかかわりにつなげていく必要がある.

　また, 誤った情報提供や介入は, 患者やパートナーとの信頼関係の崩壊につながったり, 性に

おける自尊心や概念に強く影響を与えてしまうことが考えられる．性行動に影響を与えている障害因子をできるだけ低減するために，主治医やPT，OT，泌尿器科医や産婦人科医などの関連他職種とプライバシーの尊重に配慮しながら協働を行えるよう調整を行うことも大切である．

引用文献

1）神奈川リハビリテーション病院脊髄損傷マニュアル編集委員会編（1996）脊髄損傷マニュアル：リハビリテーション・マネージメント，p.56，医学書院．

参考文献

1．ナンシー・F・ウッズ編，尾田陽子ほか訳（1993）ヒューマン・セクシュアリティ 臨床看護篇，日本看護協会出版会．
2．川野雅資編（1999）セクシュアリティの看護，メヂカルフレンド社．
3．松本清一監修，高村寿子編著（2002）性：セクシュアリティの看護 第2版，建帛社．
4．泉キヨ子，野々村典子，石鍋圭子編（2003）リハビリテーション看護研究8 リハビリテーション看護とセクシュアリティ，医歯薬出版．

5 家族への支援

1 看護の対象としての家族

　辞書によると家族とは「夫婦の配偶関係や親子・兄弟などの血縁関係によって結ばれた親族関係を基礎にして成立する小集団」などと説明されている．しかし，現在の家族は多様なかたちをとっており，血縁があるなしにかかわらず，また，婚姻関係のあるなしにかかわらず，家族として結びつきをもつ者，家族と意識する者らを含めてすべて「家族」ととらえる必要がある．

　日本の医療現場では家族を患者の背景もしくは資源としてとらえてきた歴史があるが，**家族看護学**も誕生し，家族そのものを看護の対象とする考えが発達してきた．しかし，いまだ従来の家族のかたちを患者の背景，資源としてとらえる場面も多い．いま一度，患者を含めた家族員1人ひとりおよび家族そのものを看護の対象としてとらえることの必要性を認識することが重要である．

家族看護理論

　リハビリテーションを必要とする人は身体的・精神的・生活上の変化を体験する．それはときとして突然に起こり，また刻々と変化する．それにともない，家族は身体的・精神的・経済的負

160 Ⅳ　リハビリテーションを必要とする人への看護援助

担を負ったり，家族関係，家族役割の変化，社会活動への影響を経験する．家族の身体面だけでなく，内面や状況を理解し，支援を行うことが必要である．

家族の理解に役立つ理論として，「家族ストレス対処理論（家族のストレス順応適応回復力モデル）」（McCubbin, M.A.）や「家族発達理論」がある．

家族のストレス順応適応回復力モデルは，家族がストレス源を経験し，順応または適応する経過を継時的にあらわすものである．家族成員に起こった病気・障害等のストレス源は家族の脆弱性に影響を与える．家族は，それまでとってきた方法や家族がもつ資源，ストレス限の認知をもとに対処行動をとる．それがうまくいけば順応良好となるが，うまくいかなかった場合は順応不全となり，ストレス源が累積すると家族の危機状況となる．また，家族は新しい方法，資源，状況の評価を活用し，さらにソーシャルサポートや家族にとっての新しい意味や枠組みを見いだすなどして問題解決・対処を行う．これがうまくいった場合は適応良好となるが，うまくいかなかった場合，適応不全・危機的状況となる．

家族発達理論では，家族には家族全体の発達課題があり，同時に個々の家族もそれぞれの発達課題をもっていることを示す．家族全体および家族1人ひとりの発達課題を視野に入れ，それが達成できるように支援することも大切である．

❷ リハビリテーションを必要とする患者・家族への視点

リハビリテーションを必要とする人とその家族の看護では，まずは家族成員1人ひとりが等しく看護の対象であるという視点をもつことが重要である．そのうえで患者やその家族が，自分自身あるいは他の家族員に対してどのような希望，期待をもっているのかを把握する．それらを等しく尊重しつつ，個々の家族員に働きかけ，家族間の思いの表出を助け，関係性の調整を行い，家族それぞれが満足できる方向性をめざしていく．

その方向性の模索から，決定，行動にいたるまで，ときには疾患・障害に関連する専門的な判断，的確な情報やケアを提供することが必要となる場合もあるが，その際にも看護職はリハビリテーションを必要とする人と家族が主体であることを念頭におき，その意思を尊重しながら，家族の強みに着目し，協働していく必要がある．

また，疾病や障害だけでなく，当事者を含めた家族の健康増進や発達課題の達成にも配慮し，さらに忘れてならないのは，必要時に他の職種や社会資源に「つなぐ」という視点である．リハビリテーションを必要とする人やその家族は生活していくに際し，家族内の資源だけでなく家族外のさまざまな資源を必要とする場合が多い．その資源の利用に抵抗を感じる家族もあるが，よりよいタイミングで効果的に情報提供を行えるよう，患者と家族の変化に敏感でなければならない．

② 家族のアセスメント

リハビリテーションを必要とする人とその家族をアセスメントする際には，まず，家族成員の1人ひとりが，障害の現実をどのように受けとめ，どのように対処しようとしているのかを知る必要がある．これらの対処方法の決定や実施にあたっては，家族の関係性や役割，これまで培ってきた家族の歴史が影響を及ぼすことを念頭におき，それらについてもアセスメントを行っていく．そのうえで主体である家族がこの課題に対処できる力があるか，家族成員1人ひとりの健康

5 家族への支援　**161**

増進や発達課題を含む自己実現への影響などもアセスメントしていく．また，家族外の資源にも着目する．

　家族をアセスメントするモデルはさまざまあるが，その1つに「家族をひとつのケアの対象としてとらえ，家族自らがもてる力を発揮して健康問題に積極的に取り組み，健康的な家族生活が実現できるように，予防的・支持的・治療的な援助を行うことをめざす」野嶋[1]の「家族看護エンパワーメントモデル」がある．そこでのアセスメントの視点を表Ⅳ-41に示す．

表Ⅳ-41　家族看護エンパワーメントモデルによるアセスメントの視点

1. 家族の病気体験の理解
　　家族がどのように病気体験をしているかを家族の立場に立ち，家族サイドの視点から，共感的に理解する．また，家族の健康−病気体験を，①家族と健康，②家族の病に対する構え，③家族の情緒的反応，④家族のニーズ，⑤病気・病者−家族の関係という5つ視点から理解する．
2. 家族構成
3. 家族の発達段階
4. 家族の役割や勢力関係
　　家族内のだれが勢力を有し，その序列がどのようになっているかを明らかにする．
5. 家族の人間関係，情緒的関係
　　家族関係（夫婦関係，親子関係，兄弟関係，その他の家族員との関係）に関する情報を得て，家族のなかの人間関係や情緒的関係を把握する．
6. 家族のコミュニケーション
　　家族のコミュニケーションには家族の関係性，情緒的つながり，勢力などが凝集されている．言語表現の仕方，発言の順位，発言の間，タイミング，発言量を把握する．
7. 家族の対処方法
　　家族が何らかの困難な状況におかれたときに，それを乗り越えていくために家族がとる行動，どれだけ多様な対処行動をバランスよくとれているかを把握する．
8. 家族の適応力・問題解決能力
　　さまざまなストレス状況のなかで，問題を見きわめ，分析的な思考を用いて，現実的な問題解決を行っている力があるかどうかを把握する．家族がその勢力構造，役割関係，役割関係のルールなどを状況に適合させて変化させることができる能力を有しているかどうかなどを把握する．
9. 家族の資源
　　問題解決に向けて，活用できる資源として，どのようなものを有しているかに着目する．
10. 家族の価値観
　　家族が重視している考え，信じているもの，価値をおいているものを把握する（家族の価値観は家族員の行動にきわめて強く影響を及ぼすものであり，家族の行動の基盤となるものである．また，行動や思考の選択基準として作用する）．
11. 家族の希望・期待
　　家族がどのようなことを望んでいるのか．どのような希望やニーズがあり，その実現に向けて，どのように取り組んでいるのかを把握する．
12. 家族の日常生活，セルフケア
　　家族のセルフケア行動およびセルフケア能力を把握する．家族全体のセルフケア行動を把握し，不足しているところがないかどうかを見定めていく．家庭生活の領域として7つの領域（①十分な空気・水分摂取の維持，②十分な食事摂取の維持，③排泄過程，排泄，清潔に関連したケア，④活動と休息のバランスの維持，⑤孤立と社会的相互作用のバランスの維持，⑥生命，機能，安寧に対する危険の予防，⑦正常な家族の維持）について把握するとともに，セルフケア能力（理解力，判断力，知識，技術，継続力）についても把握する．

（野嶋佐由美監修，中野綾美編（2005）家族エンパワーメントをもたらす看護実践，pp.59-84，へるす出版をもとに作成）

③ 家族の関係性を重視した支援

　酒井[2]は，リハビリテーションは当事者の夢や希望があって初めて展開していくとしている．

家族の夢や希望，願いをかなえていくことも看護の使命である．リハビリテーションを必要とする人とその家族の人生を尊重し，できればその経験が家族としてのかけがえのないものとなるように看護を提供し支援することが大切である．

リハビリテーションを必要とする人と家族への援助を行う際には，家族成員個々への援助，家族成員間の関係性に働きかける援助，家族単位の社会性に働きかける援助について考える必要がある．本人を含む家族の1人ひとりを対象とした支援を行うとともに，その関係性に着目し，それを調整することを含めた支援を行う．また，家族の抱える課題をその家族だけで解決するのではなく，社会資源や他の専門職等，外部の資源を利用することを視野に入れて支援する．家族への援助を行う際には，リハビリテーションを必要とする人の疾患の管理や本人・家族のセルフケア行動の獲得だけでなく，発達課題を意識して援助する．

事 例

Aさん（58歳・女性）は専業主婦で，昨年に定年を迎えた元サラリーマンの夫（61歳）と大学生の長男（21歳）との3人暮らしである．Aさんと夫の両親は既に他界し，Aさんの実姉（63歳）が近所に住んでいる．

ある日，朝食の準備をして食事を居間に運ぼうとしたとき，右手に力が入らず，朝食の入った食器を持ち上げることができなかった．居間で新聞を読んでいた夫に運んでもらおうと声をかけたが，ろれつがまわらなかった．夫はAさんが何を言っているのかわからず聞き返したため，Aさんは再度「食器を運んで」と夫に向き直って言おうとしたとき，右半身に力が入らず，その場に座り込んでしまった．夫は驚いてAさんに駆け寄り声をかけたが，Aさんの返答は聞き取れず，Aさんを支え，2階にいる息子を呼び，救急車を手配させた．Aさんはそのまま救急病院に搬送され入院となった．診断は脳梗塞であった．処置により一命は取りとめたが，右片麻痺が残った．

 アセスメント

〔1〕家族にとっての病気体験

家族にとっては今回のAさんの発病は予期しないものであった．右片麻痺があるため，今後，Aさんは退院後も機能訓練を続けてできるだけの回復を望んでいるが，夫と長男はAさんがどの程度回復するかをイメージできず，また，無理をさせてはいけないと思っているため，Aさんが発病前まで行っていた家事等は全面的に夫と長男が担わなければならないと思っている．しかし，それに対しAさんは，家庭を守り家内を整えることが自分の役割だと思ってきたため，それができなくなり，家族に負担をかけることを申し訳なく感じている．

〔2〕家族の発達段階

Aさんの夫は既に定年退職を迎えており，向老期にあたる．夫は定年退職後のよりよい過ごし方を模索している．子どもの年齢からみると，Aさん夫婦は，子供の自立を控えた排出期にあたる．

〔3〕家族の役割・勢力関係

定年退職するまでは"夫は仕事，家庭内のことはAさん"という役割を担っていた．退職後，夫

は時間をもてあましている感じではあるが，家事等はしない．

物事を決めるときは，家族それぞれ意見を出し合うが，最終的には大体夫の意見に家族が合わせるということが多い．家族内の役割についても，Ａさんの行っていた家事等を今後は主に夫が担い，長男ができることをする予定であると夫から言い出した．

〔４〕家族の人間関係，情緒的関係

Ａさんは，家のことは自分に任せっきりだったが一生懸命に仕事をしてきてくれた夫に感謝している．夫も，家庭をしっかり守ってくれているＡさんに感謝している．長男は，両親は仲のよい方だと思っている．Ａさんは長男の日常生活のことを，夫は長男の就職のことを気にかけており，家族の関係性はよい．

今回の発病について，家族に世話をかけることになるとＡさんは嘆いているが，夫・長男ともにＡさんのためにできることをしたいと話している．

〔５〕家族のコミュニケーション

普段から生活のことや大学のことなどについて話している．それぞれの気持ちを言い合うこともある．長男は両親の関係について，母親であるＡさんがもう少し自分のやりたいことをしたり，自分の意見を主張してもいいのにと思ってもいるが，両親自体は現状で満足しているようだと感じている．長男は日常のことは母親に話すことが多いが，最近，就職のことなどで父親に相談するようになってきていた．

今回の発病に際して，Ａさんは家族に申し訳ないとしきりに話しているが，夫と長男は，できることはするからと返している．退院後の生活について，それぞれがどのようにしていきたいと思っているかは話し合えていない．

〔６〕家族の対処方法，適応力・問題解決能力

現在，夫と長男はＡさんの退院後の生活のイメージができていないまま，これまでＡさんが行ってきた家事などを家族内で代行しようとしている．家族でできることは自分たちでやろうと考えており，役割調整をしようとしているが，難しい．

〔７〕家族の資源

近所に住んでいるＡさんの姉は，Ａさんが悩みを相談できる相手である．また，長男にも気のおけない友人がおり，ちょっとした相談はできる．しかし，Ａさんの姉は孫の世話が忙しく，Ａさん宅への直接的援助はあまり望めない状態である．

〔８〕家族の価値観

Ａさん夫婦は，家事は女性がするものと思っていたが，今回の発病によって考えを改めた．他人に迷惑はかけたくないと思っており，家族内で何とかできることは，家族で行おうと考えている．

〔９〕家族の希望・期待

Ａさんが，もとのようになり，家のことができるようになれればいいが，それは難しいと思っている．

164 Ⅳ リハビリテーションを必要とする人への看護援助

〔10〕家族の日常生活，セルフケア

　Aさんは杖歩行は可能であり，時間はかかるが食事・整容・排泄も可能である．入浴は介助が必要である．

　夫も長男も家事の経験がまったくない．今後，家事の会得が必要と感じている．食事は，簡単なものを作るときもあるが，出来合いの物を買ってくるか外食で済ますこともある．慣れない家事と病院通いで睡眠時間も削られ，身体的につらく，休養が取れていない．

❷ アセスメントの統合

　Aさんとその家族にとっては，今回のAさんの発病は予期しないことであったが，家族は一致団結してこの危機を乗り越えようとしている．しかし，病気の予後，障害の回復の程度についてイメージできず，Aさんが退院した後，どの程度の回復が望めるのかわからないまま，ただAさんの回復は難しいものととらえている．

　また，家族内のことは家族で解決したいと考えており，Aさんがいままで担ってきた役割を夫と長男だけで担おうとしている．しかし，Aさんはいままで専業主婦として家を守るということを自分の仕事，役割，生きがいととらえ，夫と長男も家事についてはAさん任せにしてきた．夫と長男は不慣れな家事と病院通いで身体的負担が大きくなっている．

　現在の対処法を続けることは，夫と長男の身体的・精神的負担の増大をまねくだけでなく，Aさんの役割の喪失やリハビリテーションの意欲を損なうことにもなりかねない．また，この家族は発達段階としては排出期にあたり，長男は大学卒業後の進路を定め，それを実現すべく行動を始める時期であるが，それらが妨げられる恐れもある．

❸ 支援の方向性

　支援においては，この出来事が今後の家族成員1人ひとりの自己実現，また家族成員間や家族と社会とのよりよい関係性を築く機会となることをめざして支援していく．

　まず，予後の説明，今後の見通しについて情報提供をする必要がある．

　Aさんは専業主婦として家を守ることを自分の仕事，役割，生きがいととらえてきたため，それらをすべて代償することはAさんのリハビリテーションに対する意欲をそぐことになる可能性がある．いままでのAさんへの感謝から，夫がAさんのために自分ができることをしようという気持ちを大切にしつつ，Aさんが家族のなかで果たしたい役割や希望等はどのようなものか表出を促し，すべて夫や長男が行うのではなく，Aさんができることを少しずつ増やしていくこと，それをめざしていくことの大切さを伝え，リハビリテーションを継続できるよう支援する．

　排出期であるこの家族の長男の自己実現を助けることも重要である．Aさんと夫が長男を支援していくことがいまは大切な時期であることを伝えるとともに，長男が自身の納得のいく進路の決定や実現に向かっていけるよう，家事負担・病院通い・介護の調整を促す．夫の身体的・精神的負担の軽減のためにも，訪問看護や訪問介護等の導入も必要となろう．また，Aさんが退院し，生活するにあたって，住宅環境の整備や福祉用具の紹介など適宜情報提供を行う．社会資源の必要性や活用のメリットを伝え，それらをコーディネートする外部の支援者（ケアマネジャーなど）とAさん一家をつなぐという支援も必要である．

引用文献

1）野嶋佐由美監修，中野綾美編（2005）家族エンパワーメントをもたらす看護実践，pp.59-84，へるす出版．
2）酒井郁子（2004）リハビリテーションと看護をめぐって，Quality Nursing，10（7），p.7.

参考文献

1．鈴木和子，渡辺裕子（2012）家族看護学：理論と実践 第4版，日本看護協会出版会．
2．家族ケア研究会編著（2002）家族生活力量モデル：アセスメントスケールの活用法，医学書院．
3．法橋尚宏編著（2010）新しい家族看護学：理論・実践・研究，メヂカルフレンド社．

生活の再構築を支える社会資源

① 障害者ケアマネジメントの理念と過程

1 障害者ケアマネジメントの考え方

　障害者ケアマネジメントは「地域において生活している，あるいは生活しようとしている障害者の複数のニーズを総合的に充足する支援方法」である．

　ケアマネジメントにおいては，障害者の地域における生活を支援するために，ケアマネジメントを希望する障害者の意向をふまえながら，保健・医療・福祉・教育・就労などの幅広いニーズと，さまざまな地域の社会資源を見きわめ，複数のサービスを適切に結びつけて調整をはかる．さらに，ニーズを充足するうえで不足している社会資源を新たに開発し，継続的なサービス提供が可能となるよう地域ケアシステムを形成していくことが期待されている．

　ケアマネジメントの方法は，高齢者，障害者，長期療養者など生活や健康上の課題を有する幅広い対象に共通して用いられてきた支援方法であるが，今日，改めて障害者ケアマネジメントの重要性が強調されるようになったのは，障害者支援に対する見直しの新たな視点を具現化しようとする考え方に基づいている．

〔1〕社会福祉法に示された考え方

　その1つは，社会福祉基礎構造改革といわれる2000（平成12）年改正の**社会福祉法**に示された考え方である．社会福祉法第3条の「福祉サービスの基本的理念」では「福祉サービスは，個人の尊厳の保持を旨とし……」と規定し，第4条の「地域福祉の推進」では「福祉サービスを必要とする地域住民が地域社会を構成する一員として日常生活を営み……」と規定しており，障害者

の主体性，自主性，選択性の尊重，地域生活の支援を指向している．

〔2〕障害に関する新しい視点の提示

2つめは，2001年のWHO総会で採択された**国際生活機能分類（ICF）**による「障害」に関する新しい視点の提示である．ICFの特徴は，人々の心身機能・構造，生活活動・参加と環境因子との相互関係に着目し，医学モデル，社会モデルを統合した広い視点からのアプローチを意図していることである．

〔3〕障害者ケアマネジメントの制度化

前述の動向をふまえ，2002（平成14）年度に国の障害者ケアマネジメント推進事業が試行的にスタートした．また，2006年4月には障害者自立支援法が施行され，介護保険制度と同様に，市町村を実施主体とする障害者ケアマネジメント（相談支援事業）が同年10月から実施されることになった．

さらに，2010（平成22）年成立，2012（平成24）年4月施行の改正障害者自立支援法により，「相談支援」は，基本相談支援，地域相談支援（地域移行支援・地域定着支援），計画相談支援（サービス利用支援・継続サービス利用支援）に分類され，これまでの障害者ケアマネジメント（相談支援事業）は，「計画相談支援」として実施されることになった．個別給付として，一定の資格を有する相談支援専門員がサービス等利用計画（案）の作成など計画相談支援を実施すると，規定の報酬が支払われる．

2013（平成25）年4月施行の**障害者総合支援法**においても，「相談支援」のしくみは継続実施されており，サービス等の利用状況の検証および計画の見直しを行い，適切なサービスの提供をめざしている（後出の図Ⅳ-55参照）．

❷ ケアマネジメントの過程

ケアマネジメント実施のプロセスは，一般的に6つの段階により展開される．すなわち，①対象者の把握（対象者の発見，スクリーニング，インテーク），②アセスメント，③支援方針の決定・ケア計画の作成，④ケア計画の実施，⑤モニタリング・評価，ケア計画の修正，⑥ケアの終結・評価である．モニタリングや評価結果を生かしてケア計画を立て直していく循環するプロセスである（図Ⅳ-54）．

〔1〕対象者の把握

対象者とは，在宅生活を継続するうえで多様なニーズをもち，ケアマネジメントを必要として

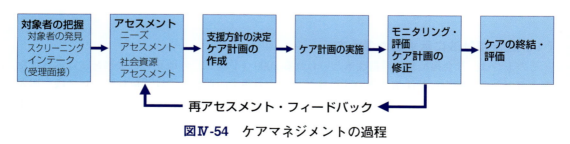

図Ⅳ-54　ケアマネジメントの過程

いる本人および家族である。対象者発見の機会としては、病院・施設から在宅に移行する場合、本人や家族・関係機関からの依頼などが考えられる。

スクリーニングとは、対象者の問題状況を見きわめ、ケアマネジメントの必要性や緊急性を判断するふるい分けのことであり、対象者が支援を希望する場合に、ケアマネジメントの内容、担当者の身分や役割等を説明し、対象者が納得してケアマネジメントを受けるためのインテーク（受理面接）を行う。インテークでは、プライバシーにもかかわる情報を把握しながら今後の方針を決定していくため、守秘義務、権利擁護などを基本姿勢として納得を得ながら進めていく。

〔2〕アセスメント

アセスメントとは、援助が必要な対象者を社会生活を営んでいる人としてとらえ、身体的・心理的状態、日常生活や社会参加の状態、生活環境、ケアの状況、利用しているサービスなどについて実情を把握し、健康や生活上の固有の問題やニーズを明らかにすることにより援助の方向性を導き出す過程である。アセスメントにおける留意点として、以下のことがあげられる。

①対象者を身体的・心理社会的存在として全人的にとらえる。

②援助の必要性（問題、マイナス面）を見きわめると同時に、対象者のもっている力（プラス面、内的資源）や環境的な強さにも着目して自立の可能性を検討する。

③顕在化しているニーズのみでなく潜在しているニーズ、予測される問題についても検討し、自立を阻害する要因の除去や予防的な支援を考える。

④対象者本人・家族が希望、要望、主体的意思を表出できるよう意識的にかかわる。

⑤短期間に対象者の生活状況がすべて把握できるものではないので、信頼関係を確立しながらアセスメント内容を深め、ニーズの明確化をはかっていく。

一方、対象者のニーズが明確になったら、その充足をはかるための社会資源のアセスメントを行う。地域で利用可能な社会資源を把握するとともに、利用のしかたや経費などについても情報を収集し、必要に応じて新たな社会資源の開発についても考える必要がある。

〔3〕支援方針の決定・ケア計画の作成

対象者の参加を得て、対象者が最終的に到達をめざす方向や、起こっている問題状況に対する解決の方向性を検討し、ケアプランを作成する段階である。

ケアプラン作成においては、ニーズの優先順位の決定→目標（長期・短期）の設定→援助内容（目標達成のための具体策）の決定を行う。援助内容決定にあたっては、社会資源について的確な情報をもっていること（社会資源アセスメント）、フォーマルサービスの利用のみでなくインフォーマルな資源の活用も視野に入れて調整することが重要である。

〔4〕ケア計画の実施

対象者が質の高いサービスを活用して生活ができるようケア計画を実施する段階である。各サービス機関が目標にそって具体的な支援計画を立ててケアを実施できているか、連絡調整や情報交換を密にしていくことが大切である。

〔5〕モニタリング・評価、ケア計画の修正

ケア計画が適切に実施されているか、援助目標は達成に向かっているか、計画の変更を必要と

する新たな課題が生じていないか，対象者の満足度はどうかなどについて，定期的におよび必要に応じてモニタリング・評価を継続する．生活課題の変化がみられた場合や，生活課題の充足ができていない場合は，再アセスメントを行い，ケア計画の修正を行う．モニタリングの方法としては，家庭訪問，サービス提供機関との情報交換，ケアカンファレンス，連絡ノートなど記録物の活用，対象者との連携などがある．プライバシーの保護に留意することが大切である．

〔6〕ケアの終結と評価

対象者の健康問題や生活課題が解決し自立がはかられたとき，入院・入所などで在宅生活ができなくなったとき，担当者の変更などによりケアは終結する．ケアマネジメントの過程や成果，ケアチーム体制などを評価し，今後のケアマネジメントの質向上に生かしていく．

QOL向上のための支援

障害者がより豊かで自立した社会生活を送ることができるようにするには，障害者や家族が地域の社会資源を有効に活用し，QOL向上がはかれるよう支援する必要がある．支援にあたっては，保健医療福祉諸制度の理解はもとより，地域の社会資源について情報を収集し，活用できる資料として整えておくことが大切である．また，これらの諸制度は，時代とともに見直しや改正が行われるので，常に新しい情報の入手に努めることも重要である．

1 日常生活・社会生活の自立を支える制度

身体障害者に対する施策は，これまで身体障害者福祉法を中心に実施されてきたが，障害者がその有する能力や適性に応じ，自立した日常生活または社会生活を営むことができる地域社会の実現をめざした**障害者自立支援法**が2006（平成18）年に施行された．

障害者自立支援法の要点は，①身体障害，知的障害，精神障害を障害種別にかかわらずサービス提供主体を市町村に一元化し，施設や事業の体系を再編すること，②就労支援を充実させること，③利用決定における審査や障害者のサービス利用意向をふまえて支給決定をすること，④サービス費用の利用者負担と低所得者への配慮について定め，1割の定率負担と月額の負担上限を設けるしくみを導入すること，などであった．

法の施行により，2006年4月から，それまでの身体障害者福祉法に基づく更生医療は「自立支援医療」に移行し，各種福祉サービスは自立支援の目標にそって見直しが行われ，すべての都道府県，市町村において，入所施設からの地域移行，福祉サービス利用者の一般就労への移行等が重点施策として障害福祉計画に示され，サービス基盤の整備が推進された．

また障害者自立支援法は，2012（平成24）年に**障害者総合支援法**と改正・改題され，2013（平成25）年からは難病患者も対象として含まれるようになった．

その後，この法律は，国際的な障害者の権利に関する条約の批准や障害者の権利保障の動きを受け，共生社会の実現に向けて障害者の日常生活や社会生活を総合的に支援するという観点から，施策の総合的・効果的な推進を目的に改正が行われ，2016（平成28）年5月，**障害者の日常生活及び社会生活を総合的に支援するための法律及び児童福祉法の一部を改正する法律**が成立した．施行期日は2018（平成30）年4月1日である（詳細はⅡ章 2 「施策と理念の発展」参照）．

〔1〕相談機関

身体障害者の相談・援護の第一の窓口は市町村の障害福祉担当係である．また，専門的・技術的側面から相談・助言，専門的判定，施設利用の調整，技能習得の支援などを行う都道府県（指定都市）の中枢的機関として**身体障害者更生相談所**があり，専門職として**身体障害者福祉司**をおいている．また必要に応じて，市町村の窓口や更生相談所に出向くことのできない障害者のための巡回相談も行っている．

以上のほか，広域の連絡調整機関として市町村に対する情報提供や助言機能をもつ都道府県福祉事務所，身体障害者の更生援護の相談，地域活動の推進，援護思想の普及など障害者福祉の増進をはかることを目的とする**身体障害者相談員制度**がある．

〔2〕身体障害者手帳の交付

身体障害者手帳の交付は，身体障害者福祉法第15条に規定されており，身体障害者福祉法および障害者総合支援法による福祉サービスを利用するうえでの前提となる．

この法における身体障害者とは，「視覚障害，聴覚・平衡機能障害，音声・言語・そしゃく機能障害，肢体不自由，心臓・腎臓・呼吸器・膀胱・直腸・小腸・肝臓等の機能障害，ヒト免疫不全ウイルスによる免疫機能障害などを有する者で，障害の程度が法律に定める1級から7級までの状態に該当し，都道府県知事（または指定都市市長・中核市市長）から身体障害者手帳の交付を受けた18歳以上の者」をいう（第4条）．

手帳の交付申請は，都道府県知事が指定する診断書（意見書）を添えて居住地の市町村に行い，都道府県知事（指定都市市長・中核市市長）から手帳が交付される．

〔3〕補装具費の支給

身体障害者の失われた部位や障害機能を補い，日常生活や職業活動を容易にする義肢，車椅子，補聴器，盲人安全杖，装具などの用具を補装具といい，障害者個人の機能状態に合わせて製作および調整される．これらの補装具は最近の医学・工学の研究成果により年々開発や品質の改善がはかられており，適用種目も拡大されている．

以前は身体障害者福祉法に基づいて補装具が交付されていたが，2006年10月からは障害者自立支援法（2012年より障害者総合支援法）により補装具費が支給されるしくみとなり，障害者の申請に基づき，補装具の購入または修理に要した費用について補装具費が支給される（第76条）．支給額は，原則として100分の90に相当する額である（1割自己負担）．

〔4〕日常生活用具の給付・貸与

障害者等の日常生活上の便宜をはかるための用具を給付または貸与する事業である．特に在宅の重度身体障害者に対しては，日常生活を便利に，そして容易にすることを目的としてベッド，特殊マット，体位変換器，移動用リフト，入浴補助用具，便器，情報・通信支援用具，点字タイプライター，ポータブルレコーダー，ネブライザー，電気式痰吸引器などの日常生活用具を給付または貸与している．

給付対象品目の決定は，障害者の自立支援に役立つもの，介護に役立つもの，障害者のニーズに即したものという考え方に基づいており，さらに，障害者以外の使用が見込まれず一般に普及していないもの，普及しているが高価なものという視点も含まれる．

170　Ⅳ　リハビリテーションを必要とする人への看護援助

　給付を希望する場合は，障害およびその程度などの条件に照らして，該当する本人または介護を行っている者が市町村に申請する．

　日常生活用具の給付および貸与は，障害者総合支援法第77条に基づく地域生活支援事業の一環として実施されることに改められ，費用負担については，各市町村の判断により条例で定めることになっている．

〔5〕障害福祉サービス

　障害福祉サービスは，2003年度から支援費制度により実施されていたが，障害者自立支援法の施行にともない，新体系のサービスに大幅改正され，介護給付費，訓練等給付費の支給という形でサービスを利用するしくみに改められた．

　障害福祉サービスは，地域における障害者の日常生活を支援することにより自立と社会参加を促進する観点から再編され，障害者の多様なニーズに対応したサービス提供が期待され，複数のサービスを組み合わせて利用するなどの方法が可能である．

　障害福祉サービスの種別は，個別に支給決定が行われる障害福祉サービスと，市町村の創意工夫により，利用者の状況に応じて柔軟に実施できる地域生活支援事業に大別される．障害福祉サービスは，介護の支給を受ける場合には介護給付，訓練等の支給を受ける場合は訓練等給付に位置づけられる．

　福祉サービスの構成および自立支援給付の体系は，図Ⅳ-55のとおりである．

　サービスを利用するには，介護給付費・訓練等給付費の支給について市町村に申請し，支給の決定を受けなければならない．市町村は，支給要否決定を行うために市町村職員などにより厚生労働大臣が定める調査（心身の状況，おかれている環境等）を実施し，市町村審査会が行う障害支援区分に関する審査・判定結果に基づき障害支援区分の認定を行う．

　障害福祉サービスを利用する者は，都道府県知事（指定都市・中核市の市長）が指定した事業者からサービスを受ける．給付費の支給額は原則として100分の90に相当する額である（1割自己負担）．自己負担額が一定額以上の高額である場合，高額障害福祉サービス費の支給制度がある．サービスの体系および概要は次のとおりである．

（1）訪問系サービス（介護給付）

1）居宅介護

　障害者が在宅で日常生活が営めるよう，利用者の心身の状況，おかれている環境に応じて，入浴・排泄・食事などの介護，調理・洗濯・掃除などの家事，生活に関する相談助言などを行う．

2）重度訪問介護

　重度の肢体不自由者で常時介護を要する障害者に対して，居宅を訪問して，入浴・排泄・食事などの介護，その他日常生活を営むうえで必要な介護，外出時における移動中の介護などを総合的に行う．

3）同行援護

　視覚障害により移動に著しい困難を有する障害者等に対して，外出時において同行し，移動に必要な情報の提供，移動の援護，排泄および食事の介護等を行う．

4）行動援護

　知的障害または精神障害により移動に著しい困難を有する障害者等で常時介護を要する者に対

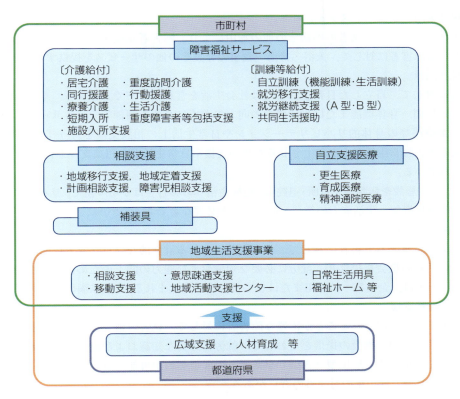

図Ⅳ-55　障害者総合支援法に基づく給付・事業
（厚生労働統計協会編（2018）国民衛生の動向 2018/2019, p.128 より転載）

して，障害者等が行動する際に生じ得る危険を回避するために必要な援護，外出時における移動中の介護などについてサービスを提供する．

  5）重度障害者等包括支援
　常時介護を要する障害者等で，その介護の程度が著しく高い者（厚生労働省令で定める）に対して，居宅介護その他の障害福祉サービスを包括的に提供する．

(2) 日中活動系サービス（下記の1～3は介護給付，4～6は訓練等給付）
  1）療養介護
　医療を要する障害者等で常時介護を要する者に対して，主として昼間において，病院その他の厚生労働省令で定める施設において，身体能力・日常生活能力の維持向上をめざして，機能訓練，療養上の管理，看護，医学的管理のもとにおける介護および日常生活上の世話，レクリエーション活動等の社会参加活動支援，声かけ・聞き取りなどの意思疎通支援などを行う．
  2）生活介護
　常時介護を要する障害者として認定された者に対して，主として昼間において，障害者支援施設等において，身体能力・日常生活能力の維持向上をめざして，入浴・排泄・食事の介護，創作的活動または軽作業等の生産活動の機会の提供などを行う．

3）短期入所（ショートステイ）

在宅生活において，介護者の疾病その他の理由により，障害者支援施設などへの短期間の入所を必要とする障害者に対して，入浴・排泄・食事の介護その他のサービスを提供する．

4）自立訓練

障害者に対して，自立した日常生活または社会生活を営むことができるよう，厚生労働省令で定める一定期間，身体機能または生活能力の向上のために必要な訓練等を行うサービスで，理学療法や作業療法等の身体的リハビリテーションや日常生活上の相談支援を行う「機能訓練」と，食事や家事等の日常生活能力を向上させるための支援や日常生活上の相談支援を行う「生活訓練」に大別されている．

対象は，入所施設や病院等を退所・退院し，地域生活への移行をはかるうえで，リハビリテーションの継続や身体機能，生活能力の維持・回復などが必要な者である．

5）就労移行支援

一般就労を希望する障害者に対して，一定期間にわたる計画的なプログラムに基づき，生産活動その他の活動の機会を提供し，就労に必要な知識および能力の向上のために必要な訓練などを提供する．対象は，企業等への雇用または在宅就労等が見込まれる65歳未満の者である．

6）就労継続支援

通常の事業所に雇用されることが困難な障害者に対して，就労の機会を提供するとともに，生産活動その他の活動の機会の提供をとおして，就労に必要な知識および能力の向上のために必要な訓練などを提供する．雇用型（A型：事業所との雇用契約が可能と見込まれる65歳未満の者）と非雇用型（B型：雇用型の対象外の者）がある．

（3）居住系サービス（下記の1は介護給付，2は訓練等給付，3〜5は地域生活支援事業）

1）施設入所支援

施設に入所する障害者に対して，主として夜間において，入浴・排泄・食事の介護その他のサービスを提供する．

2）共同生活援助（グループホーム）

障害者の地域生活への移行を促進するために，地域生活の基盤となる住まいの場を確保し，主として夜間，共同生活を営む住居において必要な援助を行う．生活介護や就労継続支援等の日中活動を利用している知的・精神障害者が主な対象であり，身体障害者については試行的に認め，効果を検証しながら利用が検討される．

本サービスは，2013年4月施行の障害者総合支援法において改正が行われ，これまでの共同生活介護（ケアホーム）が共同生活援助（グループホーム）に統合された．その背景は，障害者の高齢化・重度化が進み，介護が必要な障害者のグループホームへの入居が増加，あるいは入居後に介護が必要となる障害者が増加する状況に対応しようとしたものである．

このことにより，共同生活援助（グループホーム）の機能である日常生活上の相談・支援と，共同生活介護（ケアホーム）の機能である入浴・排せつ・食事の介護，その他の日常生活援助が一元化され，障害者の状態に応じた柔軟なサービス提供ができるしくみになった．

3）移動支援事業

屋外での移動が困難な障害者等が円滑に外出することができるよう支援することにより，地域における自立した日常生活および社会参加を促す事業である．各市町村の判断により地域特性や

利用者のニーズに応じた柔軟な形態での実施が可能であり，個別支援型，グループ支援型（イベント参加など），車両移送型（巡回バス，各種行事運行など）の利用形態が想定される．

4）地域活動支援センター

障害者等が通所により利用できる施設で，創作的活動，生産活動，社会との交流の促進などの事業を行う．地域の実情に応じて市町村が創意工夫により事業を展開するしくみ（Ⅰ型・Ⅱ型・Ⅲ型に類型化）になっており，専門職を配置して相談事業や地域の社会基盤との連携，ボランティア育成，普及啓発などの事業も実施できる．

5）福祉ホーム

住宅事情などにより在宅生活が困難な障害者に対して生活の場を提供する施設であり，低額な料金で，居室その他の設備の利用，日常生活に必要なサービスの提供などを行い，障害者の地域生活を支援する．施設の利用は，利用者と経営主体との契約によることになっており，日常生活が自立している者を対象とする．

〔6〕 社会参加促進のための対策

（1） 社会参加促進事業

ノーマライゼーションの理念のもと，障害者が社会の構成員として地域で障害をもたない人とともに生活することを支援するとともに，障害者の自己実現・自己表現・社会参加をとおしてQOL の向上をはかることを目的とする事業である．

障害者総合支援法第77条・第78条に基づき，市町村および都道府県が行う地域生活支援事業の一環として，社会参加促進事業が位置づけられた．実施主体は市町村で，地域の特性や障害者等のニーズに応じて柔軟に実施するしくみになっており，地域の実情により都道府県が一部の事業を行うことができるとされている．

事業内容は，スポーツ・レクリエーション教室や各種大会の開催，作品展・音楽会などの芸術文化活動の場の提供や環境整備，展示・声の広報などの情報提供，自動車運転免許取得および自動車改造費用の助成，その他社会参加の促進に必要な事業とされている．

（2） 地域利用施設

身体障害者福祉法に基づく**身体障害者社会参加支援施設**として位置づけられており，身体障害者福祉センター（A型・B型・**デイサービスセンター・更生センター**），補装具製作施設，視聴覚障害者情報提供施設の3種類が規定されている．

A型は，都道府県・指定都市に設置される広域的な利用施設であり，必要に応じて宿泊施設を運営することができる．B型およびデイサービスセンターは，地域の在宅障害者数等を勘案して設置され，その機能はA型に準じている．更生センターは，障害者や家族が気軽に宿泊し，休養できる場所であり，各種レクリエーションなどをとおして健康の増進と社会参加の促進をはかる施設で，景勝地や温泉地などに設置されている．

❷ 障害者の医療を支える制度

〔1〕 自立支援医療費の支給

身体障害者の更生をはかるうえで最も効果があるのは，身体の障害を除去し軽減させることで

174   Ⅳ　リハビリテーションを必要とする人への看護援助

ある．障害者の日常生活を容易にする，あるいは職業能力を向上させるために，身体障害者福祉法に基づき更生医療が適用されていたが，障害者自立支援法の施行により，育成医療，精神通院医療とともに自立支援医療費の支給制度に変更された．

　自立支援医療の対象者は身体障害者手帳の交付を受けた者であり，自立支援医療費の支給を受けようとする者は，市町村に申請し支給認定を受け，医療受給者証の交付を受けなければならない（有効期限1年以内）．

　自立支援医療は高度の医学的技術を駆使して行われるもので，厚生労働省令の定めにより都道府県知事が指定した「指定自立支援医療機関」において行われる．

　医療費の支給は，原則として100分の90に相当する額であり（1割自己負担），所得の状況により自己負担限度額が設定されている．

〔2〕重度心身障害者医療費助成

　身体障害者手帳1，2級および3級で内部障害のある者を対象とした重度心身障害者医療費助成制度がある．初診時一部負担金，訪問看護療養費の基本利用料および入院時の食事代を除く医療費の自己負担額が助成される．申請窓口は市町村の保険担当課である．

〔3〕訪問看護制度

　1992年の老人保健法に基づく老人訪問看護ステーションの発足が契機となって，1994年に健康保険法が改正され，高齢者以外の在宅療養者にも訪問看護の適用が拡大され，訪問看護ステーションや医療機関からの訪問看護が利用できるようになった．

　対象は，在宅により継続して療養を必要とする状態にあって医師が必要と認めた者であり，重症心身障害者公費負担医療の受給者は自己負担が免除されている．

❸ 障害者の就労を支える制度

　わが国で初めて障害者の就労に関する法律が定められたのは，1960年の身体障害者雇用促進法で，身体障害者の雇用率制度（努力義務）等が創設された．その後，1976年には雇用の義務化や雇用納付金制度の創設，1987年には法律の対象が全障害者に拡大され，名称も障害者の雇用の促進等に関する法律と改められた．さらに2005年7月，法律の一部改正により，在宅就業障害者の支援制度，職場適応援助者（ジョブコーチ）の配置に対する助成金制度などが創設され，2013年の改正では，雇用の分野における差別の禁止と，障害者が職場で働くにあたっての支障を改善するための措置（合理的配慮の提供義務）が定められ，2016年4月から施行された．現行の主な対策は次のとおりである．

〔1〕障害者雇用義務制度

　事業主や国・地方公共団体は，法律に定められた障害者雇用義務制度に基づいて障害者の雇用が義務づけられており，その計画や実施状況を毎年厚生労働大臣に報告することになっている．法定雇用率（障害者である常用労働者数＋失業している障害者／常用労働者数＋失業者数）は，5年ごとに実態に即して見直される．

〔2〕障害者雇用調整金制度および障害者雇用納付金制度

（1）障害者雇用納付金制度

　障害者を雇用するには一定の経済的負担をともなうことや，障害者雇用に関する事業主の社会連帯責任を円滑に実現する観点から，事業主の共同拠出による障害者雇用納付金制度を設けており，納付金を財源として，障害者雇用調整金，報奨金，在宅障害者調整金，各種助成金等の支給を行っている．

〈徴収の基準〉

①常時雇用労働者数が100人以上で，障害者雇用率（2%）未達成の事業主は，雇用障害者数に不足する障害者1人につき月額5万円を納める．

②常時雇用労働者数が100人以上200人以下の事業主については，2020年3月末日まで減額特例（5万円を4万円）を適用する．

（2）障害者雇用調整金，報奨金制度

　障害者の雇用の促進と継続をはかるため，障害者雇用にともなう経済的負担の調整を目的に**障害者雇用調整金**が支払われる．また，障害者雇用に必要となる施設設備の改修，通勤を容易にするための措置に要する費用，教育訓練費用などに対して一定の基準により事業主に助成金が支給される．

〈支給の基準〉

①常時雇用している労働者数が100人を超える事業主で，障害者雇用率（2.0%）を超えて障害者を雇用している場合，超えている障害者1人につき月額2万7,000円を支給．

②常時雇用している労働者数が100人以下の事業主で，各月の雇用障害者数の年度間合計数が一定数を超えている場合は，一定数を超えて雇用している障害者数に2万1,000を乗じた額の**報奨金**を支給．

（3）在宅就業障害者に対する支援

　2005年7月の法改正により，在宅就業障害者に対する支援が制度化され，自宅等において就業する障害者（在宅就業障害者）や在宅就業支援団体（厚生労働大臣による登録）に仕事を発注する事業主に対し，障害者雇用特例調整金，特例報奨金が一定の算定基準に基づいて支給されることとなった．対象業務としては，ホームページ作成などのITを活用した業務，物品の製造・サービスの提供などが考えられている．

〔3〕職場適応援助者（ジョブコーチ）助成金制度

　障害者の雇用施策と福祉施策との連携を密にし，福祉的就労から一般雇用への移行を促進する目的で，2005年7月の法改正により創設された．地域障害者職業センターに配置されたジョブコーチによる支援，福祉施設等が行うジョブコーチ支援，雇用主が配置して行うジョブコーチ支援に対して助成金を支給することにより，就職の前後におけるきめ細かな相談助言のしくみをつくり，職場定着をはかることを目的とする．

〔4〕障害者の就業を促進するための支援機関

（1）障害者職業センター

　障害者の職業生活の自立を促進する目的で，職業リハビリテーションに関する調査研究，障害者に対する職業評価・職業指導・職業準備訓練などを行う機関であり，厚生労働大臣が設置運営を行う．センターには，障害者職業総合センター・広域障害者職業センター・地域障害者職業センターがあり，相互に連携・協力して活動を推進する．

（2）障害者雇用支援センター

　障害者の職業生活の自立を継続的に支援することを目的とする機関で，民法に定められた法人の申請により，都道府県知事が市町村に1カ所を限度として指定する．

　主な業務は，支援対象障害者の職業準備訓練，就職後の助言指導，雇用主への助言支援などである．

（3）障害者就業・生活支援センター

　就業およびこれにともなう日常生活や社会生活上の支援を必要とする障害者の職業の安定をはかる目的で設立される機関である．民法第34条の法人，社会福祉法人，特定非営利活動法人等の申請により都道府県知事が指定する．

　主な業務は，支援対象障害者に対する相談助言，公共職業安定所・地域障害者職業センター・障害者雇用支援センター・社会福祉施設・医療施設・教育機関等との連絡調整，職業準備訓練の斡旋などであり，2018年4月現在，全国に334センターが設置されている．

（4）ハローワーク

　就職を希望する障害者に対して，求職の登録の後に，職業適性，希望する職業の技能，知識，希望職種，身体能力等に基づき，ケースワーク方式による職業相談を実施し，安定した職場への就職，就職後の職場定着を支援する．専門窓口には，専門の就職促進指導官を配置し，障害特性に応じたきめ細かな支援を行っている．

　主な事業として，障害者就業・生活支援センター，地域障害者職業センター，就労移行支援事業所等の関係機関からなる「障害者支援チーム」をつくり一貫した支援を行うチーム支援の実施や，事業者が障害者を短期間試行的に雇用することにより，適性や業務遂行可能性を見きわめ，相互理解を促進することを通して常時雇用への移行を促進する障害者トライアル雇用事業等がある．

4 経済的生活を支える制度

〔1〕障害基礎年金

　わが国の公的年金制度には，国民年金，厚生年金，共済年金がある．国民年金は，国民年金法に基づき20歳以上60歳未満のすべての国民が加入し，基礎的給付が行われるもので年金の受給権が発生した障害者に対して，障害基礎年金として支給される．厚生年金や共済年金は，基礎年金に上乗せして報酬比例部分の年金として支給される．

（1）年金受給対象者

障害基礎年金の対象者は，障害の原因となった傷病の初診月の前々月までに被保険者期間があり，その2/3以上の期間保険料を納付し，一定の障害状態にある者である．

障害基礎年金には，障害の程度に応じて1級と2級がある．1級のほうが障害が重度である．

（2）年金額

年金額は2級が老齢基礎年金と同額（2019年4月より・年額78万100円）で，1級はその1.25倍（同97万5,125円）である．障害基礎年金受給者に子がある場合は，その子が18歳を迎えた年の年度末までの間，子の加算額が給付される．

障害厚生年金は，在職中の病気やけがで障害者（1・2級）になった場合，上乗せして受給でき，65歳未満の配偶者がある場合は配偶者加給年金を合わせて受給できる．

また，障害基礎年金にはない3級の障害者には障害厚生年金が，それよりも軽度な障害者には障害手当金（一時金）が支給される．公務員などが加入している障害共済年金も障害厚生年金と同様のしくみである．

〔2〕特別障害者手当等支給制度

特別障害者手当は，日常生活に常時介護を要する在宅の重度障害者の福祉の向上を目的に支給される手当であり，所得保障の一環である．この制度は「特別児童扶養手当などの支給に関する法律」に基づき，1986年4月に創設された．給付額は2019年度で月額2万7,200円である．

また，制度創設前に重度の身体障害者に支給されていた特別福祉手当受給者のうち，本制度の支給要件に該当せず障害基礎年金も受給できない重度の障害者については，経過措置として「福祉手当」が支給されることになっている．給付額は2019年度で月額1万4,790円である．

〔3〕特別児童扶養手当支給制度

20歳未満で，精神または身体に障害を有する児童を家庭で監護，養育している父母等に支給することにより，児童の福祉の増進をはかることを目的とする．給付額は2019年度で月額1級：5万2,200円，2級：3万4,770円である．受給者もしくはその配偶者または扶養義務者の所得が一定以上である場合は，手当は支給されない．

〔4〕特別障害給付金制度

国民年金制度の発展過程において生じた障害基礎年金を受給していない障害者に対する福祉的な措置として，2005年4月より特別障害給付金制度が施行された．

支給額は，2019年度では，障害基礎年金1級相当の者：月額5万2,150円（2級の1.25倍），2級相当の者：4万1,720円で，本人の所得によっては支給が制限される場合がある．

〔5〕税制面その他の優遇措置

身体障害者手帳を所持している場合，所得税・住民税などの障害者・特別障害者控除，自動車税などの減免，上下水道料金・NHK放送受信料などの減免制度等がある．

また，障害者の社会参加を促進する観点から，旅客運賃割引，郵便物に対する優遇，有料道路の通行料金割引などもある．

178　Ⅳ　リハビリテーションを必要とする人への看護援助

　これらの制度は，障害の程度等により該当するかどうか基準が定められている．

参考文献・資料

1．日本訪問看護振興財団監修佐藤美穂子，田久保恵津子，宮内清子編（2004）自立をはかり尊厳を支える ケアマネジメント事例集：日本版 成人・高齢者用アセスメントとケアプラン「財団方式」，中央法規出版．
2．身体障害者ケアマネジメント研究会・知的障害者ケアマネジメント研究会監修（2002）新版 障害者ケアマネジメント実施マニュアル：身体障害・知的障害共通編，中央法規出版．
3．厚生労働統計協会編（各年度版）国民衛生の動向．
4．厚生労働統計協会編（各年度版）国民の福祉と介護の動向．
5．厚生労働統計協会編（各年度版）保険と年金の動向．
6．内閣府ホームページ，「障害者白書」（PDF版）．

③　　　　　　　　　　　　　　　　　　　　　　　　　　福祉用具の活用

❶　障害者の自立生活，機能訓練に資する

　「福祉用具の研究開発及び普及の促進に関する法律」（通称：**福祉用具法**）が1993（平成5）年10月より施行され，福祉用具は「心身の機能が低下し日常生活を営むのに支障のある老人または心身障害者の日常生活上の便宜をはかるための用具およびこれらの者の機能訓練のための用具ならびに補装具」と定義された（第2条）．障害者総合支援法では「補装具」，地域生活支援事業では「日常生活用具」といった名称の使用は続いているが，**福祉用具プランナー**[*1]の育成開始（1995（平成7）年），介護保険制度の施行（2000（平成12）年）などを背景に，福祉用具という名称は広く浸透し，一般に親しまれるようになった．

　また，助成制度の枠を外してみれば，本来，福祉用具は治療や生活に必要なすべてを網羅するものである．国際標準化機構の福祉用具一覧（ISO9999）を和訳した福祉用具分類コード（CCTA95）から大分類全項目と下位項目（抜粋）を表Ⅳ-42にあげる．この分類コードに基づいた「福祉用具情報システム（TAIS）」が公益財団法人テクノエイド協会[*2]のホームページで閲覧することができる．

❷　看護職の身体損傷・離職を防ぐ

　英国では看護協会が先頭に立ち，看護職の身体損傷・離職を防ぐ活動を行い，英国腰痛予防協会とともに「『人の手で行う移動に関する規則』の手引き」（1992年）の策定に関与した．同手引きは英国安全衛生庁（Health and Safety Executive）の「人力作業に関する規則」（Manual Handling Operations Regulations）をもとに，看護職や介助・介護者が患者を抱える際の持ち上

＊1　福祉用具を必要とする高齢者や障害者に対し，適切な用具の選択・使用への援助や指導，また使用計画案の策定などを行う専門職．

＊2　1987（昭和62）年設立．福祉用具に関する調査研究・開発および情報提供，臨床的評価などを行う．義肢装具士国家試験の実施機関でもある．http://www.techno-aids.or.jp/system/

6 生活の再構築を支える社会資源 **179**

表Ⅳ-42 国際標準化機構（ISO）による福祉用具の例

(CCTA95（福祉用具分類コード）より)

大分類	中分類（抜粋）	小分類（抜粋）
治療訓練用具	呼吸器治療用具，循環器治療用具，透析治療用具，投薬用具，消毒用器材，検査器材，褥瘡予防用具，運動・筋力・バランス訓練器具，性行為補助具	吸入器，レスピレータ，酸素ユニット，浮腫防止ストッキング，注射器，血圧計，褥瘡予防マットレスおよびカバー，平行棒
義肢・装具	体幹装具，上肢装具，下肢装具，義手，義足，身体補填具（プロテーゼ）	頸椎装具，短下肢装具，かつら，義乳房，義眼，義歯
パーソナルケア関連用具	衣類・靴，更衣用具，トイレ用具，気管切開者用具，ストーマ用品，採尿器，入浴用品，化粧用具，体温・体重測定用具	帽子，手袋，下着，靴べら，ポータブルトイレ，カニューレ，剝離剤，バルーンカテーテル，浴槽，シュノーケル（気管切開者用），体温計
移動機器	杖，歩行器，特殊自動車，自転車，車椅子，移乗補助用具，リフト	運転補助器具，シートベルト，ベビーカー，スライディングボード，体位変換用シーツ
家事用具	炊事用具，摂食用具，掃除用具，衣類の製作・手入れ用具	冷蔵庫・冷凍庫，食器洗い機，電気掃除機，洗濯機，電気アイロン・こて
家具・建具，建築設備	テーブル，照明器具，椅子，座位保持装置，ベッド，住宅部品，昇降装置，収納家具	離被架，手すり，ドア，エレベータ，スロープ，戸棚，床頭台，薬品収納棚
コミュニケーション関連用具	光学的補助具，コンピュータ，計算器，録音機・受信機，テレビ・ビデオ，電話機，警報システム	眼鏡，コンタクトレンズ，拡大鏡，原稿ホルダー，呼出音等表示装置，インターホン，火災報知器・煙検知器
操作用具	制御用機器，スイッチ，環境制御装置，タイマー，位置決め器具，クレーン	瓶・缶・容器を開けるための補助具，把持用具，マジックハンド，固定・据え付けのための器具
レクリエーション用具	玩具，ゲーム，スポーツ用具，楽器，写真用具，手芸用具，園芸用具，狩猟用具・釣り用具，キャンプ用具・キャラバン用具，喫煙用具，自然観察用具	

げ許容量を示し，複数人が共同で行っても患者を安全に持ち上げることが難しく，増員効果が薄いことなどを数値化している．また，移動介助による患者の苦痛と侵襲を避ける最善の解決策として福祉用具の活用をあげており，リフト等の購入が年間総予算の0.3%，維持費用は0.003%に過ぎないという調査結果も提示している．

　現在，英国では規則にそって改善をはからない雇用者には重い法的責任が課せられる[1]．英国安全衛生庁「人力作業に関する規則」による持ち上げ許容量と増員効果を図Ⅳ-56および表Ⅳ-43に示す．

　一方，豪州看護連盟での成果をもとに2009（平成21）年に設立された日本ノーリフト協会[*3]は，ボディメカニクスは腰痛予防対策には不十分であり，持ち上げない・抱え上げない看護のために福祉用具が欠かせないことを啓発している．また，組織的な行動変容と，文化や地域ケアシステムを変えていくマネジメントを展開していくため，RISTEX（社会技術研究開発センター）問題解決型サービス科学研究開発プログラムのなかで系統的に開発された**ノーリフトケアコーディネーター**の養成を実施している[2]．

---

*3　1998年より豪州看護連盟が看護師の腰痛予防対策として，危険や苦痛のともなう人力のみの患者移乗を禁止し，患者の自立度を考慮した福祉用具使用による移乗介護を義務づけてきた．これらの動きに端を発した「持ち上げない看護，抱え上げない介護」を「ノーリフト」という（ノーリフト／ノーリフトケアは日本ノーリフト協会の商標登録用語）．

日本では，介護職の労災申請急増を背景に厚生労働省が腰痛予防を重点課題に掲げ，2013（平成25）年に**職場における腰痛予防対策指針**を19年ぶりに改訂した．指針の適用範囲を福祉・医療分野における介護・看護作業全般に広げ，腰に負担の少ない介助方法などを加え，腰痛を起こさせない責任は事業主にあることを明文化した．

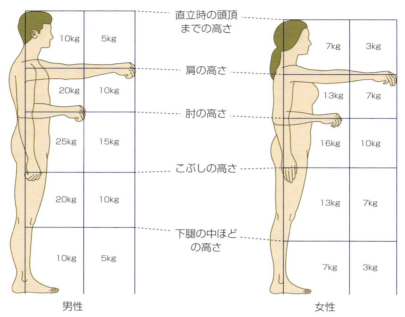

図での最大持ち上げ許容量は男性で25kg，女性で16kgであり，直立して両肘を曲げ，腰のあたりに対象を近づけた状態が最も効率的な持ち上げ位置であることがわかる．この位置から水平方向であれ垂直方向であれ，遠ざかるにつれて許容量は小さくなる．

図Ⅳ-56　男女別・位置別の持ち上げ許容量

(Health and Safety Executive (1992) Manual Handling Operations Regulations. Guidance on regulations, L23, HSE Books より作成)

表Ⅳ-43　男女別持ち上げ許容量と増員効果

		1人	2人	3人
男性	持ち上げ許容量	25kg	33.3kg	37.5kg
	増員効果		8.3kg	4.2kg
女性	持ち上げ許容量	16kg	21.3kg	24kg
	増員効果		5.3kg	2.7kg

数値は図Ⅳ-56に示された単独での最大持ち上げ許容量を例として，2人で持ち上げる場合，3人で持ち上げる場合の許容量と増員効果の試算である．

(Health and Safety Executive (1992) Manual Handling Operations Regulations. Guidance on regulations, L23, HSE Books より作成)

6 生活の再構築を支える社会資源 **181**

　腰痛予防の原点は，自身や同僚の身体損傷，それによる離職を防ぐことである．腰痛予防の取り組みとしての福祉用具活用は，職場の絆を強め，士気を向上させる．病院全体への影響は大きく，「『せーの』『よいしょ』のかけ声や『ごめんね』の気兼ね」が減り，「移乗移動手段・判断材料・思考過程・温存体力・患者の笑顔と移動範囲」が増えたとある[3]．心身の健康回復に寄与するうえ，看護の原点回帰，生き甲斐を取り戻したとの報告もされている[4]．

③ 安全と安楽を担保する

　車椅子移乗の際に車椅子のフットサポートが患者の下腿に**スキンテア**（skin tear．皮膚の損傷，裂傷）を引き起こしている問題が消費者庁から提起され，スキンテアは**褥瘡**の危険因子として平成 30 年度の診療報酬に反映された．この事象を引き起こしたのは，福祉用具が適切に使用されていない状況にある．例えば，フットサポートが外れない車椅子が使用されていること，足の踏みかえが適切に行えない患者にターンテーブルが用いられていないこと，トランスファーボード等を用いた坐位移乗もしくはリフト移乗の適応患者に対し，抱え上げによる立位移乗介助が行われていること，などである．移乗に支援を必要とする患者への適切な移乗方法の選択に，適切な福祉用具の整備は不可欠である．

　体位変換時に身体を引きずると，摩擦による身体損傷が発生することへの認識が広がっている[5]．そのため，体位変換には摩擦を軽減するスライディングシートやグローブなどの福祉用具が必要であり，これらを用いない体位変換が褥瘡を発生させてきたと考えられている[6]．

　また，医療関連機器による**圧迫創傷**の有病率のうち，静脈血栓塞栓症予防に用いられる医療用弾性ストッキングは大学病院で 1 位，一般病院で 2 位である[7]．日本では福祉用具を用いずに弾性ストッキングを患者にはかせる方法が用いられているが，北欧ではスライディングシートを患者の足に巻き，ストッキングを滑らせてはかせる方法をとっている．滑らせる装着方法は，しわをつくらず，患者の下肢損傷をまねきにくいだけでなく，看護師の指の関節も痛めにくくする[8]．

　このように，福祉用具は患者の安全と安楽を担保すると同時に看護職の身体損傷を防ぐ効果もある．

④ 用具の活用で新たな能力を獲得

　重度の認知症で寝たきり状態だった超高齢者は，リフトを使った入浴を続けたことで会話が可能になり，リフトを活用した端坐位訓練を経て車椅子で摂食できるようになった[9][10]．

　頻回に転倒していた肢帯型筋ジストロフィー症の女性は，電動昇降機能付き室内用電動車椅子を使うことで活動範囲が広がったうえに体幹機能も向上した．プールに通い，ハワイでイルカと泳ぐ夢を達成するなど，生活のなかで福祉用具が実現するリハビリテーションの質の高さを明らかにした[11]-[13]．

　こうした事例の報告は在宅看護においては少なくない．患者の機能回復・向上の鍵は，「安全と安楽の担保」「選択の幅の広い生活手段」「身体機能を発揮しやすい環境」にある．それらを可能にする目的で福祉用具が提供されれば，単なる日常生活での用具使用にとどまらず，その使用継続によってさらなる心身機能の向上を可能にすることも考えられる．機能訓練も例外ではなく，訓練効果を向上させる生活環境を福祉用具によってつくり出すことができる．すべての治療手段

と看護を包含する広い視野のケアマネジメントのもと，長期的な目標をもって福祉用具をプランニングすれば，いずれは用具を利用する人に余裕・余力が生まれ，新たな楽しみや生きがいをつくり出すこともできるのである．

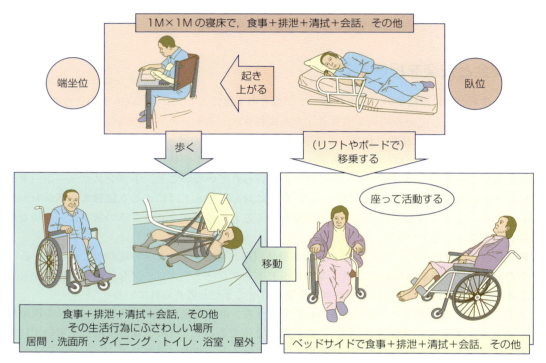

図Ⅳ-57 活動範囲を広げるための姿勢と動作

引用文献・資料

1) 英国腰痛予防協会編，英国王立看護協会協力，加藤光宝監訳（2003）刷新してほしい患者移動の技術：患者・看護師・医療者を身体損傷や医療事故から守るために，pp.7-25，日本看護協会出版会．
2) 垰田和史監修，保田淳子（2016）ノーリフト 持ち上げない看護 抱え上げない介護，pp.136-137，クリエイツかもがわ．
3) 重見美代子，窪田静編，美須賀病院看護部（2017）めざせマグネットホスピタル：て・あーての実践と福祉用具の活用，pp.146-150，看護の科学社．
4) 川嶋みどり，窪田静監修，美須賀病院協力（2017）福祉用具を活用し仲間が辞めない職場づくり 第2巻（て・あーてと福祉用具を活用したある地方病院の取り組み 全3巻），東京シネ・ビデオ．
5) 栄健一郎（2014）褥瘡予防とノーリフトで使う福祉用具，WOC Nursing，2 (2)，pp.26-34．
6) 大浦武彦（2016）時間ごとの体位変換が起こす褥瘡発生と悪化：体位変換の改革と新しい体位変換，WOC Nursing，4 (8)，pp.103-115．
7) 日本褥瘡学会編（2016）ベストプラクティス 医療関連機器 圧迫創傷の予防と管理，pp.12-16，照林社．
8) スピラドゥ日本サイト，弾性ストッキング履かせ方の例．
https://www.youtube.com/watch?time_continue=1&v=tQ2s5AlWUI8
9) 窪田静総監修，栄健一郎指導（2010）生活環境整備のための"福祉用具"の使い方，p.57，日本看護協会出版会．

10) 中川路朋子（1993）補助器具は「自立」の妨げにならない（増子忠道，宮崎和加子ほか編，在宅補助器具活用マニュアル，JJNスペシャル，34（8），pp.12-15，医学書院）．
11) 安川由紀子，窪田静，水田朋子ほか（2004）肢帯型筋ジストロフィー女性への20年の支援から，リハビリテーション・ケア合同研究大会北九州．
12) 窪田静（1993）これは私の身体の一部です（増子忠道，宮崎和加子ほか編，在宅補助器具活用マニュアル，JJNスペシャル，34（8），pp.66-70，医学書院）．
13) 毎田順子（1992）補助器具を使った自立生活について，第7回リハビリテーション工学カンファレンス．

参考文献

1. 窪田静総監修（2010）生活環境整備のための"福祉用具"の使い方，日本看護協会出版会．
2. 厚生労働省，腰痛予防対策リーフレット，職場における予防対策指針．
   http://www.mhlw.go.jp/file/06-Seisakujouhou-11200000-Roudoukijunkyoku/kaigokango_2.pdf
3. 大熊由紀子（1990）「寝たきり老人」のいる国いない国：真の豊かさへの挑戦，ぶどう社．
4. 窪田静（2014）ノーリフトから始めよう「全人的褥瘡看護」3つの軸，WOCNursing，2（2），pp.20-25．
5. 日本看護技術学会技術研究成果検討委員会ポジショニング班編，大久保暢子ほか（2016）背面開放座位 Q&A Version1.0, pp.6-24．

7 地域生活への移行支援

① 在宅移行の促進因子・阻害因子

個人因子

ADL（activities of daily living）とは一般的に食事・整容・更衣・排泄・入浴など日常生活活動をさすが，そのなかでも特に排尿・排便管理能力は在宅での介護量を左右する要因となり，在宅移行に大きく影響する[1]．また，手段的日常生活活動（instrumental activities of daily living：IADL）は病前の生活スタイル，家族構成，家族との関係性などに関連する．

認知機能はもともと有する認知機能低下だけでなく，長期の入院生活により認知機能低下をきたすケースや，脳卒中患者では高次脳機能障害により動作の遂行，思考過程に問題が生じることもある．長谷川式認知症スケール（HDS-R）やミニメンタルステート試験（MMSE）などの客観的な評価結果をもとに，退院後の障害を家族がイメージできるよう伝えていくことが重要となる．

超高齢社会の現代では入院患者も65歳以上の高齢者が大半であり，合併症が複数かつ複合的で複雑となっているケースがほとんどである．誤嚥性肺炎や骨折をくり返し，入退院をくり返す患者もいる．そのようなケースでは入院中から病棟，外来，在宅支援室，地域の担当者などで情報

184   Ⅳ　リハビリテーションを必要とする人への看護援助

交換し，退院後も継続した支援が行われるよう調整していく必要がある．

　医療処置については，吸引，膀胱留置カテーテル管理，経鼻経管栄養，胃瘻，血糖測定，インスリン注射，持続陽圧呼吸療法（continuous positive airway pressure：CPAP），在宅酸素療法などがあげられ，針を使用するなど身体的侵襲をともなう処置は介助者に受け入れられにくい可能性もある．医師と相談しながら可能な範囲で内服療法への切り替えを検討することで，介助者の負担を軽減する．また，在宅での医療処置に関しては事前に十分に家族指導を行い，支援していく必要がある．

❷ 環境因子

　まず介護力があげられる．例えば独居であったり，高齢者のみの家庭であれば，在宅移行への阻害因子となる．これらに対する支援内容としては，介護保険制度の使用に関し患者・家族に情報提供を行う．サービス利用に向けてソーシャルワーカー，担当のケアマネジャーと情報交換を行うことも重要である．その際，病棟生活の様子より患者に適したサービスを提案する．逆に，家族が多い，入院前から介護を担っており介護力が高いケースでは在宅移行への促進因子となることが多いが，患者の病状，ADLレベルが変化している場合はそのことを説明する必要がある．主介護者の健康状態，職業の有無（日中・夜間の介護が可能か）なども影響する．

　現代では核家族化が進み，独居または同居の家族がいても就労中であったり，病身であったり，乳幼児をかかえていたりと十分な介護力を確保できないケース，高齢者同士のふたり暮らしである「老々介護」や，「認々介護」（ともに認知症）となっているケースもあるため，適切な情報収集が必要である．

　家屋状況については，建物の階段の数やエレベーターの有無，持ち家か賃貸か，広さはどうか，家屋改修はできるか，などの情報を得て患者が在宅生活を送るうえで問題がないかを検討する．

　環境因子には，介護保険や身体障害者手帳など社会制度の利用状況も含まれる．

② 事　例

①現病歴

　A氏，58歳，男性，主診断名：脳梗塞（左片麻痺，嚥下障害）．

　ある日の早朝，自室で倒れているところを妻が発見．急性期病院へ救急搬送後，回復期リハビリテーション病院へ転院．ADL全般に軽度介助を要し，移動は車椅子（自走可能）と4支点杖（介助歩行）を併用．嚥下障害残存あり，食事は経鼻経管栄養対応から嚥下評価をへて3食嚥下食となり自力摂取可能．排泄管理は，日中は尿意にもとづきトイレで排泄，夜間は寝入ってしまいおむつ使用．言語機能面に大きな低下はなく，日常会話は成立．危険行動はみられなかった．A氏・妻ともに自宅退院を希望したためカンファレンスを重ね，デイサービスや訪問看護など今後利用するサービス内容を検討し，退院の運びとなる．

②既往歴

　高血圧（10年前），糖尿病（5年前）

③医療処置

　糖尿病管理：入院中は空腹時血糖90〜150mg/dLで推移．間食は100kcal以内，1個／日程度

の許可あり.

④家族歴

　妻（56）と2人暮らし. 妻は専業主婦であり，家事全般と主な介護を担う.

　［遠方に居住］長男（33），長男の嫁（30），孫（8），孫（4）.

　［近隣に居住］長女（26），長女の夫（28），孫（3）. 長女夫婦は日中協力可能.

⑤生活歴

　発症前の日常生活は自立. 平日は会社勤務をしており，休日は妻と公園に散歩，美術館に行く，孫と遊ぶなど，穏やかに暮らしていた. また，酒と甘いものが好きで晩酌しながら和菓子を食べることが毎晩の楽しみだった.

　［住居］持ち家（戸建て），改修可能.

　［介護保険］今回の発症を機に新規申請し，要介護4認定.

⑥患者・家族の思い

　「家に帰りたい，また孫と遊びたい. 仕事をするのは難しいかな」（A氏）

　「家で暮らしてほしい. 自分でできることが増えてほしい」（妻）

　「母親が心配なので，父親の施設入所も検討している」（息子）

① 個人因子・環境因子

　A氏の在宅移行の阻害因子として，A氏はADL全般に介助が必要で，複数の医療処置や誤嚥性肺炎・褥瘡の予防といった合併症管理も必要となることから，介護経験のない妻には介護負担が大きいことがあげられる.

　一方で，要介護4を認定されておりサービスが利用できること，別居の娘からの協力が得られること，持ち家であり家屋改修が可能であること，妻の介護意識が高いことなどが在宅移行の促進因子としてあげられる（表IV-44）.

表IV-44　A氏の個人因子・環境因子

個人因子	環境因子
• 屋内4支点杖歩行介助，車椅子自走可能 • ADL一部〜中等度介助 • 高血圧症，糖尿病 • 血糖測定，吸引の必要性 • 家族関係は良好 • 会社員として勤務している	• 持ち家（戸建て） • 56歳の専業主婦の妻と2人暮らし • 近隣に長女家族が在住 • 家屋改修可能 • 介護保険利用可能，要介護4認定 • 身体障害者手帳申請可能

② 当事者・介護者の意思形成

　入院時，患者・家族の望みや思いを聴取すると「入院前とまったく変わらない状態で在宅復帰できる」と考えている事例も少なくない. しかし，実際には何らかの身体的介助や医療処置が必要となったり，家族の求める自立レベルまで到達できず，選択肢として施設入所を考えざるを得ないこともある.

　以下，回復期リハビリテーション病棟に入院したA氏の事例を用い，意思形成過程をサポート

186　Ⅳ　リハビリテーションを必要とする人への看護援助

する視点で必要となることについて記述する.

〔1〕A氏と家族の心情

　妻と長男に付き添われ車椅子で入院.入院時ADL全介助であり食事は経鼻経管栄養対応.同日中に医師・看護師同席のもと病状説明が行われた.

　医師「左片麻痺と嚥下障害があります.杖や装具など補助具を使えば介助歩行ができるでしょう.また,嚥下機能の精査を行い,経口摂取をめざします」

　患者「家に帰りたい.孫と遊びたい.仕事をするのは難しいかな」

　妻　「少しでも自分でできることが増えてほしい」

　息子「主介護者となる母は介護経験がなく,負担が多くなることが心配であるため,施設も検討している」

〔2〕カンファレンス開催

　この時点では,患者・家族ともに現状を理解するのに精一杯で,退院後の方向性までは決められていない.患者や家族が退院後の生活を具体的にイメージでき,早期段階から患者の病態やADLの到達目標について理解できるよう介入していく必要があると考えられた.

　在宅復帰を支援するためのポイントとして,「病気・病態を患者が理解し,受容していくための支援（受容支援）」と,「自宅でできる医療・看護の方法を患者・家族と一緒に考え,自立をめざす支援（自立支援）」をチームで行う[2]ことが重要とされている.

　そこで,リハビリテーションチームとして医師,理学療法士（PT）,作業療法士（OT）,言語聴覚士（ST）,メディカルソーシャルワーカー（MSW）,看護師で情報交換を行い,患者・家族への指導内容やADLの目標が統一できるよう定期的なカンファレンスを開催した.また,在宅支援室と連携し,患者・家族に適したサービスが選択できるようフォローすることとなった.在宅支援室やリハビリテーションカンファレンスについては後述する.

❸　在宅支援に向けての準備

〔1〕スクリーニング,アセスメント

　在宅支援の必要性は,下記のような項目に着目して検討する必要がある.

①患者の年齢,理解力,発症・受傷前の生活形態などの個人因子.

②高血圧や糖尿病などの既往があり体調管理が不十分である場合.

③酸素投与や吸引など医療的介助が必要である場合.

④片麻痺や高次脳機能障害などの残存により生活介助が必要である場合.

⑤上記の点に対する患者・家族の理解や受けとめ方,また,家族形態,家族の介入度,経済状況,介護認定・身体障害者手帳等の制度の利用状況.

　入院早期よりスクリーニングを行い,その結果,在宅支援に向けた介入が必要であると判断した場合は,在宅支援に向けての調整を始める.田中ら[3]は「入院時にスクリーニングシートを用いてアセスメントを行っていくことの利点は,退院支援が必要な患者を早期に発見し,受け持ち看護師が患者・家族の意向を確認したうえで一緒に退院時の状態を共有していくことにある」と述べている.また,在宅支援が必要な患者を早期に見きわめていくために,スクリーニングシー

トを有効活用し，項目にある内容を手がかりにハイリスクケースをまんべんなく病棟から見つけ出していく体制を築くことを退院調整の役割の1つにあげている．

　患者の状態は日々変化するため，初期のスクリーニングだけでなく段階的に評価を行うことが重要である．表IV-45にA氏の事例をあてはめたスクリーニングシートを示す．

表IV-45　A氏の例をあてはめたスクリーニングシート

①個人因子
　☑患者の年齢
　□患者の理解力，病状や予後の受け入れ状況
　□発症・受傷前の生活形態
　☑既往歴
　☑麻痺残存や高次脳機能障害の有無
②医療的介助の必要性
　□再入院をくり返している
　□退院後も高度で複雑な継続的医療が必要
　☑医療処置内容
③生活介助の必要性
　☑日常生活活動（ADL）評価
　☑手段的日常生活活動（IADL）評価
　□危険行動の有無
　☑退院後の生活形態，管理能力

④家族に対する介入
　☑家族形態（独居，高齢者世帯，その他）
　☑家族の理解，病状や予後の告知状況，受け入れ状況
　☑家族の介護力
　☑家屋状況（室内動線，階段・段差の有無，改修可能か）
　☑経済状況
⑤社会資源の活用
　☑介護保険の有無
　□身体障害者手帳の有無
　□その他

〔2〕院内における調整，支援計画

　スクリーニング結果をもとに在宅支援の必要性がある場合は，患者・家族の思いや自宅環境，家族構成等を把握し，早期より支援計画を立案する．以降は，退院支援計画の作成・評価を行い，医療の介助・ADLの介助に対する必要な指導項目を抽出し，在宅支援プランや退院支援スケジュールを作成する（図IV-58）．

　在宅支援プランをもとに患者・家族に指導を開始し，患者と家族の知識・技術の習得をめざす．同時に，社会資源の活用について説明を行い，退院調整部門やMSWと連携しながら，退院後に使用する制度や地域サービスの調整を行う．

〔3〕支援プラン

　介護指導内容は全身状態の管理や栄養管理のほか，車椅子操作，歩行介助方法，おむつ着用方法など多岐にわたる．それらを一度に指導しても覚えきれず混乱してしまう可能性があるため，順序を決め指導を行う．また，主介護者は妻であるが，妻だけに介護負担がかからないように協力を得られる長女や長男夫婦にも介護指導を行う．

4 カンファレンス

　入院から退院までに，担当医師，看護師，療法士，MSWがそれぞれ専門性をもって介入する．前述の通り，在宅支援は患者1人ひとりの目標や転帰先の環境が異なるため，個別性をふまえて介入することが重要である．担当職種が個々に介入すると，複数のゴールが存在してしまうため効果的にリハビリテーションを進めることができない．そこで定期的にカンファレンスを行うこ

188　Ⅳ　リハビリテーションを必要とする人への看護援助

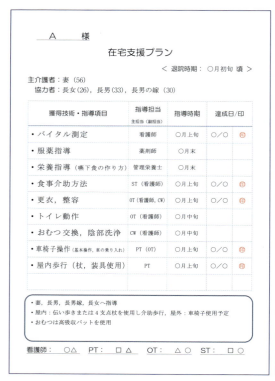

[支援プラン]
- 医療管理上の課題，生活・介護上の課題をふまえ，習得する項目や役割を抽出する．
- 習得技術を「見える化」することにより，患者・家族の習得項目を明確にする．

[支援スケジュール]
- 家族の来院日をもとにスケジュールを作成する．
- スケジュール作成は家族のペースを考えて家族とともに組み立てることが大切である．

図Ⅳ-58　在宅支援プラン・スケジュールの書式例

とで，個人の対応のみで終わることなく，患者・家族やチームスタッフ全体で共有した目標に向けて統一した対応を行えるようになる．以下，筆者が勤務する病院でのカンファレンスをもとに説明する（表Ⅳ-46）．

(1) 退院支援カンファレンス

　A氏の退院に向けての課題は，ADLに介助が必要であること，嚥下障害により食形態に工夫が必要であること，糖尿病管理や血圧管理を中心とした再発予防，移動手段の検討などである．また，主介護者は介護の知識が少ないため社会資源の活用についての情報提供が必要である．それらに対し，全身状態の管理，既往症の管理，ADL介助量軽減，家族指導などが目標としてあげられ，看護計画に反映させる．

(2) 病棟カンファレンス

　担当看護師が中心となり，病棟看護師やケアスタッフで離床時間の延長や家族指導内容など，日々検討したいことを病棟で共有する．

表Ⅳ-46　在宅支援カンファレンスの例

カンファレンス	開催時期	目 的	検討事項	参加職種
退院支援カンファレンス	入院後1週間以内	退院支援における課題抽出，情報共有	医療管理上の課題，生活・介護上の課題，退院支援の必要性，介入内容	退院調整看護師，看護師，MSW（状況に応じ療法士）
病棟カンファレンス	必要に応じ適宜	病棟生活上の課題抽出，情報共有	病棟生活上の課題に対する介入内容・方法	看護師，介護福祉士（状況に応じ療法士）
リハビリカンファレンス	月1～2回	現状の課題抽出，情報共有，転帰先の検討	現状の課題に対する介入内容・方法	医師，看護師，介護福祉士，MSW，療法士，患者，家族
退院前担当者カンファレンス	退院前	退院後に必要な医療・看護にもとづいたサービスの調整，情報共有	患者・家族の意向をもとに退院後のサービス内容やケアプランを立案	医師，退院調整看護師，看護師，介護福祉士，MSW，療法士，患者，家族，ケアマネジャー，事業所等

〔3〕リハビリカンファレンス

A氏の病状経過（医師），全身状態や入眠状況（看護師），歩行方法（PT），トイレ介助方法（OT），直接訓練の状況（ST），経済状況，介護保険申請状況や利用できる社会資源の確認（MSW）など進捗状況を情報共有し，短期目標や長期目標を話し合う．また，転帰先を確認したうえで，退院時期とそれに合わせた家屋訪問や試験外泊の日程，退院後のサービス内容を検討する．

〔4〕退院前担当者カンファレンス

A氏はデイサービス，訪問看護，訪問リハビリテーションを利用予定．患者・家族，医師，看護師，セラピスト，MSW以外に，ケアマネジャー，訪問看護ステーションスタッフ，デイサービススタッフが来院し，患者・家族を中心に退院後のサービス内容について調整を行う．実際に顔を合わせて話すことで患者・家族の思いがより正確に伝わり，患者のADLもより具体的に把握できる利点がある．

⑤ 在宅への移行支援

〔1〕退院・在宅復帰に向けての準備

リハビリテーションが進み退院のめどが立ってきたら，在宅復帰に向けての最終調整を行う．患者・家族から聴取した情報やカンファレンスの内容をふまえ，退院後に必要となる介助や医療処置について確認する．そして，患者・家族がその人らしく生活していけるようライフスタイルや思いを尊重し，サービスについても情報提供しながら，退院後の生活の再編を援助し必要な指導をしていく．その際に，1日の生活スタイル，1週間のスケジュール（社会的サービスの利用状況含む），1カ月間のスケジュール（医療機関の受診予定含む），および患者・家族の年間のイベントをふまえた1年間のスケジュールをある程度明確にできるとよい．自宅環境の調整に向けては，必要に応じて，療法士，MSW等が実際に患者の自宅に出向き，家屋調査を行う．そして，患者・家族へ福祉用具活用の提案をし，準備を進めていく．

190 Ⅳ リハビリテーションを必要とする人への看護援助

　A 氏の場合の生活スケジュールを表Ⅳ-47 に示す．まず，A 氏と妻の時間的な負担を考慮し，食事は配食サービスを併用，夜間の体位交換は自動体位変換機能付きエアマットレスレンタルを使用し，おむつは一晩もつ高吸収タイプを利用することで，妻の休息を確保できるようにした．

　もともとの生活歴を確認すると，散歩や美術館へ行くことが趣味とわかる．屋外の散歩は訪問リハビリでセラピストと行うことで安全に行うことができる．また，何もない日であれば車椅子を利用し美術館への外出も可能である．晩酌と和菓子の習慣については，再発予防と血糖コントロールを考慮し，飲酒は控え，間食をとる時間と内容を調整し指導をする．

表Ⅳ-47　A 氏の入院中の生活とデイサービス・訪問リハビリ利用時の自宅での生活スケジュール

時間	時刻	入院中の生活		在宅生活を想定した場合	
		本人（入院中）	家族	本人	家族
深夜	4:00				
早朝	6:00	おむつ交換・起床		起床・更衣	起床・更衣・おむつ介助
		血糖測定・朝食	起床・朝食	血糖測定・朝食	血糖測定・朝食
午前	8:00	整容・更衣	家事や外出等	デイサービス	デイ準備 ／ 家事 トイレ介助等
	10:00	理学療法			見送り
	12:00	血糖測定・昼食	昼食	血糖測定・昼食	血糖測定・昼食
午後	14:00	言語療法	家事や外出等	訪リハ	付き添い
				間食（和菓子）	
	16:00	作業療法		帰宅	迎え ／ 家事やトイレ介助等
		更衣			
	18:00	血糖測定・夕食		血糖測定・夕食	血糖測定・夕食
夜間	20:00		夕食		家事やトイレ介助等
			家事・入浴		
		おむつを着け就寝	（晩酌）		
	22:00			更衣・おむつを着け就寝	更衣・おむつ介助
			就寝		就寝
深夜	0:00	おむつ交換			
	2:00				

〔2〕試験外泊

外泊を通して，自宅の環境や指導したことについての不安や課題を確認し，必要に応じて指導やサービスの調整を再検討する．患者・家族へ指導を行う際には，シンプルでわかりやすい，続けられる方法を提案することが望ましい．

〔3〕経済面，復職に向けて

A氏は脳梗塞を発症するまでは正社員として働いており，A氏の妻は専業主婦で定職には就いていない．A氏の退院後の経済面に対するフォローも必要である．障害者や家族が退院後に自立した社会生活を送ることができるように，障害者の就労を支える制度や経済的生活を支える制度がある（**6**「生活の再構築を支える社会資源」参照）．例えば，今後A氏が復職をめざす場合，障害福祉サービスの訓練等給付（就労移行支援や就労継続支援）を受けることもできる．スムーズに在宅生活へ移行することができるようにMSWや退院調整看護師と協働し，入院中から社会資源に関する情報をA氏や家族へ提供することも退院支援の役割の一つである．

〔4〕地域マネジメント窓口との調整

宇都宮[4]は，「入院中に必要なサービスを完璧に整えようと思いがちだが，在宅で時間をかけて整えることが必要な場合もある．担当ケアマネジャー，訪問看護師などと状況を共有し，引き継ぐことも一つの方法である」と述べている．このように，在宅支援チームへの情報提供もスムーズな在宅移行のために重要となる．看護師からの情報は，前項で述べた退院前担当者カンファレンスや，MSWを通し看護サマリーやパスで地域へと提供される．退院支援において必要な情報は，患者・家族のQOLの向上につながる情報である．継続した援助を提供するため，患者の個別性をふまえて日常生活を想定した情報をまとめていく（表Ⅳ-48）．

6 退院後のフォロー

〔1〕外　来

退院後は，外来を通して患者・家族が抱えている課題を継続してフォローし，安全でその人らしい生活が送れているかを確認していく．病棟から外来へ情報提供し，患者・家族から指導の内容や準備の不足の有無，介護の状況，および在宅療養において困っていることなどを確認し，必要に応じて介入していく．

〔2〕退院後訪問

厚生労働省は地域包括ケアシステム推進のための取り組みの強化として退院後訪問を掲げている[6]．医療ニーズが高い患者が安心・安全に在宅に移行し，在宅療養を継続できるようにするために，退院直後の一定期間，退院支援や訪問看護ステーションとの連携のために，入院していた医療機関から行う．患者が退院してから1カ月以内に実施し，必要に応じて複数回実施されることがある．

表Ⅳ-48　退院サマリーにおいて訪問看護師が把握したいケア情報の構成要素

因　子	ケア情報
家　族	• 介護疲れ，時間的余裕，健康状態（主訴），介護意欲 • 家族への介護協力者の有無（近隣住民，親戚） • 家族と患者の人間関係 • 家族の経済力
ケア・医療機器	• 医療処置に関する患者・家族への病院での指導内容 • 皮膚の観察 • 現在の一番つらい症状への対処方法 • 訪問看護師に継続してほしいADL介助 • 介護に関する患者・家族への病院での指導内容 • 医療機器名と使用方法 • 必要物品の供給方法
環境整備	• 在宅生活に必要な物品の取り付け・改修が必要な場所 • 家屋構造の現状 • 必要な介護品 • 住居環境を快適に維持していく力
リハビリ	• 患者に使用する補助具の使用方法・留意点 • 今後のリハビリ方針・目標 • リハビリに関する患者・家族への病院での指導内容 • 訪問看護師に継続してほしいリハビリ内容 • リハビリに対する患者・家族の希望
在宅への受けとめ	• 医療に対する患者・家族の希望 • 病気の説明に対する患者・家族の反応 • 今後起こり得る病状の変化 • 在宅療養に関する患者・家族の受けとめ方
薬　剤	• 薬剤指導に関する患者・家族の理解状況と残された課題 • 訪問看護師に継続してほしい内服管理に関する指導
医療処置・備品	• 訪問看護師に継続してほしい医療内容 • 医療処置に関する患者・家族の理解状況と残された課題 • チューブ類に関する情報

（宇都宮宏子監修，坂井志麻編（2015）退院支援ガイドブック「これまでの暮らし」「そしてこれから」をみすえてかかわる，p.171，学研メディカル秀潤社より転載）

引用文献

1）仲山千明ほか（2011）脳卒中のリハビリテーションを中心とした一般病棟における介護負担感の調査：FIM各項目の点数との比較，総合リハビリテーション，39（5），pp.491-494.
2）宇都宮宏子編著（2011）退院支援実践ナビ，p.31，医学書院.
3）田中博子ほか（2012）急性期病院から自宅へつなぐ退院調整看護師の役割，東京医療保健大学紀要，6（1），pp.65-71.
4）宇都宮宏子監修，坂井志麻編（2015）退院支援ガイドブック「これまでの暮らし」「そしてこれから」をみすえてかかわる，p.68，学研メディカル秀潤社.
5）前掲書4），p.171.
6）厚生労働省ホームページ，平成28年診療報酬改定説明（医科）その3.
http://www.mhlw.go.jp/file/06-Seisakujouhou-12400000-Hokenkyoku/0000115980.pdf

参考文献

大木正隆，島内節ほか（2005）訪問看護師が認識する病院から在宅への移行期におけるケア情報とその活用時期に関する研究：脳血管疾患高齢者に焦点を当てて，日本在宅ケア学会誌，9（1），pp.94-103.

疾患別リハビリテーション看護

学習目標

1. 急性期，回復期，生活期（維持期）のリハビリテーションの全体を理解する．
2. 各期のケアのポイントを疾患の特徴や病態生理と関連づけて理解する．

脳卒中により片麻痺がある人の看護

1 脳卒中の特徴

脳卒中とは

　脳卒中とは「突然悪い風にあたって倒れる」という意味であり，突発的に起こる**脳血管疾患**のことをいう．脳の血管が破れるか詰まるかして，脳に血液が届かなくなり，脳の神経細胞が障害される結果，意識障害，運動機能障害，コミュニケーション障害，高次脳機能障害などのさまざまな症状が起こる．病巣の大きさによっては脳ヘルニアを起こし生命の危機を生じる場合がある．また，後遺症が残存する可能性が高い疾患である．

　超高齢社会の日本では今後も加齢に関連した疾患であるがんや心疾患，脳血管疾患の増加が予測され，現在，脳血管疾患は4大死因の1つである．2017（平成29）年の傷病別にみた入院患者数では，「統合失調症，統合失調型障害及び妄想性障害」が15万3,500人，「脳血管疾患」が14万

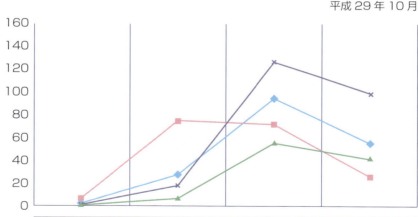

図V-1　主な傷病別・年齢階層別にみた推計入院患者数
（厚生労働省ホームページ，平成29年（2017）患者調査の概況，p.23より作成）

6,000 人，「悪性新生物」が 12 万 6,100 人である．年齢階層別にみると，脳血管疾患入院患者数は，64 歳以下では統合失調症，悪性新生物に次いで多く，65 歳以上になるとそれらを抜いて最も多くなる（図V-1）．

② 病態生理

　脳卒中を原因別発症例でみると，**脳梗塞** 75.9％，**脳出血** 18.5％，**くも膜下出血** 5.6％である[1]．脳出血は 1960（昭和 35）年以降，高血圧の管理が改善したことにより減少したが，脳梗塞は食生活の欧米化等で危険因子である糖尿病，脂質異常症などが増えたことにより増加している．

〔1〕 脳梗塞

　脳梗塞とは脳動脈の狭窄や閉塞により灌流域の虚血が起こり，脳組織が壊死に陥る疾患である．臨床病型の発症頻度は，アテローム血栓性脳梗塞（梗塞と塞栓を含む）33.2％，ラクナ梗塞 31.2％，心原性脳塞栓 27.7％，その他 8.0％である[1]．以下，その特徴を述べる．

（1） アテローム血栓性脳梗塞

　大動脈弓，頸動脈，頭蓋内主幹動脈に形成された粥状動脈硬化が進行するもので，内膜の脂肪沈着と細胞増殖（プラーク）が主体の病変である．プラークが増大すると血管内腔の狭小化をきたす．特に頸動脈病変では TIA（一過性脳虚血発作）をくり返しながら脳梗塞に移行することが特徴的である．血流低下をきたす前大脳動脈，中大脳動脈，後大脳動脈のそれぞれの血管領域により特徴的な症状を示す．動脈硬化の進行する中高年に好発し，高血圧，糖尿病，脂質異常などの危険因子を有し，他のアテローム性疾患（狭心症，心筋梗塞，閉塞性動脈硬化症など）を併発していることが多い．

　睡眠中や起床時に気づくなど，安静時に発症することが多い．血管の狭窄が徐々に進行するため，機能を代償する側副血行路が発達していることが多く，発症初期は比較的症状が軽いこともあるが，血栓が拡大した場合は階段状，進行性に症状の悪化がみられることがある．

（2） ラクナ梗塞

　脳内の小動脈のリポヒアリン変性[*]や微小アテロームによる閉塞によって起こる直径 15 mm 未満の小さな梗塞である．主幹動脈から分岐した穿通枝動脈領域で起こり，大脳基底核，内包，視床，橋などに発生する．高血圧を有する高齢者に好発し，症状は運動麻痺のみ，感覚障害のみなど比較的軽症のことが多く，無症候性のこともある．再発や多発することが多く，脳血管性認知症やパーキンソン症候群などを呈することがある．

（3） 心原性脳塞栓症

　心臓内で形成された血栓が塞栓子となり突如，脳血管を閉塞することで起こる．他の脳梗塞に比べて側副血行路の発達が悪いため，広範囲な梗塞巣となり重篤な症状を呈し，3 つの病型のなかで最も予後不良である．突然の血管閉塞に対して線溶系因子（プラスミンなど）が働き，血栓

---

[*]　リポヒアリン変性：高血圧が続くことにより，穿通枝の末梢部付近で血管の変性が起こること．

196   V 疾患別リハビリテーション看護

の溶解が進み血管が再開通し，症状が劇的に改善することがある．しかし，すでに梗塞に陥り脆弱化した血管に，再開通によって血液が流入すると梗塞部の組織に出血を起こし，出血性梗塞を起こす頻度も高い．原因は非弁膜症性心房細動（NVAF）が過半数を占め，心筋梗塞，リウマチ性心疾患，弁膜症などの心疾患を有する人に好発する．典型的には活動時に突然発症し，短時間で症状が完成する．片麻痺，皮質症状のほか，意識障害を多くみとめる．

〔2〕 脳出血

　脳出血とは脳実質内の出血のことをいい，脳内血腫の圧迫による局所神経症状や頭蓋内圧亢進症状をきたす疾患である．原因別では高血圧性脳出血82％，脳動静脈奇形（AVM）が2％，その他の出血が16％を占める[2]．部位別では被殻29％，視床26％，皮質下19％，脳幹9％，小脳8％，その他である[3]．以下に部位別の特徴を述べる．

（1） 被殻出血

　被殻出血はレンズ核（被殻＋淡蒼球）に血液を送る中大脳動脈から分岐した穿通枝であるレンズ核線条体動脈が破綻して起こることが多く，高血圧がある人に好発する．日中の活動時に突然発症し，頭痛や意識障害を起こす．内包後脚や視床にまで血腫が及ぶと病巣と反対側に運動麻痺，感覚障害，眼球が病巣側を向く共同偏視が出現する．優位側の出血では運動性失語が出現することもある．

（2） 視床出血

　視床出血は，視床に血液を送る後大脳動脈から分岐した穿通枝である視床穿通動脈や視床膝状体動脈の破綻によって起こることが多く，高血圧のある人に好発する．日中の活動時に発症し，頭痛や意識障害を起こす．内包後脚に血腫が及ぶと病巣と反対側に運動麻痺，感覚障害，優位側の出血では視床性失語が出現することもある．出血による二次性の浮腫により眼球が鼻先を見つめる内下方偏位を起こす場合もある．視床痛（中枢性疼痛）を起こすと ADL 拡大に影響を及ぼす．

（3） 皮質下出血

　皮質下出血は脳表面に分布する前大脳動脈や中大脳動脈，後大脳動脈から分枝する細い血管（皮質枝）が破綻して起こることが多い．高血圧の既往がない場合が過半数を占め，高齢者では血管壁の脆弱化によって起こる脳アミロイドアンギオパチーが多く，若年性では脳動脈奇形によるものが多い．頭痛やてんかん発作のほかに，大脳皮質の出血部位によってさまざまな症状が出現する．

（4） 脳幹出血

　脳幹出血は脳底動脈から分枝し，橋に血液を送る穿通枝である脳底動脈橋枝（橋動脈）からの出血が多く，高血圧のある人に好発する．突然の意識障害，呼吸障害，四肢麻痺，徐脳硬直，眼球の正中位固定，瞳孔の高度縮小などが典型的な症状である．出血量が多ければ脳出血のなかで最も予後不良となる．

（5） 小脳出血

　小脳出血は脳底動脈から分枝し小脳に血液を送っている上小脳動脈の分枝が破綻して起こるこ

とが多く，高血圧のある人に好発する．突然の激しい後頭部痛，嘔吐，回転性めまい，起立・歩行困難が出現する．眼球は病巣と対側へ向く共同偏視となる．

〔3〕くも膜下出血

くも膜下出血は，脳の血管病変によってくも膜下腔に存在する脳表面の動脈が破綻して起こる．原因となる血管病変では脳動脈瘤の破綻によるものが85％を占め，中高年から高齢者に好発する．それ以外は脳動静脈奇形（AVM）が多く，若年者に好発する．動脈瘤の部位では前交通動脈が多く，次に内頸動脈−後交通動脈分枝部，中大脳動脈が多い．突然の激しい頭痛や意識障害が出現する．再出血や脳血管攣縮，水頭症を合併しやすく，重症例45.8％，死亡率23.4％[4]の報告がある．

③ 心身・生活への影響

脳卒中の発症は日常生活のなかで突然に生命の危機に脅かされる非日常的な体験である．意識低下していく過程を覚えている患者も多く，死への恐怖を体験している．生命の危機を脱出した後も，病巣の部位や大きさによっては機能障害が残り，ADLに介助が必要な状態となるだけでなく，当たり前に過ごしてきた生活そのものを変更せざるをえない状態となる．脳卒中発症後の患者全体のうち33％が**うつ**を併発していたとの報告があり，脳卒中後のうつはADLや認知機能の改善を阻害し，患者の健康関連QOLは低くなる[5]傾向にある．また，家族も介護者として新たな生活を構築しなければならず，ストレスを抱えやすい状態となる．

④ 後遺症として最も多い片麻痺

片麻痺とは身体の左右どちらか一側の上肢と下肢に麻痺が生じるもので，脳卒中による片麻痺は錐体路に病巣が及ぶことによって起こる．延髄の錐体交叉により病巣とは反対側に片麻痺が生じる．錐体路の経路にある内包は，感覚路も通っているため内包周囲の病巣では感覚障害をともなうことが多い．また，中大脳動脈領域の病巣では，灌流領域が脳の広範囲を占めており，片麻痺とともにさまざまな症状を呈する．

片麻痺の評価には**ブルンストロームステージ**（Brunnstrom stage）が信頼性・妥当性が検証されている評価尺度として推奨されている[6]．ブルンストロームステージは左右の上肢，手指，下肢を，ステージⅠ（弛緩性麻痺），ステージⅡ（痙性出現，連合反応やわずかな随意収縮），ステージⅢ（随意運動は基本的共同運動パターン），ステージⅣ（共同運動から逸脱した分離運動），ステージⅤ（共同運動から独立した随意運動），ステージⅥ（痙性消失，個々の関節運動が可能）——という6段階で評価し，運動麻痺の程度だけでなく，麻痺の回復過程を表す指標として用いられる．

② リハビリテーションの流れ

① 地域連携パスとチームアプローチ

脳卒中のリハビリテーションの流れは急性期・回復期・生活期（維持期）に分けられる．医療施設の病期ごとの機能分化により，急性期から回復期への転院・転棟が求められ，患者や家族にとっ

198　Ｖ　疾患別リハビリテーション看護

ては負担が生じる.

　急性期・回復期・生活期（維持期）の切れ目ない脳卒中リハビリテーションを実現するためのツールとして脳卒中地域連携パスがあり，連携シートで，治療経過，社会的背景，リハビリテーションの進捗状況，ADL 等の情報共有がなされる.

　急性期のリハビリテーションは生命の危機を脱出させ，全身状態の安定をはかりつつ，廃用症候群の予防と早期離床を進めセルフケアの自立をめざす．回復期リハビリテーションは廃用症候群を予防しながら，機能障害の改善，ADL の向上，在宅復帰をめざす．生活期（維持期）リハビリテーションは ADL のさらなる向上や機能維持を行い，生活機能の向上と QOL の向上をめざす．各期ともに患者，家族を含めた多職種と目標を共有し，チームアプローチをすることにより，その人らしい生活を取り戻すことに努める.

　回復期から生活期（維持期）では医療と介護・福祉が連携し，患者自身が主体的に，参加レベルまでに生活の幅を広げられる支援が求められている.

　「脳卒中治療ガイドライン 2015」（以下，「ガイドライン」）では，患者・家族に対し，現在の患者の状態や治療，再発予防を含めた脳卒中に関連する知識，障害をもってからのライフスタイル，リハビリテーションの内容，介護方法やホームプログラム，利用可能な福祉資源などについて，早期からチームにより患者・家族の状況に合わせた情報の提供に加え，教育を行うことが勧められている[7].

❷ 回復過程での注意

　片麻痺の回復過程は病巣の程度によって異なるが，脳卒中発症時は弛緩麻痺の状態が多く，次に，非麻痺側の随意的筋活動に反応して起こる異常な筋収縮（連合反応），1 つの関節のみが動く共同運動，関節の分離運動が可能になる——という回復過程をたどる．片麻痺のリハビリテーションは，回復過程の段階に起こる筋の異常収縮を起こさないように，知覚に働きかけながら機能改善をめざす．脳神経には可塑性（新しい事項をくり返し行うことで，その動作が記憶され学習するメカニズム）があるため，発症早期から他動的にでも麻痺側を使いながら生活行動を行うことは，新たな神経回路をつくる可能性につながる.

③ 急性期のリハビリテーション看護

　ガイドラインでは急性期リハビリテーションの推奨事項が下記の通り，3 つある[8].

①不動・廃用症候群を予防し，早期の ADL 向上と社会復帰をはかるために，十分なリスク管理のもとにできるだけ発症早期から積極的なリハビリテーションを行うことが強く勧められる.

②脳卒中ユニット，脳卒中リハビリテーションユニットなどの組織化された場で，リハビリテーションチームによる集中的なリハビリテーションを行い，早期の退院に向けた積極的な指導を行うことが強く勧められる.

③急性期リハビリテーションにおいては，高血糖，低栄養，痙攣発作，中枢性高体温，深部静脈血栓，血圧の変動，不整脈，心不全，誤嚥，麻痺側の無菌性関節炎，褥瘡，消化管出血，尿路感染症などの合併症に注意することが勧められる.

1 脳卒中による片麻痺　　***199***

① アセスメントの視点

　急性期では症状の変化が起こりやすく重篤化しやすいため，全身状態の管理が重要である．全身管理を行いながら早期離床を進め，不動・臥床で起こる廃用症候群を予防する．

　患者・家族ともに突然の発症により，生命の危機への恐怖や不安を抱える．患者と家族に対する心理的支援も重要である．

〔1〕全身状態
（1）呼　吸

　意識障害があるときは，舌根沈下や気道分泌物等による気道閉塞の危険がある．呼吸のリズム，深さ，副雑音の状態を観察する．発症後にチェーンストークス呼吸などの異常呼吸をきたす場合は病巣の拡大や脳圧亢進を疑い，瞳孔の状態も観察し気道の確保ができるようにする．$PaCO_2$の上昇は脳血管を拡張させ脳圧を上昇させることにつながり，PaO_2の低下は脳の虚血や壊死の拡大につながる．酸素飽和濃度を95％以上に保つとともに，合併症である誤嚥性肺炎の予防に努める．

（2）血　圧

　脳卒中の急性期は脳血流を一定に保とうとする脳循環の自動調節能が低下するため，高血圧側にシフトする．脳梗塞の場合，わずかな降圧でも脳血流量が急激に低下する．脳出血やくも膜下出血の場合は再出血や血腫拡大を防止するため，積極的な降圧を行う．

　ガイドラインでは，脳梗塞の急性期は収縮期血圧＞220mmHg または拡張期血圧＞120mmHg の高血圧が持続する場合や，大動脈解離・急性心筋梗塞・心不全・腎不全などを合併している場合に限り，慎重な降圧療法を考慮してもよい[9]とあり，脳出血急性期の血圧は，できるだけ早期に収縮期血圧140mmHg 未満に降下させ，7日間維持することを考慮してもよい[10]とされている．

　血圧の変動とともに意識レベル，瞳孔の変化，呼吸状態の変化，麻痺の悪化等，再発や頭蓋内圧亢進の兆候（激しい頭痛，悪心，嘔吐，徐脈，血圧低下，意識障害等）に注意する．

（3）栄　養

　脳卒中の急性期の低栄養状態は独立した転帰不良因子である．低栄養は褥瘡や感染症などの合併症のリスクを高める．消化管を利用することで腸管免疫機構を保持できる．急性期では嚥下障害を70％程度みとめる[11]とされ，早期から嚥下機能のスクリーニングや検査で評価し，栄養確保の方法を検討する．

〔2〕廃用症候群

　急性期では片麻痺は弛緩性麻痺のことが多く，自力での運動が困難になるとともに，治療による挿入物等（点滴注射，脳室ドレナージ，モニターなど）により，自力での運動を制限された状態となる．体動不動により心身機能が低下し，活動制限や参加制約につながり悪循環を起こす．また，筋萎縮やそれにともなう筋ポンプ作用の減弱による起立性低血圧，下腿の深部静脈血栓，肺炎，機能性尿失禁による皮膚の湿潤での褥瘡を合併しやすい．

　片麻痺のある人の廃用症候群の特徴は，筋萎縮では，麻痺側・非麻痺側ともに同程度の筋萎縮がみられ，訓練による回復も同程度で廃用性の要素が大きい．しかし，骨萎縮に関しては，麻痺

200　V　疾患別リハビリテーション看護

側の筋活動の低下が骨量を減少させるため、麻痺側の骨粗鬆症の存在が確認されている。そのため、転倒等で麻痺側の骨折を生じやすい。関節拘縮では、弛緩性麻痺から連合反応があらわれる時期から筋緊張が亢進しやすく、痙性を起こし拘縮する。拘縮しやすい部位は肩関節（全方向）、前腕回内、中手指節関節伸展拘縮、股・膝関節屈曲拘縮、股関節外旋拘縮、尖足などであり、ADL の低下や歩行の阻害因子となる。廃用症候群予防には早期離床が不可欠であり、24 時間～48 時間以内に開始したほうが機能改善がよいという報告がある。

　離床を進めるうえで、ジャパンコーマスケール（Japan Coma Scale：JCS）が 1 桁、運動禁忌となる全身合併症がない、神経症候の増悪がないことを確認する。また、病態によっては個別に離床時期を考慮する（表V-1）。

表V-1　離床時期を考慮する病態

脳出血	入院後の血腫増大 水頭症の発症 コントロール困難な血圧上昇 橋出血
脳梗塞	主幹動脈閉塞または狭窄 脳底動脈血栓症 出血性梗塞
くも膜下出血	

〔3〕患者・家族の心理状態

（1）患　者

　片麻痺のある人は、弛緩性麻痺の場合、身体の約半分が動かない状態となり、「身の置き場のない」「自分のものではない」など、"よそ者になる体"を実感する。突然の発症により、さまざまなモニターによる全身管理、ベッド上の生活や社会生活からの分断、機能障害により自己価値が揺らぎ、自尊心が低下する状態となる。

（2）家　族

　患者の突然の発症により、さまざまな医療機器に囲まれている非日常的な事態から患者の生命の危機を実感する。患者の回復や予後への不安、今後の生活への漠然とした不安がいっきに押し寄せる状態になる。

❷　看護問題，目標

〔1〕看護問題

①脳出血の再発、頭蓋内圧亢進により状態悪化のリスクがある。
②廃用症候群を生じるリスクがある。
③突然の発症に関連した患者・家族の不安がある。

〔2〕目　標

①二次的脳損傷を起こさない。

②早期離床し合併症を起こさない.

③患者・家族の不安が軽減し対処行動がとれる.

❸ ケアのポイント

〔1〕生命維持

①生命兆候のモニタリング

- 意識レベル，頭蓋内圧亢進症状，呼吸状態
- バイタルサイン，頭蓋内圧（ドレナージ）
- 血液検査データ，血液ガス
- 画像所見（CT，MRI 等）

②神経症候の状態

③頭蓋内圧の上昇を避ける

- 安静
- 排便コントロール
- 気道の確保
- 咳嗽，頸部の圧迫を避ける

〔2〕早期離床

　患者が自分でできる動作とできそうな動作を見きわめて，できる動作は自分で行ってもらい，できない動作を介助する．できそうな動作は疲労や耐久性を観察しながら段階的に行う．疲労や耐久性はバイタルサイン（血圧の上昇，頻脈，呼吸促迫）を観察し判断する．

　基本動作の援助は，療法士と協働し筋力や耐久力をアセスメントしながら，動作の自立を進めていく.

（1）基本動作援助（頭蓋内圧亢進のリスクがない場合）

　1）ポジショニング（図Ⅴ-2）

　麻痺側の不安定さを解消するため，枕で麻痺側を支持し，患者自身に体の安定感を確認してもらう.

　2）体位変換（図Ⅴ-3）

　麻痺側を支持して側臥位をとる方向に顔を向ける.

　側臥位をとる方向のベッド柵を持つ.

　患者のタイミングに合わせてゆっくりと体位変換を行う.

　3）坐　位（離床の基準を満たしていること）

　起立性低血圧に注意しながらベッドのギャッチアップ機能を利用し坐位を段階的に進める（表Ⅴ-2）．ベッド上坐位で血圧の変動がなければ，起き上がり動作を援助し，端坐位保持を進める.

　4）立　位

　端坐位で血圧が安定し，端坐位姿勢が安定していれば立位保持を進める.

V 疾患別リハビリテーション看護

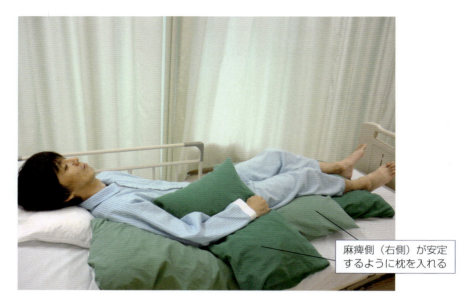

図V-2 ポジショニング

麻痺側（右側）が安定するように枕を入れる

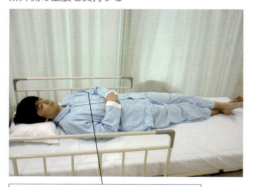

麻痺側の上肢を支持する

麻痺側（左側）の肩から上腕に触れて肘を支えるようにして上肢を支持する

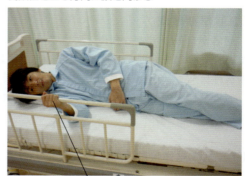

側臥位をとる方向に顔を向ける

ベッド柵を把持し側臥位をとる方向に体を動かすよう促す

図V-3 体位変換

表V-2 早期坐位時の注意

1. 血圧・呼吸（呼吸数・酸素飽和濃度）・脈拍・心電図モニターで監視しながら開始する．
2. 段階的に坐位時間を延長する．
3. 最初はギャッチアップ機能の付いたベッドで，頭部（上体）挙上を45°，次に60°と段階的に坐位姿勢をとらせる．
4. ギャッチアップ機能の付いたベッドで，頭部（上体）挙上した低い角度で血圧の変動がないことを確認しながら，坐位姿勢を延長し，次の段階の角度に進む．
5. 実施前後の意識レベルや神経症状の増悪のないことを確認する．実施中に意識レベルや神経症状の悪化をみとめた場合は直ちに中止する．

（2）ADL 援助

坐位の耐久性を確認しながら離床を進め，食事・排泄・清潔動作の自立を促す．

1）食　事

ベッド上で経口摂取をするときは，誤嚥を予防するために頸部が伸展位にならないよう枕の位置を調整する．枕の位置を調整するときは脳圧上昇のリスクがない限り，患者に自力で頭をあげてもらい，頸部の筋力を維持する．義歯は窒息予防のために外している場合があるが，口唇の閉鎖が不十分となり嚥下機能に影響を及ぼすため，日中の装着を心がけてもらう．

顔面麻痺がある場合は，麻痺側に食塊が残りやすく誤嚥しやすいため，介助する場合は注意する．栄養状態によっては補助食品の摂取を検討する．

2）排　泄

ベッド上で失禁の場合は，おむつ交換時に側臥位の誘導，下肢関節可動域訓練や，麻痺側の下肢を介助者が支持してヒップアップを行い，腹筋・背筋・骨盤底筋の使用を促すなど，ケア場面を利用し，ADL に必要な筋力向上の自立を促す．

3）清潔動作

口腔ケア：歯牙がある場合は歯磨きを積極的に行う．舌や口腔粘膜の異常の有無を確認する．顔面麻痺側の筋緊張を緩和するために，口腔ケア時に口唇，頬，歯肉などのマッサージを取り入れる．

更衣：自分で行えるところは自分で行ってもらうが，疲労や耐久性を確認しながら進める．

保清：保清は全身の皮膚状態を観察できるため，褥瘡の好発部位や身体損傷の有無の観察を行う．入浴，シャワー浴は体力を要するため，疲労を確認しながら実施する．耐久性が低下している場合は部分浴のスケジュールを組む．入浴や手浴・足浴では筋肉の緊張が緩和するため，湯に浸しながら麻痺側の関節可動域訓練を実施する．

〔3〕 心理的支援

（1）患　者

- 病状や治療経過等，医師の説明を補足する．
- 患者の社会的背景を知り，適切な態度で接する．
- 悲嘆や不安を受けとめ，学習準備状態にあるか観察する．
- 可能な目標を設定する．
- 成功体験をフィードバックする．
- チームで心理状態を把握し，目標設定と成功体験を共有し支援する．
- 病態による意欲低下なのか否かを把握する．

（2）家　族

- 不安な思いを共有し信頼関係を構築する．
- 患者の病状や医師の説明で理解しづらい内容は，理解できるよう説明する．
- 患者の心理状態や目標を共有し，チームで支え，意思決定を促す．
- 友人等の支援者の有無を確認し，家族が孤立しないようにする．

回復期のリハビリテーション看護

④

ガイドラインでは回復期リハビリテーションの推奨事項が3つある[12].

①移動，セルフケア，嚥下，コミュニケーション，認知などの複数領域に障害が残存した場合は，急性期リハビリテーションに引き続き，より専門的かつ集中的に行う回復期リハビリテーションを実施することが勧められる.

②転帰予測による目標設定（短期ゴール，長期ゴール），適切なリハビリテーションプログラムの立案，必要な入院期間の設定などを行い，リハビリテーションチームにより，包括的にアプローチすることが勧められる.

③合併症および併存疾患の医学的管理を行いながら，脳卒中で生じるさまざまな障害や問題に対して，薬物療法，理学療法，作業療法，言語聴覚療法，手術療法などの適応を判断しながらリハビリテーションを行うことが勧められる.

1 アセスメントの視点

回復期は，病状が安定化し，生活に必要な活動を取り戻す時期である．機能回復のリハビリテーションとともに，在宅復帰をめざしたADLの獲得をしていくが，障害が残る場合は介護保険サービス等により，在宅で活動しやすい環境調整や家族に介助方法の指導が必要となる．合併症の予防に努めるとともに，退院後に再発予防や基礎疾患の管理の指導も必要となる．患者は障害を受けとめる段階でさまざまな反応を示し，家族は障害の回復を願うとともに，今後の生活のありようを現実的に考え不安を抱える.

〔1〕ADL 評価

回復期リハビリテーション病棟では診療報酬上でADL評価に「機能的自立度評価法」（Functional Independence Measure：FIM）が用いられている．FIMは患者が実際に「している ADL」を評価する．また，発症前のADLや活動状態を知ることで，残存機能やADL目標の手がかりとなる.

〔2〕環境の把握

自宅の玄関先や自宅内の段差の有無，トイレの様式，浴室や浴槽，居室の状態等を把握する．必要であれば自宅を訪問し，リハビリテーションやケアの課題を明らかにする．家族構成や健康状態，支援者の有無も把握し，退院後の生活に必要な支援を明らかにする.

〔3〕再発・合併症の予防
（1）血　圧

脳卒中の再発予防には高血圧管理が重要である．高血圧治療ガイドラインによると，発症3〜4週で脳梗塞の降圧治療対象は，収縮期血圧＞220mmHgまたは拡張期血圧＞120mmHg，降圧目標はその値の85〜90％とされている．脳出血の降圧治療対象は，収縮期血圧＞180mmHgや平均動脈血圧＞130mmHgの場合，降圧目標はその値の80％，収縮期血圧150〜180mmHgの場合は140mmHg程度とされている.

発症1カ月以後は脳梗塞・脳出血・くも膜下出血ともに，降圧治療対象は収縮期血圧≧140mmHg，降圧目標は＜140/90mmHgとされている．耐久性の低下や急性期で長期臥床を余儀なくされた場合は，離床や活動時の血圧変動に注意する．

（2）基礎疾患

脳卒中の危険因子には**糖尿病，脂質異常症，心房細動**があり，それぞれの薬物療法を厳守するとともに，BMI：25以上とならないように体重コントロールも必要である．

脳卒中発症にともない健康管理の意識変化の状態や，発症前の健康管理状態を把握し，支援者の必要性を考慮する．

（3）合併症

1）肩関節亜脱臼

亜脱臼は関節から骨の関節面が外れかかっている状態である．上肢の重さは体重の約5％といわれており，片麻痺があると上肢の重さにより下方に亜脱臼しやすい．ポジショニングやアームスリングの使用で予防する．なお，アームスリングは麻痺上肢の運動や感覚経験の減少，肘関節の拘縮を生じるリスクもあるため，長時間の使用を避ける．

2）肩手症候群

誤った他動的関節運動訓練によって，肩関節が損傷し，激しい痛みと腫脹，そのあとに著しい拘縮を残す．ADL介助場面でも起こる可能性がある．

3）転倒による骨折

麻痺側の下肢は体重負荷や筋活動の機械的刺激が減り，骨萎縮をきたしやすく，骨折のリスクがある．患者が自分の身を操作できるか，**障害確かめ体験**をすることがあり，訓練時に行った方法を再現できるかを一人で試み，転倒し骨折する場合がある．また，片麻痺のある人の移動手段は車椅子を利用していることが多く，操作を誤り転倒する場合がある．

4）便　秘

長期臥床により腸蠕動が緩慢となる．また，麻痺の状態によって十分に腹圧をかける体位をとれないことにより便秘になりやすい．**怒責**しなければならない便性状になると，排便時に血圧が上昇し，脳卒中再発のリスクを高める．

〔4〕心理的支援

（1）患　者

片麻痺のある人は回復期では麻痺した手足を気づかうようになり，手足に言い聞かせると動いてくれるという体験をしている．さらに自分の体を試したいという回復への期待を抱く場合と，使えない手足だからと，麻痺側の状態を否認する場合とがある．在宅復帰に向けて現実的に自身の障害に直面し悲嘆することもある．

（2）家　族

急性期から回復期への移行は，新たな人間関係を築かなければならず，ストレスを生じやすい．障害の回復を願うとともに，長期に及ぶ入院生活に疲弊する時期である．患者が在宅復帰するために，介護生活を送れるのか不安となり，患者の回復過程に不満をもつ場合もある．

206   V 疾患別リハビリテーション看護

② 看護問題，目標

〔1〕看護問題

①「障害確かめ体験」による転倒のリスクがある.

② ADL 向上の途上にある.

③健康管理におけるセルフケア能力の低下がある.

④在宅復帰に向けた患者・家族の不安がある.

〔2〕目　標

①転倒せず安全に入院生活を送ることができる.

② ADL が自立する.

③健康管理の必要性を理解し対処できる.

④患者・家族の不安が軽減し，在宅復帰に向けた支援体制を確立することができる.

③ ケアのポイント

　回復期リハビリテーション病棟協会による「看護・介護 10 か条」がある（表 V-3）. 寝食分離を基本とし，患者がこれまでの生活を取り戻すためのケアの方向性を示している. 看護師はこれらの内容を基本動作や ADL の援助に組み入れ，患者が退院後も自身で継続できるよう指導する.

表 V-3　看護・介護 10 か条（回復期リハビリテーション病棟協会）

1. 食事は食堂やデイルームに誘導し，経口摂取への取り組みを推進しよう
2. 洗面は洗面所で朝夕，口腔ケアは毎食後実施しよう
3. 排泄はトイレへ誘導し，オムツは極力使用しないようにしよう
4. 入浴は週3回以上，必ず浴槽に入れるようにしよう
5. 日中は普段着で過ごし，更衣は朝夕実施しよう
6. 二次的合併症を予防し，安全対策を徹底し，可能な限り抑制は止めよう
7. 他職種と情報の共有化を推進しよう
8. リハ技術を習得し看護ケアに生かそう
9. 家族へのケアと介護指導を徹底しよう
10. 看護計画を頻回に見直しリハ計画に反映しよう

（回復期リハビリテーション病棟協会ホームページより転載　http://www.rehabili.jp/active.html）

〔1〕転倒予防

①患者が片麻痺の状態を自覚しているか確認する.

②基本動作の方法と，転倒のリスクについて説明する.

③車椅子等の補助具の使用方法を説明する.

④車椅子等の補助具は安全な位置に置く.

⑤立ち上がりやすいベッドの高さ，非麻痺側から起き上がれるよう設定する.

⑥スイングアーム等の手すりを設置する.

⑦ナースコールの使用方法を説明する.

⑧必要時センサーコールを使用する.

⑨家族に片麻痺と基本動作の状態，転倒リスクについて説明する.

〔2〕基本動作援助

麻痺側に意識を向け，自立できるよう動作の指導をする．

（1）起き上がり（図V-4）

- 側臥位をとる側のスペースを十分にとる．
- 患者の筋力を見きわめ，患者自身に麻痺側を非麻痺側で支持するよう促す．
- 起居しやすいよう視線を誘導し，患者の力を補助するように介助する．

〈良い例〉

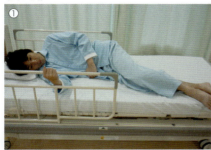

図V-3の要領で体位を変換

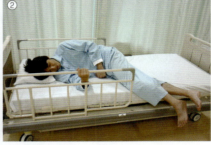

下肢を下垂する

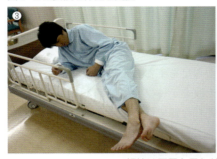

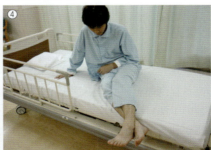

視線は足元を見ながら上体を引き上げる

〈悪い例〉

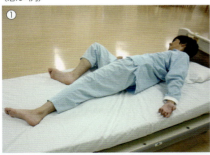

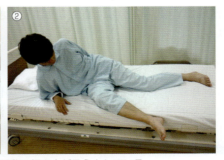

麻痺側に意識が向かず，体幹の反動で起き上がろうとしている．麻痺側の筋緊張が強くなり痙縮を起こしやすくなる．肩の脱臼や腰痛の原因となる．

図V-4　起き上がり方法

208　V　疾患別リハビリテーション看護

（2）端坐位
- 端坐位時に体幹が反張した姿勢にならないようスイングアームを利用する．
- 端坐位時に体軸が正中になるように姿勢を補正し，麻痺側にも体重がかかることを意識させる．

（3）立ち上がり～移乗
- 立ち上がり時，介助者は麻痺側に立つ．
- 必要時，短下肢装具を利用する（療法士と検討）．
- 患者の足は肩幅程度にする．
- 麻痺側の回復状態によっては手すりを把持するよう促す．
- 非麻痺側優位に重心移動を促す（麻痺側の支持性によって，重心を体軸の中心にする）．
- 体幹を反らさないように立ち上がりを誘導介助する．
- 足踏みを促し方向転換をする．
- おじぎを意識して座る動作を促す（体幹を反らさないようにする）．
- 患者のペースを守る．

（4）歩　行
　療法士の評価のもと，歩行補助具・下肢装具等を使用し，安全に歩行できる範囲や介助方法を検討し実施する．

〔3〕ADL 援助
（1）食　事
準備：車椅子乗車している場合はフットサポートから足を下ろし，体幹の可動性を広げる．
　　　肘の高さ程度のテーブルを選択し，麻痺側上肢をテーブルに置けるようにする．
　　　食事前の手洗いを励行する．麻痺側の手を非麻痺側で洗うよう意識づける．
動作：麻痺側が利き手の場合は，麻痺の程度によって利き手交換を行う．
　　　食器等の用具を工夫し自力で食べやすい方法を用いる．

（2）排　泄
　細目動作（表V-4）のうち，できる動作とできそうな動作を確認し，できそうな動作から自立を促していく．

（3）入　浴
- 浴槽に非麻痺側から入れるように，浴用椅子の位置を検討する．
- 浴槽の高さと浴用椅子の高さを同じにすると，浴槽への出入りが行いやすい．

（4）歯磨き
- 歯ブラシホルダー等の補助具の利用を検討する．
- 利き手が麻痺側の場合，電動歯ブラシ等の使用しやすい用具を検討する．
- 立位が可能な患者には立って動作を行い，立位バランス能力を養う（立位バランスの状態によって，動作を細目し，うがいのみを立位で行うなど，できそうな動作を療法士と検討する）．

表V-4　排泄の細目動作

①目的のトイレまで行く
②トイレのドアの開閉と電気をつける
③便器の前に定位置で止まる
④杖などの補助具を安全な場所に置く
⑤ズボン，下着を下げる
⑥便座に腰かける
⑦周囲を汚さずに排泄する
⑧トイレットペーパーを切り，拭く
⑨水を流す
⑩ズボン，下着を上げる（整える）
⑪洗面台に移動する
⑫手を洗う
⑬トイレのドアの開閉と電気を消す

（水尻強志，冨山陽介編，五十嵐みづほほか（2013）脳卒中リハビリテーション：早
期リハからケアマネジメントまで 第3版，p.167，医歯薬出版より転載，一部改変）

（5）更　衣

- 端坐位が可能であれば，安全に配慮しながら端坐位で行う．
- 着衣は麻痺側から通し，次に非麻痺側を通す．脱衣はその逆に行う．
- 丸首シャツの着衣は麻痺側上肢（肩まで衣服を十分に引き上げる）→頭→非麻痺側上肢の順で，肩の亜脱臼を予防する．
- 麻痺側の着衣は遠位の関節を確実に入れてから，順番に近位に向かって関節ごとの衣服を引き上げる（例えば指先→手首→肘→肩の順に入れる．指先が脇口に入っただけで，肩まで衣服を引き上げようとすると，力を使い時間もかかる）．

〔4〕服薬管理

①いままでの服薬管理状態を確認する．
②薬の内容や必要性を理解しているか確認する．
③1回の錠数，タイミングを理解しているか確認する．
④薬包やシートの開封が可能か確認する．
⑤必要時，開封の補助具を使用する．
⑥上記の②〜④が可能であれば1日分から自己管理をはじめ，間違いなく内服できれば，管理する日数分を増やす．
⑦自己管理しやすい容器やタペストリーの使用を検討する．
⑧服薬回数や錠数をシンプルにできるか医師に依頼する．
⑨自己管理が困難なときは家族の理解を得る．

〔5〕心理的支援

（1）患　者

- 一人の生活者として向き合う．
- 安心感を与える介助を行う．
- 達成可能な目標を患者，家族，多職種で共有する．
- できたことをともに喜び，次の目標に向かえるようにする．

210　Ⅴ　疾患別リハビリテーション看護

- 失敗体験をできるだけ最小限にする（特に排泄の失敗は自尊心を低下させる）.
- 動作獲得時に片麻痺の身体体験を理解し共感する（身体バランスの不安定による恐怖，麻痺側の異常感覚など）.
- 行動の見守りやセンサーコールなど必要性と自己課題について説明し，解除時期を共有する.
- 退院に向け，自宅環境調整をする際は，従前のライフスタイルを尊重し，その人らしさを重視した調整を行う.

（2）家　族
- 家族の思いに共感しねぎらう.
- リハビリテーションの目標を共有し，患者の回復をともに喜べるようにする.
- 必要時，介助方法や服薬の指導をする（家族の体調や体格，筋力に合わせた介助方法を検討する）.
- 意思決定ができるよう，治療や地域サービス等，不明な点を明らかにし情報提供する.
- 退院に向け，自宅の環境調整をする際は，本人の思いと家族の思いを尊重した調整を行う.

⑤ 生活期（維持期）のリハビリテーション看護

　ガイドラインでは生活期（維持期）リハビリテーションの推奨事項は4つあるが，そのなかで看護が関連する内容は下記の2つである[13].

①回復期リハビリテーション終了後の慢性期脳卒中患者に対して，筋力，体力，歩行能力などを維持・向上させ，社会参加促進，QOL の改善をはかることが強く勧められる．そのために訪問リハビリテーションや外来リハビリテーション，地域リハビリテーションについての適応を考慮するように強く勧められる.

②在宅生活を維持，支援するために間欠入院によるリハビリテーションを行うことを考慮してもよい.

1 アセスメントの視点

　生活期（維持期）は回復期で獲得した機能や ADL を自宅または施設等で維持もしくは回復させる．在宅では入院中のリハビリテーションの機会が減少して活動量が減ることや，麻痺した体が自分の体になっていく体験とともに，在宅の場で以前のように動けない自分と直面し，「人に見られたくない」と閉じこもりがちになり，不活動になりやすい．そのため，社会資源等を利用し活動性を維持する必要がある．脳卒中は再発しやすい疾患であり，全身疾患を含めた健康管理が重要である．また，介護負担感により家族がストレスを抱えやすい.

　在宅の看護師は施設，外来，訪問看護，通所系サービス，訪問入浴に携わる者など多様である．介護保険サービス利用者に対しては，ケアマネジャーを中心に情報共有や連携が求められる.

2 看護問題，目標

〔1〕看護問題
①不活動による生理機能低下，運動機能低下のリスクがある.

②ボディイメージの混乱により社会参加制限が生じている.
③脳卒中再発のリスクがある.
④家族の介護負担の増加がある.

〔2〕目　標
①生理機能, 運動機能を維持できる.
②役割獲得や社会参加ができる.
③体調管理ができ, 再発を起こさない.
④家族の介護負担が軽減する.

3 ケアのポイント

　在宅では生活者である患者・家族が主体となり行動できるようにする.

〔1〕生活状況や参加状況
　自宅での ADL の状態, 外出の機会, 社会資源等の活用状況から不活動となっていないか確認し, 活動性を向上する方法について患者・家族とともに検討する.

〔2〕生理機能
　食事・排泄・睡眠状況を確認し, 全身状態によるものか, 不活動によるものか評価し, 改善策を患者・家族とともに検討する.

〔3〕全身疾患の管理
　服薬状況, 食生活, 定期的な運動, 体重のコントロールを確認し, 血圧, 血液検査データ等の異常があれば生活習慣の変更方法を患者・家族とともに検討する.

〔4〕家族支援
　介護によるストレスを察知し, 介護での困りごとを確認し, 援助方法の指導やサービス調整の依頼, 家族会などのピアサポートの紹介を行う.

〔5〕再発予防
　脳卒中協会はリハビリテーションの継続や再発予防について「脳卒中克服 10 か条」, 脳卒中予防については危険因子の疾患のコントロールと生活習慣の改善について「脳卒中予防 10 か条」を提唱している. 再発予防では, 定期通院と服薬管理, 活動を維持するように働きかける.

引用文献
1）小林祥泰編（2015）脳卒中データバンク 2015, p.19, 中山書店.
2）前掲書 1）, p.132.
3）前掲書 1）, p.133.

4）前掲書1），p.160.
5）日本脳卒中学会脳卒中ガイドライン委員会編（2015）脳卒中治療ガイドライン2015，p.317，協和企画．
6）前掲書5），p.272.
7）前掲書5），p.284.
8）前掲書5），p.277.
9）前掲書5），p.6.
10）前掲書5），p.143.
11）前掲書5），p.303.
12）前掲書5），p.281.
13）前掲書5），p.282.

参考文献

1．医療情報科学研究所編（2017）病気がみえる vol.7 脳・神経　第2版，メディックメディア．
2．水尻強志，冨山　陽介編（2013）脳卒中リハビリテーション：早期リハからケアマネジメントまで　第3版，医歯薬出版．
3．田村綾子，橋本洋一郎ほか編（2015）脳神経ナース必携　脳卒中看護実践マニュアル：脳卒中リハビリテーション看護認定看護師2015新カリキュラム準拠，メディカ出版．
4．富永孝紀ほか（2012）リハビリテーション臨床のための脳科学：運動麻痺治療のポイント，協同医書出版．
5．日本高血圧学会高血圧治療ガイドライン作成委員会編（2019）高血圧治療ガイドライン2019，ライフサイエンス出版．

2

脊髄損傷を負った人の看護

① 脊髄損傷の特徴

脊髄損傷とは

　人間の脊髄は31の髄節から構成され，各髄節は身体の特定部分の運動や知覚を支配している（図Ⅴ-5）．脊髄が，震盪・圧迫・挫傷を受けると，受傷部位以下に麻痺が生じる．
　脊髄の連絡機能が完全に絶たれた場合を**完全横断麻痺**（または完全損傷），部分的に絶たれた場合を**不完全麻痺**（または不完全損傷）という．完全横断麻痺では，**交感神経路が遮断**されるため，麻痺域の血管は収縮機能を失って血管が拡張し，血圧が低下する．これを**脊髄ショック**といい，次のような症状があらわれる．
①血圧は低いが頻脈ではなく，脈圧は充実している．
②発汗が停止し，皮膚は温かく乾燥している．

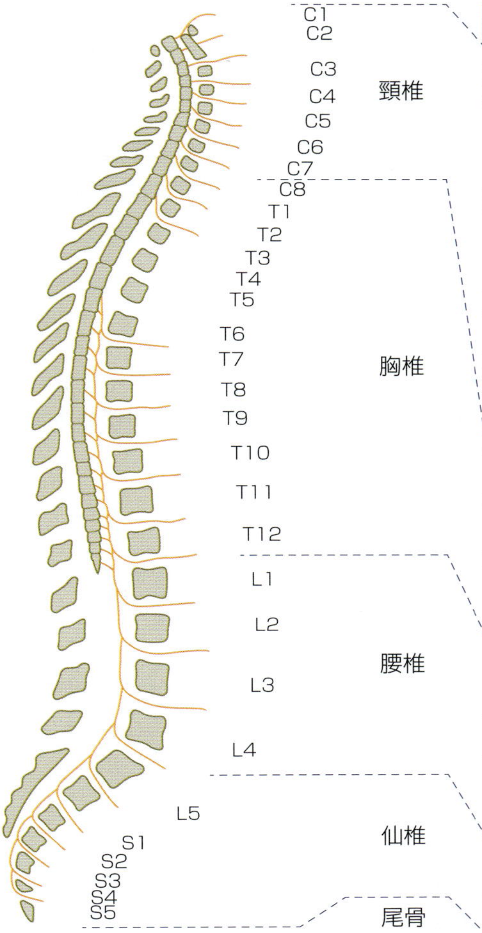

	支配筋	残存機能と自立動作
C1〜C2	高位頸筋群	首の運動
C3〜C4	胸鎖乳突筋 僧帽筋 横隔膜	首の運動 肩挙上，上肢屈曲，外転（水平以上）， 電動車椅子操作 吸息
C5	肩甲骨筋群 三角筋 上腕二頭筋 腕橈骨筋	上腕屈曲外転 肩関節外転，自助具を使用した食事動作 肘関節屈曲，車椅子駆動 肘関節屈曲
C6	橈側手根屈筋 円回内筋	手関節背屈，トランスファー，更衣 手回内，排尿動作，体位変換
C7	上腕三頭筋 橈側手根屈筋 総指伸筋	肘関節伸展 手関節屈曲（掌屈），排便動作 手指伸展，自動車の運転
C8〜T1	手指屈筋群 手内筋群	こぶしを握る 母指対立保持，つまみ動作，手指外転内転
T2〜T7	上部肋間筋群 上部背筋群	強い吸息 姿勢保持
T8〜T12	下部肋間筋群 腹筋群 下部背筋群	強い吸息 有効な咳 坐位姿勢保持
L1〜L3	腰方形筋 腸腰筋 股内転筋群	骨盤挙上 股関節屈曲，長下肢装具（KAFO）と松葉杖歩行 股関節内転
L3〜L4	大腿四頭筋	股関節伸展
L4, L5, S1	中殿筋 大腿二頭筋 前脛骨筋	股関節外転 膝関節屈曲，短下肢装具（AFO）と松葉杖歩行 足関節背屈（踵歩き）
L5, S1〜S4	大殿筋 腓腹筋	股関節伸展 足関節底屈（つま先歩き）
S1〜S4	肛門括約筋	排便，排尿コントロール

図 V-5　脊髄神経とその機能（自立動作を含む）

（神奈川リハビリテーション病院看護部　脊髄損傷看護編集委員会，宮内康子ほか（2003）脊髄損傷の看護：セルフケアへの援助，p.3，医学書院より転載，一部改変）

③意識は清明である．
④乏尿をみとめる．

2 病態生理

　脊髄損傷では損傷部位によって麻痺の生じる部位が異なる．損傷の程度によっても麻痺の程度は異なり（完全麻痺／不完全麻痺），退院後の生活やQOLにも違いが生じる．損傷部位を理解するとともに，運動障害，知覚障害，膀胱直腸障害などの状態を把握し，患者の病状に合ったリハビリテーションの実施と生活の再構築が必要となる．

③ 原　因

脊髄損傷は，主に交通事故，スポーツ事故（ラグビー，鉄棒，スノーボードなど），労働災害（高所からの転落など）などの外傷により，脊髄に震盪・圧迫・挫傷が起こることで，脊髄実質の挫傷により発生する．近年では，高齢者の転倒による受傷も増えている．それら以外には，脊髄腫瘍，後縦靭帯骨化症，脊椎カリエス，脊髄空洞症などが原因となる．

④ 心身・生活への影響

脊髄損傷は神経を回復する根治療法が確立されてないため，障害を告知された患者や家族の将来への不安は大きい．また，受傷直後から運動障害，知覚障害，膀胱直腸障害などの機能障害も重度であり，セルフケア能力の低下がもたらされることから，生活への影響も大きい．

〔1〕運動障害

運動障害により歩行できないため，車椅子の生活を余儀なくされることが多く，受傷部位によっては車椅子駆動も困難となる．そのため，家庭・学校や職場など退院後の生活の場の改造・改築が必要になることが多い．また，服の着脱や食事動作の介助が必要になる．

頸髄損傷の場合には呼吸筋の麻痺により，低換気状態となる．C4頸髄損傷の場合，急性期では肺活量は正常時の約20％，維持期でも正常時の約50％であり，徐々に生活には慣れるが，肺炎などが起こりやすい．

〔2〕知覚障害

知覚障害のため褥瘡のリスクが高くなる．患者自身が褥瘡のリスクが高いことを認識し，自己管理（自分の身体を日常生活のなかで観察し，褥瘡を予防していく）が一生涯続く．また，入浴時や湯をこぼしたときなどの熱傷のリスクも高く，生活細部にわたっての自己管理が必要である．

〔3〕排尿障害

仙髄から出ている陰部神経は外尿道括約筋を収縮できるよう支配しているため，ほとんどの脊髄損傷者に膀胱障害がみられる．そのため，尿路管理が必要になる．

〔4〕自律神経障害の症状

T5～6以上の部位での損傷では起立性低血圧，体温調節障害などの自律神経障害症状がみられる．特に頸髄損傷者では著明である．また，頭痛，発汗，血圧の上昇など自律神経過反射の症状も多くあらわれる．その原因の多くは膀胱や直腸の充満にあるため，排泄の管理が必要となる．

〔5〕性機能障害

性機能障害（異性との関係，性欲，勃起，性交，射精，快感，受精，妊娠・分娩）が生じる．さらに精神的打撃も大きく，性に対して臆病になりやすい．

〔6〕血行障害

麻痺域では血液の循環が悪くなるため血行障害が生じる．末梢血管系では血液のうっ滞による**浮腫**が生じ，**静脈血栓**の形成により，肺塞栓に至ることもある．

〔7〕心理面

障害を負った現実に直面すると，いままでの自分と違っていることに気づき，ボディイメージ，自己理想，役割遂行などの変化を余儀なくされるため，自己概念の混乱や自尊感情の低下をきたすことがある．

② リハビリテーションの流れ

脊髄損傷者のリハビリテーションの流れは，障害のレベルによって要する時間も内容も大きく異なる（表V-5～7）．加えて，麻痺の状態（完全麻痺／不完全麻痺），年齢，性別，受傷原因（自損／他損）などの要因によって，影響を受ける．

③ 急性期のリハビリテーション看護

1 アセスメントの視点

ここでは，急性期を受傷直後から損傷部位の固定終了時までとする．受傷直後は，緊急を要する呼吸障害，大出血，ショックなどに対して治療が優先される．急性期は非常に不安定な状態にあり，容易に重篤な状態に陥り，二次的な合併症を起こしやすい．患者は「何が起きているかわからない状態」であり，心理面も不安定である．家族も患者の障害の大きさや今後についての不安をもっている状態である（表V-8）．

2 看護問題，目標

〔1〕看護問題

①受傷部位の安静が保てないことによる機能障害の増悪．
②脊髄損傷にともなう合併症．
③脊髄損傷による心理的ショック，不安．
④家族の心理的ショック，不安．

〔2〕目　標

①二次的な損傷が生じず，機能障害が最小限にとどまる．
②予測しうるさまざまな合併症が発生しない．
③患者が自分の身体に起こった変化について知りたいと思える．また，行動化できる．
④家族が患者の障害について考えることができる．

V 疾患別リハビリテーション看護

表V-5 C4～C5頸髄損傷者のリハビリテーションの流れ

入院　　　　　　　　　　　　　　　　　　　　　　　　　　　　　　　　　退院

	受傷時	4～5週	5～6週	7～8週	3～4カ月
医療処置	頸部固定開始 クラッチフィールド牽引 ロット固定 骨移植固定	牽引の除去 フィラデルフィアカラー ネックシーネ ポリネックなど装着		ベッド上カラー除去 坐位時カラー使用	カラー完全除去
体位変換	特殊ベッドによるローリング ブロックマット（除圧マット）の入れ替え 上肢のポジショニング	ローリング機能と坐位機能をもったベッドで体位変換と坐位を徐々に開始	両側用手体位変換（4時間ごと） 坐位90°		夜間6時間ごとの体位変換
飲水	絶飲食	1日1,500mLを飲水する			自己管理
排尿	AICと医師による手圧排尿または無菌的持続留置カテーテル	叩打・手圧排尿，間欠道尿（CIC），膀胱瘻によるカテーテル法へ			
食事	絶飲食，腸蠕動確認後流動食から開始 腹部の状況を確認しながら普通食へ 全介助		ベッド上坐位で全介助		
排便	ベッド上仰臥位排便（グリセリン浣腸を使用） 全介助		ベッド上左側臥位排便（坐薬使用，必要時下剤併用） 全介助		
清潔	全身清拭 陰部洗浄 医師とともに毎日背部清拭 全介助		エレベーターバス開始		坐位バランスがよくなればシャワーチェア
更衣	寝衣（浴衣） 全介助		全介助 Tシャツ，ジャージなど		
移動動作	医師とともに平行トランスファー	3人平行トランスファー	リクライニング車椅子乗車開始 2人平行トランスファー・リフターなど機器の使用開始		クワデピポットトランスファー・リフターなど機器の使用 スタンダード車椅子開始
家族指導	面会の促し	食事介助指導	排便・更衣・移動・清潔など介助指導	1日の流れにそって介護指導	宿泊して24時間介護指導
外出外泊					外出訓練
訓練	ベッドサイドでの呼吸理学療法 関節可動域訓練		ベッドごと訓練室で訓練	車椅子に乗車し訓練室で訓練	

（神奈川リハビリテーション病院看護部　脊髄損傷看護編集委員会，宮内康子ほか（2003）脊髄損傷の看護：セルフケアへの援助，p.9，医学書院より転載，一部改変）

表Ⅴ-6　C6〜C8頸髄損傷者のリハビリテーションの流れ

入院　　　　　　　　　　　　　　　　　　　　　　　　　　　　　　　　　　退院

	受傷時	4〜5週	5〜6週	7〜8週	2カ月	3カ月	4カ月	5カ月	6カ月
医療処置	頸部固定開始 クラッチフィールド牽引 ロット固定 骨移植固定	牽引の除去 フィラデルフィアカラー ネックシーネ ポリネックなど装着		ベッド上カラー除去 坐位時カラー使用	カラー完全除去				
体位変換	特殊ベッドによるローリング ブロックマット（除圧マット）の入れ替え 上肢のポジショニング	ローリング機能と坐位機能をもったベッドで体位変換と坐位を徐々に開始	両側用手体位変換（4時間ごと） 坐位90°		夜間6時間ごとの体位変換		自力体位変換ができれば自力体位変換		在宅での生活を想定しての体位変換
飲水	絶飲食	1日1,500mLを飲水する			自己管理				
排尿	AICと医師による手圧排尿または無菌的持続留置カテーテル	叩打・手圧排尿，CIC（間欠導尿），膀胱瘻によるカテーテル法へ							
食事	絶飲食，腸蠕動確認後流動食から開始 腹部の状況を確認しながら普通食へ 全介助		ベッド上坐位開始とともに自助具を検討し自力摂取開始				食事動作の自立（自助具の使用）		
排便	ベッド上仰臥位排便（グリセリン浣腸使用） 全介助		ベッド上左側臥位排便（坐薬使用，必要時下剤併用） 全介助				直角移動可能になれば長便座で		横移動可能になれば丸便座で
清潔	全身清拭 陰部洗浄 医師とともに毎日背部清拭 全介助		エレベーターバス開始		坐位バランスがよくなればシャワーチェア		直角移動可能になればシャワー台を利用し自力で体を洗う		
更衣	寝衣（浴衣） 全介助		全介助 Tシャツ，ジャージなど		坐位バランスがよくなれば更衣訓練開始				
移動動作	医師とともに平行トランスファー	3人平行トランスファー	リクライニング車椅子乗車開始 2人平行移動介助		スタンダード車椅子乗車 2人直角移動介助		直角移動自立に向けて援助		横移動自立に向けて援助
家族指導	面会の促し	食事介助指導	排便・更衣・移動・清潔など介助指導	1日の流れにそって介護指導	宿泊して24時間介護指導				
外出外泊						外出訓練	外泊訓練		
訓練	ベッドサイドでの呼吸理学療法 関節可動域訓練		ベッドごと訓練室で訓練	車椅子に乗車し訓練室で訓練			徐々に乗車時間を延長		

（神奈川リハビリテーション病院看護部　脊髄損傷看護編集委員会，宮内康子ほか（2003）脊髄損傷の看護：セルフケアへの援助，p.12，医学書院より転載，一部改変）

218　Ⅴ　疾患別リハビリテーション看護

表Ⅴ-7　C8以下（対麻痺）脊髄損傷者のリハビリテーションの流れ

入院　　　　　　　　　　　　　　　　　　　　　　　　　　　　　　　　　　退院

	受傷時	4～5週	6週	7週	8週	9週~12週	4カ月
医療処置	受傷部位安静固定開始整復術ロット固定骨移植固定	必要時コルセット使用					
体位変換	特殊ベッドによるローリングブロックマット（除圧マット）の入れ替え	両側用手体位変換（4時間ごと）ギャッチベッド・クレーターマットに変更し4時間ごと介助	6時間ごとの両側体位変換	日中自力体位変換（自力坐位ができればボンマットに変更	夜間6時間ごとの自力体位変換（体位が保持できれば安楽枕除去，発赤がなければ除圧マット除去）		在宅での生活を想定し自己管理
坐位		ギャッチアップ	後方プッシュアップ				
車椅子乗車		車椅子乗車時間を訓練時間にあわせ1時間から徐々に延長していく			移動動作の安全性とともに延長し自己管理		
飲水	絶飲食	1日1,500mLを飲水する			自己管理		
排尿	AICと医師による手圧排尿または無菌的持続留置カテーテル	泌尿器の検査を行い，排尿方法を選択する		尿漏れの有無によって方法を選択4時間ごとに排尿を行い，介助から自力へ，ベッド上からトイレ排尿へ進める	夜間6時間ごとになる水分コントロール日中トイレでの排尿	日中・夜間ともにトイレ排尿在宅での生活を考え，排尿時間の検討と水分コントロール	
食事	絶飲食，腸蠕動確認後流動食から開始腹部の状況を確認しながら普通食へ全介助	ベッド上坐位開始とともに自力摂取開始					
排便	ベッド上仰臥位排便（グリセリン浣腸使用）全介助	ベッド上左側臥位排便（坐薬使用，必要時下剤併用）全介助		ベッド上自力排便指導便失禁時の対処方法指導	直角移動可能になれば長便座で	横移動可能になれば丸便座で	
清潔	全身清拭陰部洗浄医師とともに毎日背部清拭全介助	坐位バランスの状況とともにシャワーチェア		直角移動可能になればシャワー台を利用し自力で体を洗う浴槽へ移動			
更衣	寝衣（浴衣）全介助	Tシャツ，ジャージなど上着は自力，下衣は介助	坐位バランスがよくなれば更衣訓練開始				
移動動作		スタンダード車椅子乗車2人直角移動介助	直角移動自立に向けて援助		横移動自立に向けて援助車への乗り移り・関連動作自立に向けて援助		
外出外泊			外出訓練	外泊訓練		長期外泊訓練	
その他		家屋・環境調査脊髄損傷について学習し，自分の身体について理解する			車椅子の検討・家屋改造復学・復職調整		
訓練	ベッドサイドでの呼吸理学療法関節可動域訓練	ベッドごと訓練室で訓練	車椅子に乗車し訓練室で訓練		徐々に乗車時間を延長		

（神奈川リハビリテーション病院看護部　脊髄損傷看護編集委員会，宮内康子ほか（2003）脊髄損傷の看護：セルフケアへの援助，p.141，医学書院より転載，一部改変）

2 脊髄損傷　**219**

表Ⅴ-8　急性期のアセスメントの視点

アセスメントの視点	必要な情報	根　拠
損傷状況と安静固定の必要性	①受傷状況および受傷部位 　知覚・麻痺の部位と程度 ②損傷後の経過	不用意に動かすと受傷部の出血を増強させ，軟部組織の損傷，脊髄の損傷を拡大させ，二次的損傷を発生させる．受傷状況により，障害の受けとめや社会福祉制度の活用などに変化が生じる．
損傷による全身の機能への影響はどうか	全身の機能 ①呼吸：数，深さ，呼吸困難，胸痛，咳嗽，胸郭・横隔膜の動き，検査データ ②循環：脈拍の数・緊張度，血圧，外出血，顔色，四肢冷感，チアノーゼ CT・エコーのデータ ③意識：反応，応答 ④消化器：嘔吐，鼓腸，便失禁，検査データ ⑤泌尿器：尿閉，乏尿，血尿，感染兆候 ⑥治療・処置：人工呼吸器，頭蓋直達牽引，観血的固定術，観血的整復術，導尿，輸液，輸血	・C4／C5 以上の頸髄損傷では，横隔膜の麻痺のため障害が生じる． ・同一体位により褥瘡，肺炎を起こしやすい． ・尿路粘膜の感染防御機能の低下により尿路感染が発生しやすい． ・男性の場合，尿路と内性器が近いために，尿路粘膜に損傷を与えたり，感染が固定化すると，腎機能や尿路の荒廃にとどまらず，性機能に大きな影響を与える． ・腸管は神経因性腸管となり，ショック期は腸の蠕動運動が低下して麻痺性イレウスになる．肛門括約筋は弛緩し便失禁しやすい． ・ストレスによる胃潰瘍を発症することがある．頸髄損傷の場合，胃痛の知覚ができないため，胃穿孔による吐血を生じることがある． ・頸髄損傷者は，交感神経の遮断，肺循環の血液のうっ滞・気管支粘膜の充血により，気道分泌物は増加するが呼気の機能が低下しているため，咳が効果的にできず痰が貯留しやすい．そのため，気道閉塞や肺炎を起こしやすい． ・長時間仰臥位になっていることで，肩の内転・内旋，肘屈曲・前腕回内をとりやすく，麻痺域の関節の不動により，関節拘縮を生じる． ・同一体位による骨突出部位の圧迫，便・尿失禁による皮膚の汚染，不適切な保清などにより褥瘡が発生しやすい．
患者・家族の心理状態はどうか	患者・家族の受けとめ方，不安，表情，しぐさ	患者は「何が起きているかわからない状態」であり，家族は患者の障害の大きさや今後に不安をもっている状態である．

3 ケアのポイント

〔1〕目標①：二次的損傷が生じず，機能障害が最小限にとどまる

〈観察のポイント〉

　麻痺（知覚・運動）域の拡大，しびれ・痛みの増強，呼吸状態，循環状態，背部の皮膚の状態，頭蓋牽引が効果的に実施されているか（循環障害の有無，正しい肢位・体位，対抗牽引は効果的か，重錘が指示された重さか，ベッドに接触していないか）．

〈直接的ケア〉

①損傷部位の安静を保持するため，不用意に受傷部を捻転しない．

②移動時・側臥位時には医師を含め，十分な人員で実施する．

③牽引時には効果的に行えるようにする．

④体位変換

・特殊ベッドの使用：頭蓋牽引が効果的に行え，頸部が捻転しないようなベッドを準備する．

- 体位変換の時間：特殊ベッドを使用しない場合は，仰臥位を基本姿勢とし，1〜2時間ごとのマットローリングによる体位変換を行う．

〔2〕目標②：予測しうるさまざまな合併症が発生しない
（1）褥瘡発生の予防
〈観察のポイント〉
　褥瘡好発部位の発赤・疼痛（不完全麻痺の場合），栄養状態（ヘモグロビン，血清アルブミン値），皮膚の汚染，食事摂取量．
〈直接的ケア〉
- 体位変換：上記参照
- 除圧：マットローリングをすると同時に褥瘡好発部位の除圧をする（図V-6）．
- 背部・陰部の清潔保持：洗浄剤などを併用して清潔を維持する．

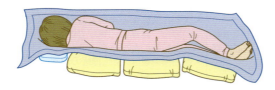

ベッドマットの下に体位変換枕を挿入し，褥瘡好発部位の除圧をはかる

図V-6　マットローリングでの左側臥位

（2）尿路感染の予防
〈観察のポイント〉
　尿路感染の兆候（尿量，尿の混濁・浮遊物，発熱，CRP，白血球数の増加，尿中の白血球・細菌，膀胱留置カテーテルを挿入していない場合の排尿時痛），水分摂取量，残尿量，下腹部の膨満，皮膚の汚染，清潔手技か，患者の知識・意欲．
〈直接的ケア〉
①無菌的間欠導尿：1日に3〜4回実施する．
②無菌的持続留置カテーテル：一般には1週間に1回カテーテルを交換する．陰嚢・陰茎移行部の憩室や皮膚瘻予防のためカテーテルを腹部に適切に固定する（図V-7）．

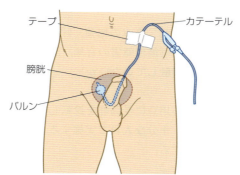

図V-7　バルンカテーテルの固定法（男性）

（3）消化管管理

〈観察のポイント〉

食の形態，腸蠕動の状態，腹部の状態，X線写真（ガス・便の貯留），便の性状・量，悪心・嘔吐，胃痛．

〈直接的ケア〉

①排便訓練：蠕動運動が正常になったときか，自然排便をみとめたときに開始する．胃結腸反射が著明な朝食後30〜60分の間に行う．仰臥位・側臥位でビニール袋を用いると患者の負担にならず，後始末が容易である（図Ⅴ-8）．

②食事：水分から摂取を開始し，流動食から粥食へ移行する．

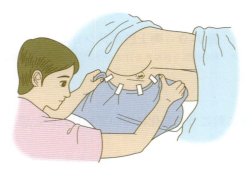

ビニール袋の口を肛門の半周囲に固定する

図Ⅴ-8　ビニール排便法（側臥位）

（神奈川リハビリテーション病院看護部　脊髄損傷看護編集委員会，宮内康子ほか（2003）脊髄損傷の看護：セルフケアへの援助，p.66，医学書院より転載，一部改変）

（4）呼吸管理

〈観察のポイント〉

呼吸数・深さ，呼吸困難，酸素飽和度，胸痛，咳嗽．

〈直接的ケア〉

①口腔ケア：肺炎予防のため禁食の場合でも口腔ケアを実施する．

②患者に定期的に深呼吸を促す．

③呼吸理学療法．

〈教育，指導〉

呼吸方法を指導する．

（5）関節拘縮の予防

〈観察のポイント〉

各関節の痛み，腫脹，熱感，関節可動域．

〈直接的ケア〉

①関節可動域訓練：1日に2〜3回行う．各関節を3〜5回，全関節を全可動域にわたって行う．実施時は痛みをがまんさせずに，ゆっくりと動かす．

②両上肢のポジショニング：両上肢は体位変換の時間に合わせ，横向き・上向き・真下をとる（図Ⅴ-9）．両下肢は良肢位を維持する．

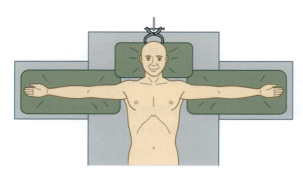
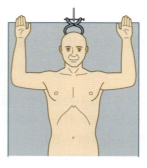
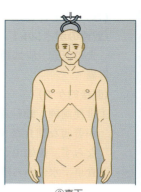

①横向き（両手を伸展できるように工夫して行う）　　②上向き　　③真下

図V-9　両上肢ポジショニング

（神奈川リハビリテーション病院看護部　脊髄損傷看護編集委員会，宮内康子ほか（2003）脊髄損傷の看護：セルフケアへの援助，p.24，医学書院より転載）

〔3〕目標③：自分の身体に起こった変化について知りたいと思える．また，行動化できる

〈観察のポイント〉

会話の内容，睡眠状態，食事摂取量，家族への態度，表情，医療者への態度．

〈直接的ケア〉

①援助するときは，十分に説明して状況が認識できるようにかかわる．
②定刻のケアは予定どおりに行う．
③天井や壁など同じところばかりに視線がいかないよう，臥床時でも外や人が見えるようベッドの位置，鏡の使用などの工夫をする．
④援助時には患者自身の思いをゆっくりと傾聴する．

〔4〕目標④：家族が患者の障害について考えることができる

〈観察のポイント〉

会話の内容，表情，患者への対応，面会の回数，家族間のかかわり方，医療者への態度．

〈直接的ケア〉

①患者の1日の状態をわかりやすく説明し，患者のそばにいる時間をもてるように調整する．
②家族がつらい気持ちを表出できるよう，時間をもつ．
③高位の頸髄損傷者では，少なからず介護が必要になること，回復期に移行する時期には，患者が自宅で生活することを考え，少しずつ介護指導を開始することを伝える．

回復期のリハビリテーション看護

1 アセスメントの視点

ここでは回復期を損傷部位の固定終了時からADLの再獲得までとする．この時期になると患者は車椅子に乗車して周りの環境やほかの患者からいろいろな情報を得ることができるようになる．

2 脊髄損傷　　**223**

　家族も退院の準備のために介護の方法など指導を受けることで今後の生活について考える時期となるが，心理状態は人によりさまざまである（表V-9）．

表V-9　回復期のアセスメントの視点

アセスメントの視点	必要な情報	根　拠
ADL の状況	①患者の背景 ②残存機能の部位と程度 ③受傷状況とその後の経過 ④合併症の有無，あればその程度 ⑤リハビリテーションゴール ⑥理学療法士によるリハビリテーションプログラムと進行状況（できる ADL） ⑦病棟での ADL 状況（している ADL） 　障害のレベルと車椅子の種類・サイズは合致しているか，障害のレベル・受傷部位の固定状態とトランスファーの方法は合致しているか，トランスファーの方法は，残存機能を最大限に生かしているか ⑧家庭・職場環境	• 自立度は障害のレベルによってほぼ決定するが，患者の心理的状況によって差が生じる． • 急性期から排便コントロールを行ってくると，排便の誘導時に排便が適量みられ，他の時間に便失禁が起こらなくなる．便失禁は，訓練の妨げになり，外出（学校生活や仕事なども含む）に対して消極的になり QOL を低下させてしまうこともある． • C5 の頸髄損傷では個人差は大きいが，アームスプリングバランサーなどの自助具の使用で食事摂取が可能になる．また C6・C7 の頸髄損傷では自助具を用いて訓練するとほとんどの場合，食事摂取は可能になる． • 頸髄損傷の場合，牽引や安静のため頸部の筋力が低下し，車椅子に乗車すると頭の重みで頸部から肩にかけて痛みを訴えることが多い． • 受傷後の長期の臥床，運動麻痺により骨粗鬆状態となる．トランスファーや更衣時に無理な体位をとると，わずかな外力で骨折しやすい．
患者・家族の受けとめ	①患者・家族の言動，表情 ②ソーシャルサポートシステム	• 行動範囲の拡大によってさまざまな情報を得ることから不安や混乱に陥る場合がある． • 患者の苦悩の表出はさまざまであり，ときには表出しない（できない）患者もいる． • 脊髄損傷者とその家族は，同様な障害受容の心理過程をたどる． • 家族は患者より先に告知されることが多い． • 患者より先に告知された家族は，不安・混乱が大きい． • 高位頸髄損傷の場合，家族は多くの介護を学ぶことになる．
社会資源の活用の必要性と可能性	①社会資源：資源と活用の可能性	具体的な環境整備・生活の安定や社会参加の促進・支援のためには，社会保障制度を含めた社会資源の情報提供や活用支援が必要である．

② 看護問題，目標

〔1〕看護問題

　脊髄損傷にともなう患者・家族のセルフケア不足．

〔2〕目　標

①障害レベルに応じた体位変換・食事・トランスファー・更衣・排泄・整容動作ができる．
②変化した自分自身の身体を理解できる．
③患者・家族が今後について考えることができ，家族が介護の方法を覚えることができる．

224　V　疾患別リハビリテーション看護

③ ケアのポイント

〔1〕目標①：障害レベルに応じた ADL ができる

（1）体位変換

〈観察のポイント〉

　体位変換に対する受けとめ，体位変換の必要性と方法の理解，マットの選択，皮膚の状態，坐位開始時の起立性低血圧．

〈直接的ケア〉

①受傷部の固定：頸部カラーを使用する．

②日常生活に側臥位・坐位を取り入れる．

• ベッドは坐位のとれるものにする．

• 側臥位時にマット側の肩関節の痛みを訴える場合は，上体は半側臥位とし，腰部以下は側臥位になるようにする．

③坐位開始時に起立性低血圧の症状がみられたときは深呼吸を促し，呼吸を補助するかギャッチダウンをする．

④褥瘡予防

• 体位変換の時刻と方法は，患者・介護者が睡眠時間を確保できるよう配慮し，翌日の生活や，訓練・仕事・学校生活に影響しない時間帯にする．

• 初めのうちは2時間ごとの体位変換を行うが，徐々に時間を延ばし，4時間ごとに実施する．

• 体圧分散マットなど褥瘡予防の機器を利用する．

⑤転落防止のためベッド柵を必ず使用する．

〈教育，指導〉

①患者が起立性低血圧症状を自覚したときは「気分が悪い」と表出するよう説明する．

②毎日のボディチェック（鏡などを用いて患者が実際に自分の目で確認できるようにする）を実践するよう促す．

③皮膚の発赤等の対処の方法について説明する．

④褥瘡の原因を考え，今後の対策をともに考える．

（2）排尿管理

〈観察のポイント〉

　排尿時刻と尿量・性状，尿路感染の兆候の有無，排尿機能に関する検査結果（残尿測定，腎・膀胱単純撮影，膀胱造影，排尿時膀胱尿道造影，逆行性尿道造影，膀胱内圧測定など），手技（清潔か），患者の知識・意欲．

〈直接的ケア〉

①排尿方法の選択：家族をまじえて十分に話し合ったうえで選択する．

②排尿訓練：ある程度の緊張（尿量500mLを限度）を周期的に与え，緊張させた後に，叩打・手圧排尿法（手を軽く握って下腹部をリズミカルにたたく），トリガーポイントを刺激し，間欠導尿などで排尿を誘導する．トリガーポイントの刺激は，陰茎や大腿内側，肛門周囲，鼠径部などを軽くたたいたりさすったりする．

③間欠導尿法：1日5～6回，残尿がない状態をつくることで膀胱粘膜自体の感染防御機能により，

感染を阻止することができる．1回尿量は300mL前後，500mLを超えないことが原則で，1日1,500mLを確保することをめざす．

〈教育，指導〉

①上記についてほぼ理解できたら退院後の定期的な排尿機能検査の必要性を説明する．

②排尿に関心をもてるように働きかける（尿を見せる，尿量を告げる）．

③飲料・食事・発汗との関係を説明する．

（3）排便管理

〈観察のポイント〉

排便量・性状，腹部の状態，移動動作，アクシデント時の対応方法，排泄管理の必要性と方法の理解状況．

〈直接的ケア〉

①水分・食事の摂取，活動を整える．

②ベッド上での排便介助：左側臥位をとり，肛門周囲にビニール袋を貼る．ビニール袋の内側で排便の介助を行う（図V-8参照）．患者に性状を説明する．

③トイレでの排便介助：直角トランスファーが可能になったら長便座で排泄できるようにする．横のりトランスファーができるようになったら丸便座での排泄に移行する．

〈教育，指導〉

排便コントロールの必要性をわかりやすく説明し，排泄量や性状の確認をするよう促す．

（4）食事の管理

〈観察のポイント〉

水分・食事摂取量，摂取方法，排便・排尿との関係についての理解状況．

〈直接的ケア〉

残存機能によって，摂取方法を決定する．

• 食事摂取訓練時間はどれくらいにするのか．

• いつ訓練するのか（昼食のみ，昼・夕食のみなど）．

• 食器の種類（滑り止め付き食器など）や位置を患者とともに考え実施・評価する．

• 自助具は作業療法士と検討し，市販のものや，必要であれば患者に合わせて作成する．

〈教育，指導〉

①バランスのよい食習慣とするよう説明する．

②暴飲暴食は，排便コントロールの阻害要因となることを伝える．

（5）トランスファーと車椅子乗車の援助

〈観察のポイント〉

トランスファー・車椅子乗車時間に対する患者の考え方，首・肩の痛み，起立性低血圧，トランスファーの方法，麻痺領域の皮膚の状態，介助者の姿勢．

〈直接的ケア〉

①頸部カラーの使用時間と車椅子の種類（リクライニング車椅子）を検討する．

②残存機能と受傷部位の状態，訓練の状況から，理学療法士・作業療法士とともにトランスファー

226　V　疾患別リハビリテーション看護

> ### Column
>
> #### 間欠導尿法の実際
>
> ● **必要物品**
>
> ・間欠導尿セット，尿器
>
> ・潤滑油
>
> ・消毒液入りのカット綿
>
> ● **手順**
>
> ①消毒液入りのカット綿や綿球などで，手指と外尿道口を消毒する．
>
> ②潤滑油をつけたカテーテル（12 ~ 14Fr）を静かにゆっくり外尿道口に挿入する．
>
> ③尿の流出がなくなったら，カテーテルの位置を移動する．
>
> ④終末尿が出るまで膀胱を圧迫する．
>
> ⑤カテーテルを抜去する．
>
> ⑥尿量と性状を観察し，尿を捨てる．
>
> ⑦カテーテルを流水で十分に洗浄し，ケースにしまう．
>
> ● **実施時の体位と場所**
>
> 　坐位が開始になった時点で，ベッド上坐位から開始する．手技が習得されたら，利き手を上にした側臥位，車椅子上と進めて，トランスファーが可能になれば，トイレでの排尿を促す．
>
> ● **時間**
>
> 　4時間ごとが原則であるが，体位変換の時刻・訓練の時間や退院後の生活を考えた時間を患者とともに考える．飲水量で排尿時間をコントロールする．
>
> ● **排尿用具の使用**
>
> 　尿漏れ状態のときには尿集器や体外カテーテルを使用する．

の方法を検討・評価し，乗車時間の延長をはかる．

③頸髄損傷者の車椅子乗車開始時は，頸部の安静と恐怖感を軽減させるために2人平行トランスファーとする．

④トランスファーに慣れてきたら，1人トランスファーを試みる．患者の状態（体重が重い，痙性が強い）で安全が確保できない場合は機器を検討する．

⑤C6・C7損傷者の車椅子乗車開始時は，2人平行トランスファーとするが，自立に向けて，直角トランスファー，横トランスファーと変更していく．

〈教育，指導〉

①車椅子乗車の必要性について，今後のことを含めて十分に説明する．

②麻痺領域の変形・腫脹などの確認をするよう指導する．

（6）更衣動作の確立

〈観察のポイント〉

　更衣に対する患者の思い，作業療法・理学療法の訓練状況，体力，更衣の方法の理解状況．

〈直接的ケア〉

①退院後の生活に近づけるために，車椅子乗車開始時には寝衣からジャージなどに着替える．

②衣服は適当に伸縮性があり，軽くてすべりのよいもの，少し大きめで，ひもやボタンなどがないものを準備する．靴は少し大きめなものを準備する．

③坐位保持ができれば，坐位で上着の着脱訓練を開始する．自力で長坐位・寝返りができるようになったらパンツ・ズボンの着脱訓練を開始する．坐位で片足ずつパンツを通し，大腿まで持ち上げ，臥床して左右側臥位をくり返しながら殿部を持ち上げる．

④C6損傷者の場合は，ズボン・靴下などにループを縫いつけると更衣しやすい．

〈教育，指導〉

靴下，靴は必ず履くよう指導する．

〔2〕目標②：変化した自分自身の身体を理解できる

〈観察のポイント〉

言葉の内容・行動（家族や医療者に対する），睡眠状態，表情．

〈直接的ケア〉

①告知の時期は，家族と医療スタッフで十分に話し合い，決定する．

②告知後は家族・コメディカルスタッフの対応を統一する．

③告知時には必ず同席し，告知後も患者のそばにいて患者のつらさ，やりきれなさを傾聴する．

④援助時は患者が理解できるように必要性をそのつど説明する．

⑤尿の混濁がみられるときは，その性状と対処方法を説明する．褥瘡の好発部位に発赤がみられたときは鏡で確認できるよう援助する．

〔3〕目標③：患者・家族が今後について考えることができ，家族が介護の方法を覚えることができる

〈観察のポイント〉

患者・家族の受けとめ方（言動），患者・家族のセルフケア能力，家族の身体症状（腰痛）．

〈指導，教育〉

①退院指導は入院時から段階的に少しずつ，患者・介護者・その他の家族に役割に応じて実施する．

②退院指導の内容

・脊髄損傷とはどのような疾患であるか．

・合併症の予防と処置，受診の判断について．

・介護方法の実際．

③指導時のポイント

・介護者の都合に合わせ，無理のない日程を決める．

・1回に時間をかけ，多くの項目を扱わない．

・指導日以外でも，機会があるごとに患者・家族に口頭で指導する．

・介護動作の見学や実践をくり返せるようにする．

・パンフレット，ビデオなどを活用する．

・短時間から始め，病院内に宿泊して，夜間の介護も体験できるようにする．

・トランスファーなどは理学療法士が指導するなどしてチームで家族にかかわる．

④入院と同時にメディカルソーシャルワーカーに連絡し，在宅や職場，学校など社会環境の調整を依頼する．

⑤退院後在宅ケアサービスなどを利用できるよう，社会資源の活用についての調整と指導を行う．

生活期（維持期）のリハビリテーション看護

1 アセスメントの視点

　ここでは生活期（維持期）をADLの再獲得以後とする．患者はセルフケア能力獲得のため指導・教育を受け，そのなかで自らの訓練やほかの患者の様子を観察しながら，自己の障害を認識し，セルフケア能力を高めていく．そして，患者・家族は社会復帰に向けて生活をより具体的に考え準備していかなければならない．ADLの再獲得とともに，今後の生活の方向性を決定し，それを確認していく時期でもある．

　生活期（維持期）のアセスメントの視点を表V-10に示す．

表V-10　生活期（維持期）のアセスメントの視点

アセスメントの視点	必要な情報	根　拠
セルフケアの獲得状況	①セルフケアに対する患者の受けとめ ②残存機能の程度 ③受傷状況とその後の経過 ④合併症の有無，あればその程度 ⑤リハビリテーションゴール ⑥訓練士によるリハビリテーションプログラムと進行状況（できるADL） ⑦病棟でのADL状況（しているADL） ⑧家屋や社会環境の状況	・患者のセルフケアの受けとめは退院後のボディイメージの変化とともに生活に影響する． ・残存機能の程度，リハビリテーションゴール，できるADL，しているADLにより退院後の環境を整える． ・家屋の状況を知ることで，退院後の生活環境を早期に整える（改造，改築）．
生きる意欲，生活意欲はどうか	①患者・家族の言動 ②性機能に対する思い ③ソーシャルサポートシステム	・外出・外泊は，患者と家族の時間共有，自分自身の役割を確認できる場となる．また，医療者がいないなかで，患者が家族と話し合い，退院後の生活を考える機会になる． ・性に関しては，一般的に，患者・家族も医療者側もふれない傾向にある．入院中は「いまは，それどころではない」と感じている場合もある． ・性機能障害は，患者にとって不安をもちながらも表出できず，悩んでいることが多い．

2 看護問題，目標

〔1〕看護問題

①脊髄損傷にともなう患者・家族のセルフケア不足．
②セクシュアリティに関する不安の表出ができない．
③脊髄損傷にともなう社会復帰困難．

〔2〕目　標

①変化した自分自身の身体が理解でき，他者に依頼できる．

②患者・家族が生きる意欲・生活の意欲をもつことができる.

③退院後の生活を想定し，入院生活を送ることができる.

④退院後の生活を想定し，外出・外泊ができる.

③ ケアのポイント

〔1〕目標①：変化した自分自身の身体が理解でき，他者に依頼できる

〈観察のポイント〉

表情，発する言葉の内容，患者のセルフケア能力.

〈教育，指導〉

①表V-11に示したセルフケアについて，生活することの技術だけでなく，退院後の問題解決能力も獲得できるよう援助する.

②自分の身体は自分で守るという意識をもち，自分のできることは自分で行い，介助が必要なことは，他者にアサーティブに依頼・指示ができるように促す.

表V-11　セルフケア項目

①尿の性状（混濁，出血，結石，浮遊物）の観察と異常の判断
②排尿量の観察と飲水コントロール
③排尿時間の検討と決定
④排便間隔と時間の検討と決定
⑤排便量・性状の観察と食事・水のコントロール
⑥体位変換の実施と応用
⑦褥瘡好発部位や陰囊，骨折などのボディチェック
⑧痙性の理解と異常時の判断（骨折時は消失する）
⑨自律神経過反射の原因と判断
⑩消化器疾患からあらわれる症状の理解
⑪発熱時の原因とアセスメント
⑫上記異常時の対処の方法と受診の判断

(神奈川リハビリテーション病院看護部脊髄損傷看護編集委員会，宮内康子ほか（2003）脊髄損傷の看護：セルフケアへの援助，p.96，医学書院より転載)

〔2〕目標②：患者・家族が生きる意欲・生活の意欲をもつことができる

〈観察のポイント〉

性機能（異性との関係，性欲，勃起，性交，射精，快感，受精，妊娠・分娩），外出・外泊後の患者・家族の表情や言動.

〈教育，指導〉

①社会復帰のために利用できる制度などを知る手段や問い合わせ先などを紹介し活用する方法を説明する.

②性機能障害について相談に応じる.

③不安が生じたときどこに相談したらよいかなど，アドバイスする.

> **事例**
> **性生活への不安**
> 　48歳の男性患者．2回外泊したあと，3回目の外泊はしないと言い，訓練もたびたび休むようになった．看護師が患者と話すと，外泊時に妻は一生懸命ケアしてくれるが一緒に横になってくれないと言い，「自分は何のために帰るのだろう？」と話す．面接した看護師は妻に患者の不安を伝えた．妻は，夫がそんな不安をもっていたとは思っておらず，また，性生活ができるとは思っていなかった．看護師は，2人だけの時間をもつことを勧めた．

〔3〕目標③：退院後の生活を想定し，入院生活を送ることができる
〈観察のポイント〉
　退院後の生活を考えられているか，退院後の生活についての質問，退院後の生活を想定し日常生活の変更ができているか．セルフケアの獲得状況（現実に対する問題解決能力を含む），患者・家族が障害や今後の生活をどのように受けとめているか，退院後生活する場（復学・復職を含む）は整ったか．
〈教育，指導〉
　生活のリズムを整える．例えば，排便に時間を要する場合は19時過ぎに排便時刻を想定し，入院中の排便時刻の変更をする．

〔4〕目標④：退院後の生活を想定し，外出・外泊ができる
〈観察のポイント〉
　外出・外泊に向けての思い，睡眠状態，表情．
〈教育，指導〉
①社会に少しでも目が向けられるよう，車椅子の自分を認識できるよう外出・外泊訓練をくり返す．
②外出・外泊は，受傷部の固定が得られ，介護者がひととおり援助が可能になった時期に，十分な準備と無理のない計画のもとで行う．
③実施後は「何が困ったか」「対応はどうしたか」など評価を行い，患者と家族が「再度トライしたい」という気持ちをもてるようにかかわる．
④家屋調査や会社・学校への訪問によって設備を確認し，不備な点は改善してもらえるよう会社・家族に依頼する．
⑤患者のことを理解してもらえるよう会社の同僚やクラスメイトと交流の時間をつくる．

看護の継続

　患者と家族は，新しい出来事が起きるたび「どうなるんだろう」「生活できるのだろうか」「生きていけるのだろうか」などと受容のステージを行きつ戻りつしながら乗り越えていく．退院が現実化したときや退院後に再び新しい不安が生じてくる．患者と家族の気持ちを受けとめながら，不安の軽減が少しでもはかれるよう入院中の準備と看護の継続をはかることが重要である．

⑦ 脊髄損傷者の未来

現在，再生医療の技術が進歩している．看護師は患者に対し必要な情報が提供できるよう情報収集を行うとともに，麻痺が生じている部分の合併症や廃用症候群予防のための健康管理が継続できるように支援していく必要がある．

参考文献

1. 伊藤良介ほか（1997）頸髄損傷：急性期から自宅復帰まで，総合リハビリテーション，25（10），pp.953-978，医学書院．
2. 神奈川リハビリテーション病院　脊髄損傷マニュアル編集委員会（1996）脊髄損傷マニュアル第2版，リハビリテーション・マネジメント，医学書院．
3. 松井和子（1996）頸髄損傷自立を支えるケア・システム，医学書院．
4. M.C.ハモンドほか，日本せきずい基金訳（2002）Yes,You Can!─脊髄損傷者の自己管理ガイド，障害者団体定期刊行物協会．

3 下肢切断を余儀なくされた人の看護

① 下肢切断の特徴

1 下肢切断とは

四肢の一部が切り離されたことを**切断**といい，そのうち関節の部分で切り離されたものを**離断**という．下肢切断では切断部位が高位になるほど**義足歩行**は困難になり生活への影響も大きい．下腿義足歩行におけるエネルギー消費量は，健常者に比べて約20～40％，大腿義足歩行では60～70％増大する[1]といわれている．また，低位での切断は，義足の着脱の簡便さや義足重量の軽量化が可能であることと比較しても，切断部位は切断後のリハビリテーションに大きく影響する．切断部位とそれにともなう影響および必要な義足の種類を図V-10にまとめた．

2 病態生理

下肢切断者の歩行能力は年齢と膝関節の有無によるといわれ，若年者で膝関節が温存されれば歩行が期待できるが，高齢で大腿切断だと約5～10％しか歩行できない[2]．膝関節を残す下肢切断は歩行能力の温存はできるが，断端の血行障害や壊死のため，20％程度再手術が必要となる[3]

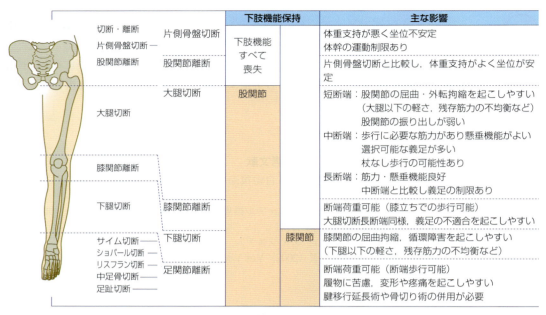

図Ⅴ-10 切断部位と主な影響

といわれている．

図Ⅴ-10に示すように，いずれの部位で切断しても皮膚，筋肉，神経，血管，骨の処理が必要となる．皮膚では，可動性のよさは傷ができにくいことを示し，血行がよく感覚障害がないことが褥瘡予防につながる．皮下には筋組織があり血流の多い組織のため，よい筋肉での切断は断端部の血流に重要である．神経では，できるだけ中枢で切断することで，断端痛の発生を抑えることができる[4]．骨は切断する部位で断端長がほぼ決まり，義足装着に影響する．腓骨を脛骨より短くし，脛骨断端前面に骨の突出をつくらないようにし[4]，義足装着訓練がスムーズにできるようにする．骨膜を残すと後に骨が形成され痛みの原因となることもある[4]．現在，術前に下肢切断部位を決めるエビデンスがないことから，救肢も大切であるが残すことの是非を十分に検討する必要がある．

3 原　因

下肢切断の原因となる疾患は先天性の欠損や奇形，後天性では外傷，骨軟部腫瘍，近年増加している糖尿病や閉塞性動脈硬化症（arteriosclerosis obliterans：ASO）などの下肢血行障害，感染症など数多くある．基本的には，原因となる疾患の治療と，切断後のADL・QOLを優先し，可能な限り救肢を考える．また，切断により心身の状態悪化（自殺企図，重複障害など）が予測される場合は，患肢を温存することもある．しかし，患肢温存が生命に影響する場合などは切断する．切断以外の治療としては，血栓溶解療法，プロスタグランジン製剤による末梢動脈拡張，人工血管を用いたバイパス術などがある．

切断を決定する要因には大きく2つある．1つは糖尿病，ASO，悪性腫瘍などで下肢をそのままにしておくと感染症や血行障害，横紋筋融解症から死の危険がある場合である．もう1つは事故や外傷などで組織が挫滅し，下肢の運動機能が著しく失われた場合であり，すでに切断あるい

は離断された状態の場合もある（表 V-12）.

表 V-12　切断の決定要因

主な原因	切断の決定要因
骨肉腫，軟部組織肉腫，悪性黒色腫	機能の温存が困難，再発や転移のリスク
閉塞性動脈硬化症，バージャー（Buerger）病	血流障害による末梢組織の壊死や壊疽
糖尿病，ASO，骨髄炎，ガス壊疽	血行障害，感染，壊死・壊疽，難治性の潰瘍，壊死の感染
交通外傷，労働災害，自殺企図	受傷時に切断・離断された状態 高度な血管や神経の損傷 軟部組織の高度な挫滅 救肢しても感染や血行障害のリスクが高い

　その他の決定要因として，心身機能・身体構造では，全身状態，原因となる疾患の状態，断端の状況（血流，皮膚知覚，疼痛，神経障害，関節可動域，筋力など），精神状態をみる．活動面では，ADL や坐位・立位バランスなどを評価する．参加面では就学・就労状況と内容，術後の訓練や義足歩行獲得までに必要な資源の有無などをみる．環境・個人因子では年齢，性別，身長，体重，家族構成，住居環境，生活歴や経済的負担，家族や重要他者への影響，身体障害者手帳や介護保険などのサービス利用状況などの情報収集を行う．その結果，切断術に耐えうる心身の状態であるかを評価し，切断を決定する．

④ 心身・生活への影響

　下肢切断による影響を，ICF（国際生活機能分類）の枠組みを用いて説明する．

〔1〕 身体構造／心身機能への影響

　事故や外傷による切断では死に至ることもあるため，生命兆候，意識レベルの確認が最優先である．予定された切断術でも身体構造の障害（欠損）は不可逆的であるため喪失の不安から手術前後で精神的動揺は大きく，抑うつや攻撃などさまざまな反応を示す．術後は断端形成促進と歩行障害の改善がリハビリテーションの目標になる．切断による心身機能への影響は以下の通りである．
関節可動域・筋力の変化：関節拘縮，筋力低下．
疼痛：創痛，幻肢痛*，断端形成不良，義肢不適合，不慣れな移動手段による筋肉疲労など．
断端部の状態：熱感・腫脹，弾力と形状（円錐形の不適合），皮膚損傷．
断端形成遅延：末梢神経血管や皮膚の損傷，感染，血行障害，低栄養，活動意欲低下など．
歩行の変化：歩容（歩き方の癖，特徴），バランス，歩幅，歩行速度，安定性．
精神状態の変化：喪失感，抑うつ，意欲低下，錯乱など．

＊　切断された手足の一部または全部が残っているように感じ（幻肢），そこに疼痛を感じること．

〔2〕活動・参加への影響

　義足歩行の獲得にともない，活動への影響は改善されてくる．しかし段差や雨など環境要因により転倒リスクの増大，義肢不適合などの問題も起こりうる．切断部位や切断前の全身状態によっては義足装着を断念し車椅子生活となる場合もある．

　従来の社会生活や余暇活動の継続の是非は，義足歩行の獲得状況や併存疾患の治療状況，環境・個人因子により左右される．義足は改良された高性能なものも増えてきたが，歩行障害が重篤な場合は社会生活の変化を余儀なくされる場合もある．家族や介護者の介護負担，自立のためのサービス利用で経済的負担を強いられることがある．あるいは併存疾患の治療状況や，不良断端で義足歩行自立が不可能な場合は生活環境の調整が必要である．

〔3〕環境因子・個人因子との関連

　義足歩行自立の場合でも，生活環境によっては多少の環境調整が必要になる．例えば，義足を装着した状態でもはける衣服や靴の選択である．屋外環境では点字ブロックや石畳での義足歩行は断端部に負荷がかかり，両下肢切断では，浴室の構造や義足を装着していないとき（夜間など）の排泄方法の検討が必要となる．また，成長・発達にともなう義肢メンテナンスも必要である．坂道や段差，山間部など生活環境によっては応用歩行のための身体機能・活動能力が必要となる．

　個人因子では，切断による運動機能障害の知覚，治療への理解は健康維持活動やリハビリテーション意欲・参加態度に影響する．また，**ボディイメージの混乱**は治療への参加や他者との交流を遠ざけ社会的孤立をまねくこともある．孤立は家族には心身あるいは経済的負担となり，不安を増大させる．このように家族や重要他者，事故では相手による身体心理社会的影響も大きい．

リハビリテーションの流れ

1 切断術の決定から社会復帰まで

　事故・外傷などの場合の切断では，受傷後感染爆発が起こる前のゴールデンタイム（受傷後6〜8時間）と，神経や筋肉が虚血により不可逆的変化に陥るといわれる時間（動脈閉塞後4〜6時間）を考えても，一刻も早い対応が望まれる．以下，予定された下肢切断術を中心にリハビリテーションの流れを述べる．

〔1〕切断術前の評価

　前述した切断の決定要因に加え，MRIやCT，血管造影，超音波ドップラー，サーモグラフィー，細胞診などさまざまな検査結果をもとに切断の是非を決める．皮膚損傷・知覚障害・血行障害がないことを確認し，切断部位を決定する（皮膚損傷や血行障害があると**壊死**や**創治癒遅延**，知覚障害では**褥瘡**のリスクがある）．一般的にヘモグロビン値，血清アルブミン値，リンパ球数などを確認し，可能な限り術前に補正する．これらの結果から全身状態を評価し，手術を決定する．医師により術後の機能的目標と義足装着計画を含めたインフォームドコンセントが実施される．

〔2〕術前訓練

　原疾患の状況がよければ，義足装着前訓練が行われる．内容は，筋力および関節可動域の維持・

向上，耐久力の向上，上肢機能訓練である．車椅子などの未経験者には，義足歩行獲得までの移乗動作訓練（車椅子や松葉杖の練習）を行う．精神的に落ち着いていれば義足の使用方法や幻肢・幻肢痛について話し，術後のイメージをつくり，治療協力と不安の軽減をはかる．また，一般的な悲嘆のプロセスを話し，自分だけが特別でないことを感じてもらうことで不安軽減をはかることもある．

〔3〕術直後からの急性期リハビリテーション

全身状態では，創部は感染しないよう清潔を保持し，出血・疼痛・知覚障害の有無，深部静脈血栓症などの観察を実施する．術後1日目から早期離床目的で廃用症候群の予防を行い，断端部ケアを開始する．断端部は，弾性包帯法により浮腫軽減に努め，断端成熟を促進させる．切断後，患者は疼痛への不安から体動を拒否することもあるが，褥瘡のリスクを考慮し，体位変換をして虚血を避ける．

〔4〕回復期リハビリテーション：仮義足～本義足による歩行訓練

全身状態が安定したら仮義足による義足装着練習を開始する．仮義足の使用は断端部の成熟とアライメント調整が目的であり，患者の離床を促し，義足生活へのイメージトレーニングができる．再作成による経済負担をかけないよう作成時は十分に評価を行う．断端が成熟して形状に変化がなくなったら，長期使用を前提とした本義足による義足歩行を開始する．仮義足調整がうまくできると，患者の断端部により適合した本義足が作成できる．それは義足歩行自立までの期間を短縮する効果もある．

創が治癒し，断端成熟の時期に仮義足を装着して早期離床を促し，歩行訓練を開始する．また，健側や上肢機能の維持に努める．車椅子からの移乗が自立し，平行棒内で両上肢を使い立位保持が可能あるいは片脚立位能力により本義足での義足装着訓練・歩行訓練が開始される．主な内容は，義足着脱訓練，立位バランス訓練，義足側への体重移動，横移動訓練，歩行訓練である．義足での衣服着脱や起居動作などのADL訓練や，階段昇降，応用動作としてバスや車の昇降訓練なども行う．

〔5〕生活期（維持期）リハビリテーション

義足歩行を獲得して退院となるが，患者の生活環境や社会的役割によっては，さらなる応用歩行獲得の必要性も出てくる．ADLやIADL（手段的日常生活活動）の再評価や目標確認を行う．必要に応じ，就労に向けた職業訓練や自動車免許の獲得支援，スポーツや趣味・娯楽への参加訓練など生活を楽しむための訓練も行う．また，大腿切断より高位ではセクシュアリティについて，体位の工夫などの助言を行うこともある．成長発達にともなう体型変化と義足の磨耗などから義足のメンテナンスについても指導する．

❷ リハビリテーション各期における多職種の介入

医師は切断術の決定から手術の実施，術後管理，義肢の処方，原疾患の治療が主な役割で，各期にわたり介入する．理学療法士（PT）は装着・義足歩行訓練が中心で，義肢装具士は医師の処方箋にもとづき義足を作成する．義足の進化はめざましく，利用者の生活様式や断端部の状態に

応じた義足を作成する相談にも応じている．それ以外にも看護師，管理栄養士，臨床心理士，公認心理師，メディカルソーシャルワーカー（MSW），保健師などが断端形成促進のための栄養状態改善，経済支援，心理社会的適応支援を実施している．

それぞれの主な役割を図V-11に示す．

回復過程 \ 職種	医師	義肢装具士	理学療法士	作業療法士	看護師	その他
術前	術前評価 ↓		装着前訓練 ROM/MMT 評価		術前訓練 ↓	栄養改善 （管理栄養士）
切断術	手術				術中看護 ↓	薬物療法 （薬剤師）
術直後	術後管理 ↓				術後管理 ↓	
回復期	義足処方	義足製作・調整	装着前訓練			公認心理師* 臨床心理士*
仮義足		初期適合判定			（観察，指導）	
本義足		装着練習 義足完成	義足歩行練習 応用歩行獲得			
	職能評価	職能評価・職業訓練			希望の反映 情報提供	情報提供
義足調整		義肢調整（Dr・PT・OT も一部実施）			↓	
退院時評価 生活期（維持期）	社会復帰 義足評価	最終適合判定 義肢調整または 再作成	義足歩行評価		生活再適応 外来看護 継続看護	ケアマネジャー* ケースワーカー* 保健師*
	継続介入（義足歩行状況，心理社会的フォローアップ）					

＊：必要時介入

図V-11　リハビリテーション各期における多職種の介入

急性期（周手術期）のリハビリテーション看護

1 アセスメントの視点

予定された切断術では，原因となる疾患の治療が評価され，本人（または家族）に切断の意思決定が求められる．それ以外の切断では，救急搬送後，生命兆候が確認されるとすぐに手術の決断を迫られる．切断術は放置しておくと死のリスクや下肢の壊死や壊疽，循環不全など重篤な障害が残ることが予測される場合に行われるため，患者は心身ともにバランスを崩しやすい状況にある．術前は創部の皮膚温や皮膚色，創の状態，創痛の有無や程度などを観察するとともに，事故では他の外傷の有無，原疾患がある場合は全身状態を良好に保つようにする．術中は下肢の血行がよい場合は出血量を少なくするために駆血帯を使用するが，血行障害があり血栓が遊離する危険性がある場合は駆血帯は使用しない．術直後は創感染や縫合不全，断端神経腫，幻肢痛にも

注意が必要である．ボディイメージの混乱は本人のみならず家族にも生じやすい．患者，家族，重要他者も下肢切断にともなう喪失感，精神的混乱をまねく時期である．

② 看護問題，目標

〔1〕看護問題
①切断の原因あるいは併存疾患（例：糖尿病，骨髄炎，ASO，腫瘍，皮膚損傷，感染症，循環器疾患，精神疾患や認知症など）により術後合併症を起こす危険がある．
②外傷および切断により混乱（例：幻肢痛など）を生じやすい．
③疼痛により ADL の遂行が阻害されている．

〔2〕目　標
①切断術に向けて心身の状態を整え，原因となる疾患の状態が維持・改善する．
②断端形成促進と積極的リハビリテーションに向け，心身が回復する．
③疼痛コントロールを行い，自立に向けて行動できる．

③ ケアのポイント

　この時期のケアのポイントとしては，切断の決意（必要時，代理意思決定支援），感染予防，下肢の循環動態確保，疼痛緩和，術後合併症予防，多職種協働による早期リハビリテーションの実施，廃用症候群予防，下肢喪失にともなう精神的支援，家族や重要他者への支援などがある．

〔1〕術前の準備
　切断の原因が事故の場合は，その他の外傷の有無や，事故に対するショックなどの状況を把握する．原因が疾患の場合は，原因となる疾患の状態を把握する．手術までに心身の状態を整え，術後合併症の予防に努める．

〔2〕術後のケア
　術前の低栄養や糖尿病があると皮膚統合性障害のリスクが高いため，十分に断端部を観察する．血腫予防のために小血管まで完全に止血されているが，早期離床および早期に仮義足を装着することにより，断端部の感染，疼痛，循環障害，水泡やひび割れなどの皮膚症状を注意深く観察する．
　術直後は疼痛により患肢は屈曲位をとりやすく，また疼痛のため断端部を動かしたがらないことがある．これにより大腿切断では股関節の，下腿切断では膝関節の屈曲拘縮を起こしやすい．予防方法としては，砂嚢などで切断部のすぐ上の関節を固定し，伸展位保持に努め，関節機能の維持をはかる．断端訓練を図V-12に示す．大腿切断では腹臥位を，下腿切断では車椅子坐面に下肢挙上用の板を用いるか下肢挙上可能な車椅子を用い，伸展位を保持する．
　疼痛では幻肢痛との判別をしたうえで，それぞれにあったケアをする．

V 疾患別リハビリテーション看護

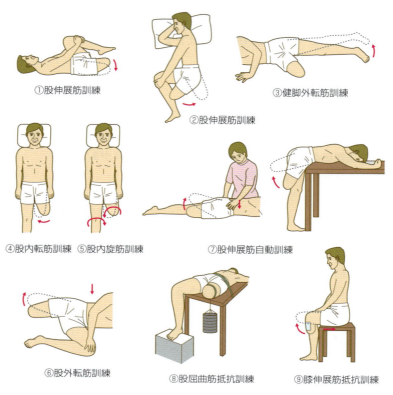

図 V-12 断端訓練（下肢切断）
（奥宮暁子ほか編，山本恵子（2003）切断，リハビリテーション看護，Nursing Selection 11，p.309，学習研究社より転載）

> **弾性包帯の巻き方のポイント**
> 断端の下方は強めに巻き，中枢は巻軸帯を転がすように締めつけないで巻く
> →弾性包帯は時間がたつと締まることがあるため

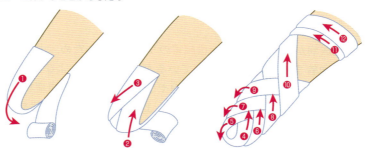

図 V-13 弾性包帯法
（廣町佐智子ほか（2000）切断術術直後のケア，臨牀看護，26（1），p.63，へるす出版より転載）

回復期のリハビリテーション看護

1 アセスメントの視点

　術前・術直後からの断端部と歩行状態，精神状態の回復状況をアセスメントする．手術が終わり，生命の危機を脱出した回復期は心身ともに現実を直視し，今後の生活再構築を考え始める時期である．この時期は疼痛や不安，断端形成遅延などを起こしやすいため，断端形成を促進し，早期義肢装着・義足歩行獲得が求められる．義足装着前後の観察ポイントは表V-13に示す．

　幻肢痛は術直後あるいは状態が落ち着く回復期に起きやすい．幻肢痛は幼児以下では起こりにくい．幻肢痛は気候や時間に左右されることが多く，症状にも個人差があるが，最終的には断端部に吸収されるように疼痛部位が移行し消失する．下肢より上肢切断に多くみられる．アセスメントの詳細は表V-14を参照．

表V-13　義足装着前後の観察のポイント

義足装着前の確認	処方どおりの義足（ソケットの形状や足部の種類など） 断端の状態（長さ，周径，形状，浮腫の有無，皮膚の性状など） アライメントの確認 義足重量の確認→重すぎると抵抗感や疲労の原因になる 異常音や破損の有無
義足装着時の確認	義足の長さと重量感 断端とソケットの不適合 断端部のフィット感，体重支持，義足の懸垂性など 装着時の疼痛，圧迫部位，不快感の有無 歩行状態（立位・坐位時のバランス，体幹バランス，活動性など） 異常音や不均衡はないか 満足感（使い勝手，期待との一致，着脱の簡便性など）
義足装着後の確認	局所圧迫の有無 皮膚損傷や変色の有無 義肢素材によるアレルギー反応など

2 看護問題，目標

〔1〕看護問題
①創感染，血腫形成，断端神経腫（疼痛）などにより断端形成が遅延する危険がある．
②疼痛や疲労，不安により仮義足装着での義足歩行が遅れることがある．
③身体状況の変化の知覚により自尊感情が低下することがある．

〔2〕目　標
①断端形成（円錐状）が進む．
②仮義足装着による義足歩行を獲得する．
③必要なサポートを受け，セルフケアができ，気持ちが安定する．

V 疾患別リハビリテーション看護

表V-14 周手術期～回復期のリハビリテーション看護

	アセスメントの視点	アセスメント内容	ケアのポイント
術 前	切断前の全身状態	生命兆候：意識・呼吸・循環状態,バイタルサイン 運動機能障害の有無 知覚・感覚障害の有無 血液データ：低栄養,貧血,出血傾向,感染症の有無	切断後の回復予測や全身状態の改善を正確に把握 術前に良好な状態に近づける
	残存機能 切断前の局所状態	四肢の筋力,関節可動域 切断部位の皮膚の性状 循環状態（動脈の触知）,皮膚色・疼痛,感染兆候の有無,壊死や壊疽の範囲	切断前後の変化を MMT・ROM などで評価 術後の幻肢痛軽減のため術前から疼痛を緩和 残存肢を含めた循環・知覚・運動機能を把握 医師の指示による抗生物質投与（必要時,術前から投与）
	オリエンテーションの理解状況	切断の必要性,治療方針,リハビリテーションの流れについての理解度	患者や家族の精神状態により,説明時期・内容・場所を考慮 必要時,抑うつ尺度やミニメンタルテストなどにより評価 切断後の生活など経過を説明し,不安を軽減
	術前訓練の実施状況	移乗動作,車椅子・松葉杖使用状況	筋力低下や関節の屈曲拘縮を予防
	その他	社会的役割,余暇活動,ADL,原疾患の治療状況などの把握	切断前後での変化や影響を予測
術直後	疼痛の管理状況	創痛,同一体位による疼痛,鎮痛剤の使用,感染兆候	体位変換
	深部静脈血栓症の兆候	水分出納バランス,腫脹・浮腫・疼痛の有無（疼痛による屈曲位はないか）	四肢末梢の血行促進,脱水予防,疼痛緩和
	断端部の治癒状態	感染や炎症所見の有無,脚長差の有無,断端部の神経・筋肉の状況,運動・感覚障害の有無	抗生物質投与（必要時,術前から投与） タッピングやマッサージで形を整える
	断端の形成	弾性包帯,義肢装着訓練などの実施状況	包帯の巻き方は図V-13 参照
	近接関節の状態 幻肢・幻肢痛	MMT,ROM,皮膚の性状 疼痛の出現時間と持続時間 疼痛の感じ方 例）かゆい,熱い,冷たいなど	屈曲拘縮予防：図V-12 参照 感染や異常でないことを確認し,断端部を軽くさする 精神的緊張をほぐす.休息・睡眠の確保 筋弛緩を促す
	ボディイメージの変容状況	断端を直視できない,抑うつ,幻肢痛など 心身の休息をとれているか・リラクセーションの実施状況	言動・行動に注意.精神疾患の人は自殺に注意 あせらず精神状態が落ち着いてから現状と今後について話す
回復期	関節可動域	膝関節の屈曲拘縮,股関節の屈曲・外転・外旋,拘縮の有無,程度 ROM,その他の近位関節の拘縮	断端部の自動または他動運動促進 切断肢に加え健肢,両上肢も可動域訓練を実施
	筋力	筋力（MMT）	四肢・体幹など全身の筋力増強 　下腿切断：大腿四頭筋を強化 　大腿切断：大殿筋,内転筋,中殿筋を強化 　（移動手段獲得のため術前から継続し,耐久性の向上をはかる） 訓練後のリラクセーションにより筋肉疲労を解消する
	断端部の管理状況	皮膚色,浮腫,血腫,感染兆候	断端形成促進を促す 　弾性包帯を1日数回巻き替え,循環不全を防止する 　末梢を強めに巻いて浮腫を軽減させ,円錐形に断端を整える 　巻き方を患者に指導する（義足非装着時,夜間） 完全成熟には1年以上かかることを説明し,焦燥感を軽減する
	皮膚の管理状況	熱感,腫脹,発赤,水疱,擦過傷,色素沈着の有無	清潔を保持し,乾燥,感染,皮膚損傷を防止 ソケット内の摩擦,毛嚢炎に注意 腫脹や浮腫が強い場合は,一時的に断端を挙上 自尊感情低下をまねかないよう対応に注意
	セルフケア能力	移動動作困難にともなうセルフケア能力の低下のレベル 歩容,義足アライメントや装着感など原疾患の管理状況	自立支援 　平行棒内→両松葉杖→片松葉杖→杖なし→屋外の応用歩行の順

③ ケアのポイント

この時期のケアのポイントとしては，術後合併症予防と原因となる疾患のコントロール，精神的回復に応じたセルフケアの自立支援，社会復帰に向けての希望と必要な支援についての情報聴取，義肢装具士やPT，医師と協働して義足適合状況を確認する，などがある．一般的に，ADL自立度が高く（切断前後），切断レベルが低位で，スタッフと連携をとりながら積極的にリハビリテーションを受けた人は義足歩行の獲得が早いといわれている．一方，歩行獲得の阻害因子としては，後期高齢者，切断レベルが高位あるいは両下肢切断，幻肢痛，断端形成の不良，意欲低下などがあるといわれている[5]．ソケット内の発汗による不快感にも注意が必要である．

また，残存肢の筋力維持をはかるとともに浮腫や創傷の有無なども観察する．切断による生活への影響は大きいもので，小さな目標を立て，それを順次クリアすることで自信をつけてもらい，次のステップへ移行できるようにする．新たに患者が自覚している困難さについては自己開示できる環境を整える．

⑤ 生活期（維持期）のリハビリテーション看護

① アセスメントの視点

義足歩行を獲得し，退院後の生活および社会復帰に向けての評価を受け，義足生活の自立に向けて職業的あるいは余暇活動のためにもリハビリテーションを受ける時期である．ライフイベントにより義足生活そのものより心理・社会的適応のサポートが必要な時期である．この時期のアセスメントの視点は表V-15に示したとおりである．

② 看護問題，目標

〔1〕看護問題
①義足の不適合が生じやすい．
②役割喪失と社会生活への不適応が生じやすい．
③リハビリテーション意欲が低下しやすい．
④切断の原因となった疾患が悪化する危険性がある．

〔2〕目　標
①義足生活への適応が進む．
②社会復帰と生活の再構築がなされる．
③義足の自己管理ができる．
④原疾患の自己管理ができる．

③ ケアのポイント

この時期のケアのポイントとしては，原疾患コントロール（早期発見，治療），職業的リハビリ

242   V 疾患別リハビリテーション看護

表V-15　生活期（維持期）のリハビリテーション看護

	アセスメントの視点	アセスメント内容	ケアのポイント
断端部管理	骨突出の状態	皮膚の性状，ソケットの修正 X線画像により突出部位の特定 超音波やMRIで神経腫との鑑別	患者指導（生涯にわたり実施） 　清潔保持，装着感の変化・破損の有無のチェック
	断端・ソケットの管理状況	断端部とソケットの適合状況 水疱や外傷の有無，清潔状態	義肢装具士と協力し必要なメンテナンスを指導 チームによる下肢機能維持サポート
経過観察	義肢装着訓練の実施状況	階段昇降，障害物を越える，物を拾う 乗物の乗り降りなどの実施状況	職業・生活背景に合わせた訓練の実施
	健康維持の管理状況	切断の原因となった疾患の治療状況 再発や悪化の危険性，自己管理能力 転倒リスク，残存肢の機能維持	原疾患の治療および自己管理を支援 活動性の維持，医学的管理，心理的支援 活動範囲の拡大にともない転倒・転落のリスクに注意
	精神状態	セクシュアリティや自尊感情の変化 社会的孤立の有無	代償機能の提供や，小目標で成功体験を重ねる
社会復帰	生活の再構築の状況	役割復帰状況，役割の維持・変更の是非 心理・社会的適応状況 ライフイベントに応じた気持ちの揺らぎ 生活環境による活動・参加制限 代償するための補助具や援助，家屋改造の必要性 家族や重要他者の適応 切断にともなう心身・生活への影響	自己開示ができ，安心できる人間関係づくり キーパーソンや家族の介護支援 職能訓練，就労評価と計画 活用可能な社会資源を確認し，説明 　身体障害者手帳の等級に応じたサービス窓口までのアクセス 　身体障害者福祉法に基づくサービス給付福祉事務所，社会保険事務所 　ハローワークによる就労斡旋
	活用可能な社会資源	配置転換や職種変更の必要性，職場の協力など 本人のサービス利用や就労への希望	

テーション，余暇活動の充実に向けた援助，社会資源の活用促進などがある．

退院前後の維持期では，試験外泊をくり返し，義足歩行や生活環境の不備を改善していく．この過程を通して，本人・家族とも自信をもつ，あるいは現実の厳しさを知る．断端部は安定しても精神的動揺や経済的負担の増大が予測される．身体障害者の等級に応じたサービスや介護認定の利用などを検討する．特に両側の切断では義足生活自立の困難が予測されるため，ケースワーカーやケアマネジャーに相談し，効果的にサービスを受けられるようにする．詳細は表V-15に示す．

切断の原因によっては継続治療が必要な疾患もあるため，健康維持管理が重要である．また，義足は体重変化が義足の適合性に影響するため，生涯にわたりメンテナンスが必要である．

引用文献
1) 梅澤慎吾（2015）下肢切断者の実態：義足歩行能力と注意事項，Monthly book medical rehabilitation，187，pp.19-27.
2) 木村浩彰ほか（2017）血行障害による下肢切断のリハビリテーション，The Japanese Journal of Rehabilitation Medicine，54（2），p.134.
3) 前掲書2），p.136.
4) 三上真弘編（1995）下腿切断者リハビリテーション，p.55，医歯薬出版.
5) 豊永敏宏ほか（2005）下肢切断のクリニカルパス，総合リハビリテーション，33（3），p.226.

参考文献
1. 吉村恵子，伊藤博人，中西由香ほか（2014）第2特集　下肢切断患者の看護のための基礎知識，整形外科看護，19（10）．
2. 大峯三郎（2017）下肢切断 理学療法診療ガイドライン，理学療法学，42（3），pp.296-304.

4

大腿骨近位部骨折を負った人の看護

大腿骨近位部骨折の特徴

大腿骨近位部骨折とは

　高齢になると若いときに比べ骨が脆弱となり，比較的軽い外力による場合でも骨折が増加する．とりわけ骨折のなかでも大腿骨近位部骨折は機能障害をきたしやすく，それにともない歩行能力が損なわれ生活範囲が縮小し，ADLやQOLを著しく低下させる危険性が高い．また，男性と比べエストロゲンの分泌が減少し，骨粗しょう症が促進される閉経後の高齢の女性に大腿骨近位部骨折は多くみられる．

　骨脆弱性を有さない若年層においても，交通事故や墜落などの高エネルギー外傷，運動による疲労骨折などで大腿骨近位部骨折をきたす場合がある．

2 病態生理

　股関節と大腿骨近位部の解剖図を図V-14に示す．以前，わが国では内側骨折（主に頸部をさす）と外側骨折（転子部）という名称に独自に分類されていたが，近年は欧米と呼称を統一するため大腿骨近位部骨折を主として**頸部骨折・転子部骨折**と呼称するようになった[*1]．大腿骨近位部の

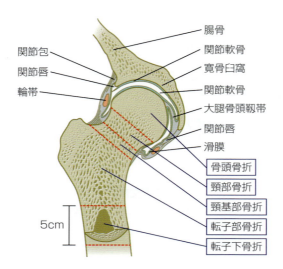

図Ⅴ-14　股関節と大腿骨近位部

骨折は，股関節の関節面に近い側から，骨頭骨折，頸部骨折，頸基部骨折[*2]，転子部骨折，転子下骨折に分類される．それぞれ血行動態や骨折部位と関節包との位置関係が異なるため，治療法や合併症に差異があり，予後に影響する．

　大腿骨骨折では，しばしばガーデン（Garden）分類が用いられる（図Ⅴ-15）．ガーデン分類は転位（骨折部のずれ）やその程度をX線正面像からステージⅠ〜Ⅳに分類したものであり，治療法の選択や予後予測の指標の1つとされている．ステージⅠ・Ⅱは非転位型，Ⅲ・Ⅳは転位型であり，年齢や転位の程度に応じて治療が検討される．主症状は，いずれも股関節の疼痛と起立不能または歩行障害である．骨折の治癒過程は，「炎症反応とそれに続く骨組織能再構築からなる．骨折直後には血管が断裂して出血し，骨折部位に免疫細胞が集積する．免疫細胞は損傷時に生じ

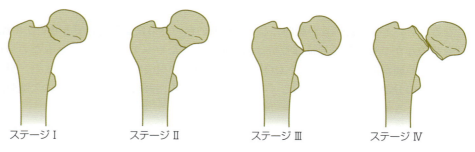

ステージⅠ・Ⅱは非転位型，Ⅲ・Ⅳは転位型．

図Ⅴ-15　ガーデン分類（大腿骨頸部骨折）

[*1] 大腿骨頸部／転子部骨折診療ガイドライン（2011）では，大腿骨頸部内側骨折，大腿骨頸部外側骨折という名称は使用せず，それぞれ大腿骨頸部骨折，大腿骨転子部骨折という名称で統一するとしている．

[*2] 頸基部骨折はその定義が明確ではなく，頸部骨折・転子部骨折のどちらにも分類できないものを頸基部骨折と呼んでいるのが実情である．したがって，頸基部骨折では骨折線は関節包の内外にまたがっていることが多い．

た組織や細胞の細片を除去したり，サイトカインなどを産生して炎症を引き起こしたりする．炎症が消えるのにともない間葉系幹細胞が集まり，軟骨をつくる軟骨細胞や骨をつくる骨芽細胞に成長し，これらの細胞が仮骨を形成し，骨の断片同士が固定される．その後，破骨細胞と骨芽細胞によって骨組織の再構築が進み，骨はほぼもと通りの形態を取り戻す」[1]．

3 原　因

受傷機転は，高エネルギー外傷と低エネルギー外傷に分類される．高エネルギー外傷は交通事故や労働災害によるもので若年者にもみられ，低エネルギー外傷は高齢者の転倒などによるものが多い．

大腿骨近位部骨折の発生原因としては転倒が最も多い．毎年在宅高齢者の20～25％が転倒しているという報告があるが，その割合は欧米より低い．また，医療介護施設入所中の高齢者は転倒する割合が高く，女性は男性より転倒頻度が高い[2]．したがって，転倒回数が多いことは大腿骨近位部骨折の危険因子となり，転倒回数が増えれば骨折も増加する．転倒理由としてはふらつきが多く，転倒方向は側方・後側方から後方にかけてが大多数で，打撲部位は大転子が最も多い．転倒は，直接的にはつまずく，滑る，ふらつく，ぶつかるなどによって起こるが，その背景には，運動機能・感覚機能の低下，認知の障害，内服している薬剤の影響など人間側の内的要因と，場所の明るさ，段差，障害物，不適切な履物や衣服など環境側の外的要因がある．骨折には，骨のもろさも影響する．

4 心身・生活への影響

発症直後から急性期では**疼痛**が最も著明な症状である．自分では思うように動けないうえに，安静指示により行動が制限されることが多く，日常生活全般にわたり他者の援助が必要となる．そのため「いままで自分でできていたのに，何から何まで迷惑をかける」「せめてトイレに行きたいが，歩けるようになるのだろうか」などと，心理的にも**不安**の強い時期である．この時期は手術侵襲による身体的消耗も著明である．疼痛が軽減し，段階的に離床が進んで日常生活が拡大していくと，少しずつ自身でも見通しがもてるようになり，リハビリテーションに意欲的に取り組めるようになる．

リハビリテーションの流れ

1 治　療

治療は手術療法が原則である．特に高齢者の場合にはできるだけ早期に手術療法を行い，術後早期からリハビリテーションを始めることが望ましい．長期臥床による**廃用症候群**がしばしば問題になるが，手術にともなう合併症を生じる危険もあるため，全身状態の評価が重要である．骨折部の転位がない場合や患者の全身状態から手術療法が困難な場合は保存療法を行うこともある．

手術が可能と判断され，患者本人と家族から十分な説明に基づいた同意が得られれば，手術療法が適用になる．手術までの待機期間に一時的に直達牽引を行う場合もある．手術方法は，年齢

246　V　疾患別リハビリテーション看護

や転位の程度に応じて内固定（骨接合術）または**人工骨頭置換術**（bipolar hemi-arthroplasty：**BHA**）が行われ，患者の活動性が高い場合は，**人工股関節全置換術**（total hip arthroplasty：**THA**）を行うこともある．内固定は侵襲は少ないが大腿骨頭壊死により骨癒合が得られない場合もある．

② リハビリテーション

　大腿骨近位部骨折で入院した場合，いずれの治療方法が選択されたとしても機能低下予防を意図して早期リハビリテーションを開始する．経過中に生じやすい合併症や，独立歩行までに要する時間は患者によって差異がある．非転位型であれば早期に荷重する（患肢に少しずつ体重をかける）ことが推奨されている．また，転位型であっても，固定性が良好であれば，一般的には早期に荷重をかけてリハビリテーションを行うことがガイドラインで推奨されている．以前は1つの病院で手術からリハビリテーションまで行うと高齢者は2カ月程度の入院を余儀なくされ，急性期病院では手術ができないことが問題視されていた．現在では，切れ目のない**地域医療連携体制**により機能分化が進み，急性期病院では手術療法を，回復期病院ではリハビリテーションを行うという各々の専門性を生かした治療がされるようになってきた．そのため，現在ではクリニカルパス運用や多職種チームが介入することで，入院と同時に退院調整が進み，全身状態や手術創に問題がなければ，一般的に2週間程度で回復期病院に転院する．

③ 急性期（周手術期）のリハビリテーション看護

① アセスメントの視点

　急性期は一般的に，骨折で生じた血腫形成により仮骨が形成されて両骨折端が癒合し，再造形が進む時期である．骨折部の安静と疼痛による不動は**褥瘡**の危険性を高くするとともに，筋力低下や関節の**拘縮**の原因となる．また，術後合併症として，**脱臼**，**深部静脈血栓症**の発生率が高い時期である．血栓がなければフットポンプの使用や弾性ストッキングの着用を行い，積極的に足趾・足関節を動かして血栓形成の予防に努める．骨折部の出血や体温上昇にともない**脱水**傾向となることが多いため水分摂取も重要である．

　ベッド上の生活を余儀なくされることや，生活環境の変化が不安を助長し高齢者では**せん妄**を発症することが多い．生活リズムを整え，気分転換や良質な睡眠の確保も重要である．患者は「せめてトイレに行けるようになるまで排便は我慢する」などと周囲に気兼ねをすることや腹圧をかけにくい体位などの影響から，**便秘**になりやすい．

　アセスメントとしては，術後に予測される合併症を念頭におきながら全身状態を把握する必要がある．高齢者が多いことから，長期臥床による合併症の危険性は高くなる．

　観察ポイントとして，疼痛の程度，バイタルサイン，創部の出血，患肢の循環障害の有無（色調，皮膚温，動脈の触知），腫脹，神経障害の有無，足趾・足関節の動き，禁止肢位に関する理解度，褥瘡好発部位の皮膚の状態，誤嚥性肺炎など，安静度に応じたセルフケアを実施しているか，があげられる．

❷ 看護問題, 目標

〔1〕看護問題
①疼痛があり, ADL が制限される.
②合併症を起こす危険性が高い.

〔2〕目　標
①疼痛がコントロールされる.
②合併症の兆候がみられない.

❸ ケアのポイント

〔1〕疼痛コントロール

　骨折後は少しの体動でも強い痛みを生じることが多い. 特に転位がある場合や骨折が不安定な場合には痛みが強いが, 痛みの度合いは個人差も大きい. そのため, 痛みの原因や時間経過とともに疼痛は緩和していくことを説明し, 安楽な体位をとれるようにするとともに, 適宜鎮痛剤を使用して疼痛の緩和に努める.

〔2〕術後合併症予防

　術後合併症としては, 出血, 脱臼, 深部静脈血栓症, 腓骨神経麻痺, 褥瘡, 肺炎, 尿路感染, せん妄, また, 偽関節, 骨癒合不全, 骨頭壊死, 異所性骨化などがあげられる. まれではあるが, インプラント骨折を起こすこともある. 術後合併症を予防することで速やかに術後リハビリテーションに移行できる.

（1）脱　臼

　大腿骨頸部／転子部骨折診療ガイドラインでは, 一般的に活動性が高い症例には THA の実施を推奨している. 全身状態が悪い患者や高齢で活動性が低い症例では BHA が行われる. 脱臼の発生頻度は 2 ～ 7% 程度で術式により違いがあり, 前方（鼠径側）アプローチと比較して, 後方（殿部側）アプローチの脱臼率が高いとされる. 後方アプローチの場合は, 股関節の過度な屈曲・内転・内旋, 前方アプローチの場合は, 股関節の伸展・外旋・内転が脱臼につながりやすく, それらの肢位は禁忌である. いわゆる "女の子座り"（内股で深く座り込むような姿勢）をすると脱臼が起こりやすく整復処置が必要となる. それがうまくいかない場合は再手術となる（図V-16）.
　一度脱臼を起こすとくり返すことがあるため, 脱臼を予防することが重要である. 体位変換時には両下肢の間に枕をはさみ, 患側肢を上にした側臥位で患側肢が内転位にならないように整える. また, 仰臥位では患側肢を枕で挙上する（図V-17）. 患者には, "なぜ体位変換時に内転位を防止することが必要か" について, 理由をくり返し説明し, 予防行動がとれるようにかかわる. 最近では, 離床が早く外転枕での固定はほとんど行っていない.

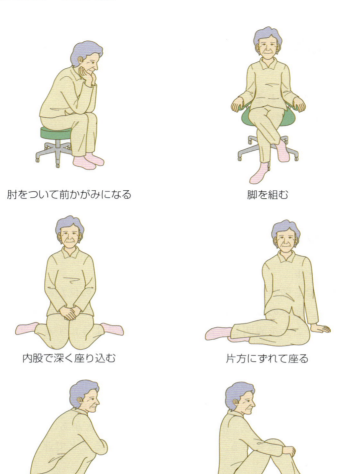

図Ⅴ-16　術後に脱臼を起こしやすい姿勢の例

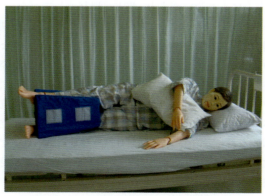

両下肢の間に枕をはさみ，患側肢を上にした側臥位で患側肢が内転位にならないように整える．

図Ⅴ-17　側臥位時の体位の例

Column

術後になぜ脱臼が起こりやすい？

　股関節は，大腿骨骨頭が寛骨臼のくぼみにはまり込むように，すっぽりとおさまっている．関節の表面はなめらかな軟骨に覆われ，大きな筋肉により自在に動かすことができる．そのため，通常は健康な関節軟骨が股関節にかかる体重を吸収し，かなり激しい運動をしても脱臼することはない．しかし人工骨頭置換術を実施すると，大腿骨骨頭を切除し靭帯を切離することで，運動の方向や程度によっては容易に脱臼を起こす．特に術後2週間は最も脱臼の危険性が高く，3カ月程度は軟部組織の修復や筋力の回復が不完全であるため，注意が必要である．脱臼予防で重要な点は，当然のことながら図V-16にあげたような脱臼を起こしやすい姿勢をとらないことである．

（2）深部静脈血栓症の予防と観察

　体動が制限されていることで，下肢の深部静脈の血流が悪くなり血栓ができやすくなり，それが血管を塞いでしまうことにより発症する（いわゆるエコノミークラス症候群）．痛みのためにトイレの回数を減らそうとして水分摂取を控えないように，水分摂取は重要であることを説明する．下肢にできた血栓が肺動脈に移動して**肺塞栓症**を引き起こすこともあり，なかには致死的肺塞栓症となる場合がある．急な呼吸困難，胸痛，頻脈，血圧低下，ショックなどを呈するため，適切な観察と管理が必要となる．特に注意すべき検査データはDダイマーで，上昇している場合は血栓を疑い，血管エコーで診断を確定する．

　症状としては，下肢の疼痛・腫脹・発赤・熱感・ホーマンズサイン（足の背屈で腓腹部に疼痛）などがある．毎日経時的に下腿周囲計を測定しながら観察を行う．予防としては，弾性ストッキング装着，フットポンプを使用し，可能な限り足趾や足関節の運動を行う．また，場合によっては抗凝固剤を使用して血栓予防をはかる．

（3）創部の観察

　手術では500mL程度の出血が予測され，自己血貯血していることが多い．手術後は血腫形成予防のためにドレーン（閉鎖式持続吸引チューブ）が留置される．出血量が多い場合は貧血の進行や血圧低下の可能性がある．刺入部の状態や排液の性状に注意を払い，感染防止に努める．自己抜去がないようにトラブルにも注意して観察する．

（4）褥瘡の予防と観察

　手術後の臥床期間中は体圧分散効果の高いマットレスを使用する．特に，牽引を行う場合などはエアマットを使用する．定期的な体位変換を行い，褥瘡好発部位の観察を注意深く行う．弾性ストッキングやフットポンプによる**MDRPU**（医療関連機器圧迫創傷）などにも十分に注意を払う．褥瘡予防のために皮膚の健康状態を保ち，バリア機能を維持するために皮膚の清潔・保湿・保護に努める．また，**低栄養**にならないように栄養状態の評価と栄養管理を行う必要がある．

（5）早期離床

　早期離床は，呼吸器合併症，感染症，廃用症候群，静脈血栓症や肺塞栓などの予防につながる．

したがって，術前から理学療法士（PT）と連携を取りながら積極的に離床やリハビリテーションを促していく．術前からベッド上で，関節可動域訓練（股関節の動きをなめらかにするために動かす練習），筋力増強訓練（主に足の筋力をつける運動）を行う．術後は安静度を確認し疼痛コントロールを行いながら，術後1日目よりベッドのギャッチアップによる坐位をとり，ドレナージ抜去後は車椅子乗車し，訓練室での訓練を本格的に実施する．患側肢に体重をかける立位荷重訓練の開始時期は患者の状態により異なるが，平行棒や歩行器を使用した歩行練習，杖歩行，階段練習へと進めていく．

（6）せん妄

痛みや不安により術後十分な睡眠がとれないことがある．不安や強いストレスが加わることにより一過性に錯覚や幻覚が生じることがある．程度はさまざまであるが，意識混濁や見当識障害を引き起こすことがある．通常は家族との面会や訓練などで体を動かし生活のリズムを整えることで改善がみられるが，症状が改善しない場合は精神科医に相談のうえ睡眠薬や抗不安薬などの薬物療法を行う．また，こうした場合にはベッド周囲の環境調整を行い，転倒・転落に注意する．

（7）感染，その他

人工関節の手術では細菌感染が起こることがある．抗生物質などでの治療を行うが，深刻な場合は人工関節の入れ替えを行うことがある．また，人工関節を用いた場合，ゆるみや破損，摩耗により再手術が必要になる場合がある．

回復期のリハビリテーション看護

アセスメントの視点

術後は治療や疼痛によりADLが制限されるが，離床開始とともに徐々にセルフケアを拡大していく．まだ脱臼の危険性は高く，危険肢位に十分注意することに変わりはないため引き続き動作を確認していく．

患者は術後リハビリテーション計画にそって離床を進めていくが，動かすと疼痛が増強するため，患側肢には十分荷重することができない．臥床期間にもよるが，筋肉の修復が完了しておらず，筋力低下がみとめられる．体重を支持するだけの筋力やバランス力が不足しており，特に大腿四頭筋の筋力低下が著しい．

骨折に隣接した関節を動かす訓練や筋力トレーニングを並行し，①ベッド上坐位訓練，②車椅子移乗，③立位保持訓練，④歩行器歩行，⑤杖歩行――と進めていくのが一般的である．荷重の量に合わせて，歩行補助具の選択をすることも重要である．車椅子や杖などの補助具の使用には不慣れであるため正しい操作を覚えてもらう必要がある．

他者に依存せざるをえなかったADLが徐々に自分でできるようになり，セルフケアが拡大する半面，転倒の危険性は高まる．自分ひとりで無理をせず，困ったことがあれば必ずナースコールを押してもらい看護師とともにADLを行っていくよう，声かけや見守り，必要な支援をしていく．

退院時のゴール設定に関しては個人差が大きい．患者・家族の希望をふまえ，患者の状態を適切にアセスメントしてゴール設定を行い，達成に向けた訓練計画および退院指導計画を立てる．

手術後の骨癒合，疼痛の程度，四肢筋力，関節可動域の状態，移乗・移動時の患者の残存能力，安全行動に関する説明への理解度と安全の認識（車椅子や杖の操作方法，免荷や部分荷重の厳守など）の情報収集が必要である．

2 看護問題，目標

〔1〕看護問題
①転倒を起こす危険がある．
②筋力やバランス能力低下によるセルフケア不足がある．

〔2〕目　標
①転倒を起こさずに歩行できる．
②患者の状態に合わせてセルフケア行動が拡大する．

3 ケアのポイント

〔1〕転倒防止
- 使用する物品の道具の点検を行う．
- 適切な歩行補助具の選択と，杖や足の運び方について確認する．
- ベッド周囲の環境を整え，整理整頓を心がける．

〔2〕患者への働きかけ
- PTと連携し，低下している筋力の回復のための運動訓練を病棟の生活行動のなかで継続できるよう支援する．
- 車椅子乗車ごとにフットサポートの上げ下げ，必ずブレーキ操作を行うなど正しい方法が実施できているかどうか確認する．
- 適切な履物や服装の準備を行う．
- 介助を行うときには方法をくり返し説明し，習得できるように患者に応じて支援を行う．
- 脱臼予防などの基本的知識の習得と，予防行動ができるように安全動作を獲得できる．

〔3〕セルフケア行動の拡大
　セルフケア行動を拡大するために，DVDやパンフレットを用いながら実践方法を指導・教育する．日常の行動のなかでも，床の上の物を拾う，階段昇降，家事動作，杖の使用，更衣動作，靴・靴下をはく，入浴動作，トイレ動作などが確立できるように支援する．

5 生活期（維持期）のリハビリテーション看護

1 アセスメントの視点

　成人では体力の回復も早く，松葉杖あるいは杖歩行への適応も良好で順調な経過をたどり，早

252　Ⅴ　疾患別リハビリテーション看護

期に社会復帰して日常生活のなかでリハビリテーションを進めていく人もいる．社会に復帰しながら人工骨頭をできるだけ長持ちさせるために，磨耗やゆるみ，脱臼の予防，遅発感染の予防を心がけていくことがこの時期の課題となる．しかし，高齢者は自宅での生活が困難な場合もあり，生活の拠点をどこに置くかで方向性が異なってくる．この時期の看護の場は外来，在宅，施設，市町村が実施するデイサービスなど，さまざまであることから多職種で情報を共有していくことが重要となる．したがって，生活環境，自宅の状況，家族のサポート体制などを含めたケアカンファレンスの場が必要である．

② 看護問題，目標

〔1〕看護問題
①退院後の生活における不安がある．
②脱臼や遅発性感染の危険がある．

〔2〕目　標
①退院後の生活における注意点がわかり，行動がイメージできる．
②自己管理行動が定着し，生活を維持できる．

③ ケアのポイント

〔1〕日常生活行動上の注意点
（1）脱臼予防
・術後3カ月程度は脱臼を起こす危険性が高いため注意が必要である．
・日常の生活行動のなかで，どのようなときに股関節の過度の内転，内旋，屈曲になるのかを患者とともに点検する．
・高いものを取る，低い位置からの立ち上がり，10 kg以上の重いものを持つことなどは，人工骨頭のゆるみや磨耗につながる．
・正座や横座りは脱臼につながるため，畳や布団の生活から椅子とベッドに，またトイレを和式から洋式にするというような生活様式の変更が望ましい．

（2）感染予防
　人工物が挿入されるため，特に過度な疲れは禁物で，皮膚疾患，創傷感染，う歯，風邪などの感染が危惧されるときには早めの治療を心がける．

〔2〕社会資源の活用
　入院前から介護保険でのサービスを利用している患者もいるため，入院時の介護度やサービス内容を確認しておく．また，患者ができないことは何か，どのようにしたらできるようになるか，家族が支援できることなど，問題解決のために工夫を行い，訓練を継続していく．患者が独居で家族の協力が得られない場合は介護保険サービスを使う準備が必要となるため，入院中早期に対応する必要がある．なかには介護保険適用外の者もいる．主治医が障害者手帳対象と診断した場

合は申請が可能である．安心して退院することができるようにケアマネジャーなどとの連携が重要となる．

引用文献

1）東京大学科学技術振興機構（JST）（2016）免疫系が骨を治す：骨折治癒の仕組みを解明．
　https://www.jst.go.jp/pr/announce/20160311-2/index.html
2）日本整形外科学会，日本骨折治療学会監修，日本整形外科学会診療ガイドライン委員会，大腿骨頸部／転子部骨折診療ガイドライン策定委員会編（2011）大腿骨頸部／転子部骨折診療ガイドライン　改訂第2版，p.40，南江堂．

参考文献

1．藤田裕ほか（2016）特集　大腿骨近位部骨折を“はじめから”1つずつわかりやすく，整形外科看護，21（11），メディカ出版．
2．松村讓兒，教授和気，福田 寛二ほか監修，医療情報科学研究所編（2017）病気が見える vol.11：運動器・整形外科，メディックメディア．

生活機能障害別
リハビリテーション看護

― 学習目標 ―
1. それぞれの機能障害のメカニズムを理解する.
2. それぞれの機能障害が心身・生活に及ぼす影響を理解する.
3. 機能障害の特徴と関連づけて, 看護の実際を理解する.

嚥下障害がある人の看護

① 嚥下障害の特徴

1 嚥下障害とは

　嚥下障害とは，食物のそしゃくによる食塊形成，食塊や水分の口腔から咽頭への送り込み，咽頭における嚥下反射による食塊・水分の食道への移送といった，一連の嚥下機能がうまく働かない状態をいう．これらの機能が十分に働かないことで，食物や水分が気道に侵入して誤嚥性肺炎を生じ，栄養や水分の補給が不十分となって栄養状態の低下・脱水などをきたす．嚥下は人間の生命を維持するための根幹をなす機能であり，障害をへて生活の再構築をはかっていくうえで欠かせない基本的行動である．そのため嚥下障害の問題点を特定し経口摂取回復に向けた介入を継続していくことが，リハビリテーションにおける患者への重要なかかわりとなる．

2 病態生理

　嚥下機能にかかわる脳神経（表Ⅵ-1）が何らかの原因で障害されることで，口腔・咽頭の知覚低下や嚥下に関する筋肉の運動パフォーマンス低下が生じて，嚥下障害という病態が引き起こされる．三叉神経（Ⅴ）は口腔内の知覚とそしゃく運動に関与し，口腔内知覚の低下は食物残渣の口腔内貯留を生じさせ口腔内衛生の不良をまねく．顔面神経（Ⅶ）は口唇や頬の運動と舌の前3分の2の味覚や耳下腺・舌下腺の分泌にかかわり，舌下神経（Ⅻ）は舌の運動をつかさどっている．そしゃくはⅤ・Ⅶ・Ⅻの各神経が協働しており，頬が歯列に密着し舌が歯列の上に食物を誘導して，下顎は上下運動だけでなく前後左右にも動くことで嚥下に適した食塊を形成する．これらの神経が障害されると食塊形成困難や咽頭への食塊の送り込み不全をまねく．舌咽神経（Ⅸ）は舌根や咽頭の知覚・運動および舌の後ろ3分の1の味覚にかかわり，迷走神経（Ⅹ）は咽頭・喉頭・気管・食道の知覚と運動に関与しており，これらの神経の障害は知覚低下による嚥下反射遅延や嚥下反

表Ⅵ-1　摂食嚥下に関連する脳神経とその機能

三叉神経（Ⅴ）	そしゃく，噛む，口腔内知覚
顔面神経（Ⅶ）	口唇の開閉，頬運動，味覚，唾液分泌
舌咽神経（Ⅸ）	舌根・咽頭の知覚と運動，味覚
迷走神経（Ⅹ）	咽頭・喉頭・気管・食道の知覚と運動
舌下神経（Ⅻ）	舌の運動

射にかかわる筋肉の運動不良を引き起こし，食物・水分の誤嚥を誘発する．

嚥下において最も重要な機能である嚥下反射では，咽頭の食物・水分の通過刺激（知覚入力）を受けて，①軟口蓋の挙上による鼻咽腔閉鎖，②舌の挙上による舌口蓋閉鎖，③喉頭の挙上による喉頭蓋の閉鎖および食道入口部の開大，④舌根と咽頭後壁が密着する咽頭収縮——以上の運動がパターン化されて出現する（図Ⅵ-1）．

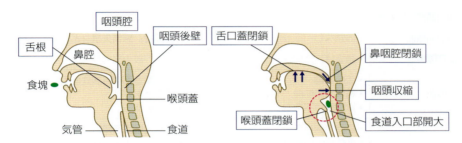

正常な嚥下では，①咽頭から口・鼻・気道への通路が閉じ，②食道の入口が開き，③咽頭が収縮（舌根と咽頭後壁が密着）して，その内圧により押し出されるように食物・水分が食道に流し込まれる．

図Ⅵ-1　嚥下反射

これらのパターン化された運動の過程で，口・鼻・気道への通路がふさがれ，食道への扉が開き，咽頭収縮による内圧上昇を受けて絞り出されるように食物や水分が食道へと送り込まれる．この嚥下反射のパターン化された運動は，知覚入力が延髄にある**嚥下中枢**（central pattern generator：**CPG**）に伝えられ，CPGが下位運動ニューロンに運動指令を出すことで生じる．CPGから伝えられた運動出力は随意では止めることができない．CPG自体が障害されるのが**球麻痺**である．球麻痺とは延髄の運動神経核の障害（下位運動ニューロン障害）であり，下部脳神経Ⅶ・Ⅸ・Ⅹ・Ⅻの運動神経核が両側性に障害された場合に生じる．構音障害・そしゃく障害・嚥下障害が特徴的な臨床所見である．

延髄より上の上位運動ニューロン（皮質延髄路）が両側性に障害されたものが**偽性球麻痺**である．構音障害と嚥下障害に，下顎反射亢進，錐体路症状，反射異常をともなうことが多い．球麻痺・偽性球麻痺とも嚥下障害を生じるが，発生機序も違えばリハビリテーションのアプローチ方法も異なってくるため，それぞれの違いを理解することが大事である．球麻痺と偽性球麻痺の特徴を表Ⅵ-2に示す．

③　原　因

嚥下障害の原因のいくつかを表Ⅵ-3にあげる．咽頭・喉頭がんの術後などの器質的変化や小児疾患も含め嚥下障害の原因は多々存在する．なかでも脳血管障害や進行性の神経変性疾患をはじめとした機能的原因により嚥下障害に至っているケースが多い．リハビリテーション領域では，日本における3大疾病の1つである脳血管疾患を原因として嚥下障害を生じている患者が多くみとめられる．

超高齢社会であるわが国においては，加齢を一因とする嚥下障害も見過ごせない．加齢による嚥下障害の原因として，そしゃく機能の低下と嚥下に関する筋肉の萎縮および機能低下があげら

表Ⅵ-2 球麻痺と偽性球麻痺の特徴

	球麻痺	偽性球麻痺
障害部位	• 延髄の嚥下中枢	• 延髄の上位運動ニューロン
嚥下反射	• ないまたはきわめて弱い • パターン異常	• あり • パターンは正常
喉頭挙上	• 不十分	• 十分
咽頭通過の左右差	• あり	• なし
高次脳機能	• 問題なし	• 認知症，感情失禁など多彩
構音障害	• 弛緩性，気息性	• 痙性，絞扼努力性
その他	• 舌の萎縮 • 輪状咽頭筋開大不全 • 声門閉鎖不全	• 嚥下関連筋の協調性低下 • 嚥下反射遅延 • 筋力の低下
代表的疾患	• 延髄外側梗塞 • 筋萎縮性側索硬化症 • ギランバレー症候群 • 多発性硬化症 • 重症筋無力症	• 多発性脳血管障害 • 進行性核上性麻痺 • 多発性硬化症 • 脳炎 • 脳腫瘍

れる．加齢にともなう歯の減少・喪失および顎・舌の筋力の低下によりそしゃく機能が低下し，食塊形成や食塊の咽頭への送り込み不良をまねく．咽頭・喉頭の嚥下関連筋肉の萎縮・機能低下は，喉頭の位置を下降させ喉頭挙上を困難にし，十分な喉頭蓋の閉鎖が行えずに食物や水分の気道侵入のリスクを高める．舌根部や咽頭壁の筋萎縮により咽頭内腔が拡大し咽頭収縮時の咽頭内圧を低下させ，咽頭内食物残留を誘発し嚥下後の誤嚥をまねくリスクを高めてしまう．高齢者は嚥下障害と隣り合わせの環境にあることを認識するべきである．

近年ではサルコペニアと嚥下障害の関連も注目されている．発症前の生活習慣や急性期治療の過程で生じた全身の筋力低下・体力低下などが嚥下機能に及ぼす影響も大きい．嚥下障害をまねく基礎疾患がなくても臨床的に嚥下障害の病態が生じているケースでは，サルコペニアが一因として考えられる場合がある．適切な栄養管理による栄養状態の改善と適度なレジスタンストレーニングによって筋肉量を増やすことで嚥下障害が改善することもあるため，サルコペニアについても十分に目を配る必要がある．

表Ⅵ-3 摂食・嚥下障害の原因

原　因	口腔・咽頭
器質的原因	舌炎，口内炎，歯周疾患，扁桃炎，扁桃周囲腫瘍，咽頭炎，喉頭炎，喉頭・咽頭腫瘍，術後，その他
機能的原因	脳血管障害，脳腫瘍，頭部外傷，脳炎，多発性硬化症，パーキンソン病，筋萎縮性側索硬化症，重症筋無力症，ギランバレー症候群，筋ジストロフィー，加齢，サルコペニア，その他
心理的原因	神経性食欲不振症，認知症，拒食，心身症，うつ，その他
医原性の原因	気管挿管，経管栄養チューブ，薬剤の副作用，その他

1 嚥下障害 **259**

> **Column**
>
> ### サルコペニア
>
> 　サルコペニアはギリシャ語のサルコ（肉・筋肉），ペニア（減少・消失）を組み合わせた造語で，「加齢による筋肉量減少」を意味する用語として 1989 年に Rosenberg によって提唱された．学会により定義がまちまちなのが現状だが，最近では EWGSOP（European Working Group on Sarcopenia in Older People）の分類である「一次性（加齢），二次性（活動性・栄養状態・疾患）の原因による筋肉量・筋力・身体機能の低下」をもってサルコペニアの定義とするのが一般的なようである．

④ 心身・生活への影響

　食べること・飲むことは，味覚や嗅覚をはじめ視覚・触覚・聴覚までも含め，私たちを刺激し，栄養・水分の補給で体を満たすだけでなく癒しや幸福感までをももたらす人間の根源にかかわる生活行動である．「同じ釜の飯を食う」という言葉があるが，古来より食事の機会は人と人とがかかわり合うコミュニケーションの場でもある．しかし，嚥下障害があることにより，こうした食べること・飲むことによる根源的な楽しみの享受や他者との交流の機会をも失ってしまいかねないのである．嚥下障害がある人のリハビリテーションとは，ただ単に機能を回復することだけではなく，全人間的回復の支援プロセスであると認識すべきである．

　また，食べること・飲むことは口腔・咽頭を衛生的・機能的に保つ行動でもある．食物をそしゃくし飲み込む過程では，さまざまな筋肉が協働することで食べること・飲むことを実現している．そしゃくにともなってなされる唾液分泌は口腔粘膜層の乾燥を防いで雑菌の繁殖を予防し，食塊や水分が口腔・咽頭を通過すること自体が口腔・咽頭内の粘膜を刺激し衛生状態を保つことに役立っている．このことから，食べる・飲む機会の喪失は，口腔・咽頭の不衛生・そしゃく・嚥下機能の廃用に直結することが理解できる．

　食事・栄養補給の方法が生活に及ぼす影響も考える必要がある．退院後の生活において，経管栄養の栄養補給が必要である場合と，ペースト食など一般にふだん私たちが食している形態とは違う食事を摂取しなければならない場合を考えてみよう．前者は経管栄養注入手技という介護負担を生じさせ，患者・家族とも外出の機会が限られるなどの弊害をまねく．後者は調理負担増だけでなく，家族と同じ内容の食事を食べられないつらい気持ちを抱かせ，外食の機会も喪失させてしまう．

　嚥下障害がある人のリハビリテーションは全人間的回復の支援プロセスであると先に示した．患者の能力を最大限に回復できるよう支援し，患者・家族が満足できる退院後の食生活を実現できるよう介入していくことがリハビリテーション看護師の大きな仕事である．

② リハビリテーションの流れ

　入院初期においては，急性期治療での臥床安静等により昼夜逆転などの生活リズムの乱れや体力・耐久性の低下が生じているケースが少なくない．そのため覚醒や耐久性の向上にむけ，日中は覚醒し夜間は十分睡眠を確保できるよう生活をコーディネートしていくことが大事である．適

260　Ⅵ 生活機能障害別リハビリテーション看護

宜臥床休憩を取り入れながらも日中の離床機会を増やしていくなど，活動と休息のバランスをとりつつ1日の生活リズムを補整していく．

　急性期の治療期において経口からの栄養摂取が長期間中止されていたケースなどでは，口腔内乾燥や口腔内粘膜への痰の付着・舌苔の出現など，口腔内環境が不衛生な状態となっている場合がまだ多い状態にある．口腔ケアを徹底し義歯の調整も含めた口腔内環境の補整も入院初期に必要なケアである．栄養状態の評価もまた重要で，患者の必要栄養量・水分量をアセスメントし，不足なく栄養補給できるようにマネジメントしなければならない．経管栄養である場合は，消化器官の廃用の影響や栄養剤との相性により下痢を生じやすいため，栄養剤の種類の検討や投与方法の工夫が必要となるケースもある．

　嚥下障害については，摂食・嚥下の5期モデル（表Ⅵ-4）にそってアセスメントし，問題を明確化していくことが効果的な介入を考え実践していくための有効なプロセスである．情報源としてはフィジカルアセスメントと反復唾液嚥下テスト（RSST）・改訂版水飲みテスト（MWST）によるスクリーニング，VE（嚥下内視鏡）・VF（嚥下造影）の各検査結果があげられる．嚥下機能の評価をふまえて適切な間接訓練*を選択し，実施する．同じく患者の嚥下機能に合わせた安全な経口摂取の方法を模索し，医師・言語聴覚士（ST）と協働しつつ経口摂取の再開を検討していく．経口摂取再開の目安を表Ⅵ-5に示す．

　入院中期においては入院初期からの介入を継続しつつ経口摂取の確立を進めていく．嚥下障害の重症度にもよるが，入院期間中の訓練継続や嚥下代償法の活用（表Ⅵ-6）により，経口摂取開始当初より難易度の高い形態の食事摂取が可能となるケースも少なくない．患者のQOLや退院後の生活における介護負担の軽減を考慮し，可能な限り発症前の食生活に近づけられるよう介入していくことが大事である．医師やSTをはじめとするリハビリ部門のスタッフと訓練経過や現状について情報を共有し，再度VFやVEを実施して嚥下機能を評価しつつ食事形態のアップを進めていく（表Ⅵ-7）．嚥下障害が重度に残存しているケースでは，経口摂取の回復が困難で胃瘻造設を検討しなければならない場合もある．胃瘻造設にあたっては，倫理的な側面に配慮をしつつ胃瘻適応をめぐる社会的議論も含めた十分な情報提供を行い，患者とその家族の自己決定を支援していく必要がある．

　入院後期には，退院後の生活に向け，患者に合った食事環境の維持・継続のための家族指導，患者をサポートするケアマネジャー・訪問看護師・ヘルパーなどへの情報提供が必要となる．嚥

表Ⅵ-4　摂食・嚥下の5期モデル

第1期	先行期	高次脳機能	食物の認知，食性などの判断
第2期	準備期	随意運動	食物の取り込み，口腔内保持，そしゃく，食塊形成
第3期	口腔期	随意運動	舌による水分・食塊の咽頭への送り込み
第4期	咽頭期	嚥下反射	舌口蓋・鼻咽腔・喉頭蓋の閉鎖，食道入口部開大・咽頭収縮
第5期	食道期	蠕動運動	食道通過，胃への食塊・水分の移送，胃内容逆流防止

（Leopold の摂食・嚥下運動の分類を参考に作成）

---

*　間接訓練：食事・水分を用いない嚥下訓練．さまざまな間接訓練があり，詳細については「日本摂食嚥下リハビリテーション学会雑誌」2014 年，18（1），pp.55–89 が詳しい．

表Ⅵ-5　経口摂取再開の目安

- 病状の進行がない
- 全身状態が安定している
- 覚醒がよい
- 嚥下反射をみとめる
- 咳が可能

表Ⅵ-6　嚥下代償法の活用

頸部前屈位	顎と胸の間に指4本が入る程度
空嚥下・複数回嚥下	1回で飲み込めない咽頭残留の除去
交互嚥下	食物と水分を交互に摂取して咽頭クリアランスをはかる
息こらえ嚥下	息を止めて飲み込み，飲み込み後に息を強く吐く
頸部回旋法	咽頭通過に左右差がある場合，麻痺側を向いて嚥下

表Ⅵ-7　食事形態アップの流れ

- ムセがなく，飲みこみがスムーズ
- 食後の疲労や食後の湿声・嗄声がない
- 食事時間が30分以内である
- 摂取量は7，8割以上が3食続く
- バイタルサインが安定（SpO$_2$, 発熱）
- 炎症反応が疑われない（WBC,CRP）

下障害がある場合，その人に合った食事姿勢の調整や食器・食具などの環境設定から，安全に食事をするための嚥下代償法，食事介助が必要であれば安全な実施方法について指導や情報提供を行う．食事形態については，患者に適した嚥下食分類に相当する食事が自宅や入所施設等で再現できるように，管理栄養士やSTと連携して指導および情報提供を進める．在宅療養の場合，家族の負担軽減のため，配食サービスの利用や市販の嚥下食の取り寄せ・確保について医療ソーシャルワーカー（MSW）と連携して退院後の環境設定を行うことが必要となるケースもある．

　胃瘻をはじめとした経管栄養の継続が必要な場合は，栄養物品の使用方法や管理方法，栄養剤や内服薬の投与方法，胃瘻の管理方法について患者・家族等に指導・情報提供を行う．栄養剤については退院後の環境を考慮し，さまざまある栄養剤のなかから患者に合ったものを入院中に見極めて選定していく．

　嚥下障害がある人のリハビリテーションにおいては，コメディカルの協働が欠かせない．覚醒や耐久性の向上，排痰能力の向上を目的とした呼吸訓練においては理学療法士（PT）が大きく貢献する．坐位姿勢の調整や患者に合った食器・食具の選択，高次脳機能の評価などでは作業療法士（OT）の介入が期待される．口腔内衛生や噛み合わせなどの口腔内環境の調整では歯科医師・歯科衛生士の専門的な知識・技術による介入が有効である．関係各部門がそれぞれの強みを生かし，患者の全人間的回復の支援プロセスがとどこおりなく機能するよう調整することが，リハビリテーション看護師の果たすべき役割でもある．

看護の実際

1 アセスメントの視点

　リスク管理として，全身状態の安定，栄養状態の維持・改善，口腔内環境の評価と良好な状態の維持，摂食・嚥下機能の評価が大事である．次に，摂食・嚥下機能の評価に基づいて5期モデルにそって問題を明確化していくことが効果的な介入を考え実践していくための有効なプロセスである．先行期では高次脳機能の評価・活動の基本となる耐久性の評価，準備期・口腔期では顎・口唇・頬・舌の随意的な協調運動の評価，咽頭期では嚥下反射と誤嚥リスクについての評価，食道期では胃食道逆流のリスクについての評価がアセスメントの視点となる．

2 目　標

　発症以前と同様の食事・水分形態を3食経口摂取できることが理想であるが，嚥下障害の重症度によって掲げる目標は変わってくる．粥や嚥下調整食・とろみ付き水分など嚥下調整食での3食摂取がゴールとなる場合もあれば，栄養摂取を目的とせず，"お楽しみ"としてごく少量のゼリーを摂取できることを目標とするケースもある．経口からの栄養摂取が困難であれば，誤嚥性肺炎を起こさずに経管での栄養管理を継続できることが目標となる．
　いずれにしても，患者の嚥下障害の程度と嚥下機能の回復状況により適切なゴールを設定することが求められる．

3 ケアのポイント

　嚥下障害のある患者に第一に求められるのはリスク管理であり，入院期間中を通して誤嚥性肺炎等の合併症の兆候を見逃さず，低栄養・脱水，窒息を予防できるよう介入する．高齢者の場合はバイタルサインの変化が顕在化しにくい傾向があるので，覚醒状態の変化や食事時間の延長，活動性の低下など，ふだんとの違いを見極めることも大事である．**ムセ**とは喉頭侵入した異物を排出しようとする正常な反応であり，決して「ムセ＝誤嚥」ではなく，何（食材・水分・唾液）でどういった状況（一口量・ペース・姿勢・注意や覚醒の状態）でムセたのかを特定し，その原因を取り除くための重要な情報として認識すべきである．
　口腔ケアは，摂食・嚥下障害のある患者にとってのプライマリーケアである．入院時には，口腔内乾燥や口腔内粘膜への痰の付着・舌苔の有無や義歯の適合状況について十分観察する必要がある．保清を目的とした口腔ケアと同時に歯ブラシの背部や指を用いて頬筋のストレッチや舌の抵抗運動を促すなどの機能的口腔ケアも，口腔機能向上のために有効な介入である．口腔ケアは口腔内への刺激による脳の賦活や唾液分泌を促進させるなど，さまざまな効果を得ることのできるケアである．口唇や舌の運動麻痺や知覚低下がある場合は，麻痺側の頬部と歯列の間に食物残渣がたまりやすいため口腔ケア後の口腔内観察を十分に行う必要がある．
　喉頭侵入した食物・水分を喀出するため，咳嗽する力を向上させていくことも大事な介入である．呼吸訓練や肺理学療法による肺機能の向上や全身の体力・耐久性の向上も訓練部門と協働して進めていく．

嚥下障害がある患者への介入においては嚥下機能だけでなく，覚醒状況，体力・耐久性，認知機能（高次脳機能），口腔機能・衛生状態，栄養状態も含めた総合的な観点から評価することが大事である．問題が特定できればおのずと目標は明確となり，それぞれのケースに合致した間接訓練の実施方法，食事・水分形態，食事姿勢・嚥下代償法の活用など，介入計画もある程度見えてくる．観察・ケア・指導のポイントを表Ⅵ-8に示す．

表Ⅵ-8　嚥下障害をもつ人の観察・ケア・指導のポイント

	入院時	入院中期	入院後期／退院前
観察ポイント	・全身状態 ・バイタルサインの変化 ・口腔機能・衛生状態 ・誤嚥兆候の有無 ・栄養状態 ・覚醒状況 ・体力・耐久性 ・身体機能 ・認知機能 ・嚥下機能 ・フィジカルアセスメント ・スクリーニング（RSST・MWST） ・VF・VE 検査	・身体機能の回復状況（姿勢の安定，耐久性の向上） ・認知機能の回復状況 ・食事摂取状況 ・嚥下機能の状況 ・栄養状態	・患者とその家族の理解度 ・退院後のサポート状況
ケアのポイント	・リスク管理（誤嚥性肺炎，低栄養・脱水） ・口腔ケア ・排痰訓練（呼吸理学療法） ・離床の機会の増加と耐久性の向上 ・覚醒の向上 ・摂食・嚥下機能の適切な評価 ・間接訓練の実施 ・安全な食事・水分形態，食事姿勢の選択 ・患者の現状に合った食具・食事環境の調整	・回復過程に応じた環境の調整 ・食事形態レベルの段階的アップ ・摂食・嚥下機能と栄養状態の再評価	・退院後の支援体制を見越した食事形態の検討 ・患者・家族の理解度に応じた退院指導 ・他職種と協働した退院後の生活環境の調整
指導のポイント	・無視側への注意喚起 ・一口量や食事ペースへの注意	・嚥下代償法の活用	・患者・家族の理解度に応じた退院指導

参考文献

1．藤島一郎（2011）口から食べる：嚥下障害 Q&A　第4版，中央法規出版．
2．向井美惠，鎌倉やよい編（2010）摂食・嚥下障害ベストナーシング，学研メディカル秀潤社．
3．才藤栄一，植田耕一郎監修，出江紳一，鎌倉やよいほか編（2016）摂食嚥下リハビリテーション 第3版，医歯薬出版．
4．藤谷順子，鳥羽研二編（2011）誤嚥性肺炎：抗菌薬だけに頼らない肺炎治療，医歯薬出版．
5．Jeri A. Logemann 著，道健一，道脇幸博監訳（2000）Logemann 摂食・嚥下障害，医歯薬出版．
6．若林秀隆，藤本篤士編著（2012）サルコペニアの摂食・嚥下障害：リハビリテーション栄養の可能性と実践，医歯薬出版．
7．日本摂食嚥下リハビリテーション学会医療検討委員会（2014）訓練法のまとめ（2014版），日本摂食嚥下リハ会誌，18（1），pp.55–89．
　　https://www.jsdr.or.jp/wp-content/uploads/file/doc/18-1-p55-89.pdf,

排泄機能障害がある人の看護

① 排泄機能障害の特徴

1 排泄機能障害とは

　本稿でいう排泄とは，排尿と排便をさす．一言で排泄機能といっても，「ためる」「出す」「排泄行為」によって成り立っており（図Ⅵ-2），いずれが障害されても排泄機能障害となる．
　以下，蓄尿障害，尿排出障害，下痢，便失禁，便秘について解説する．

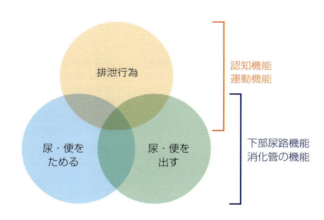

図Ⅵ-2　排泄機能の要素

2 病態生理

〔1〕蓄尿障害

　正常な蓄尿は蓄尿期に膀胱が弛緩し，尿道括約筋が収縮することで，200〜500mLの尿を漏らさずにためることができる（図Ⅵ-3）．どちらかが障害されると蓄尿障害となる．
　蓄尿期に膀胱が十分に弛緩せず，途中で勝手に収縮を始めてしまうのが，**過活動膀胱**[*1]である．患者は**尿意切迫感**[*2]を感じて，何度もトイレに行く，トイレに行くが間に合わないという症状を呈する．蓄尿量が減少するため，排尿日誌などによる記録上，ある一定の尿量を超えると尿意切迫感をともなう．尿失禁のある患者では，一定の尿量を超えると漏れるという法則性がみられる．

[*1] 尿意切迫感を必須とした症状症候群であり，通常は頻尿と夜間頻尿をともなう．切迫性尿失禁は必須ではない[1]．
[*2] 急に起こる抑えられないような尿意で，我慢することが困難な愁訴である．通常の尿意とは異なる[1]．

蓄尿期に咳やくしゃみなどの腹圧がかかると，尿道括約筋が弛緩して漏れるのが**腹圧性尿失禁**である．

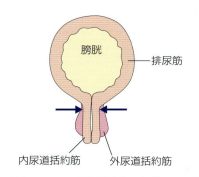

膀胱は弛緩しており，尿道括約筋は収縮している．

図Ⅵ-3　蓄尿期

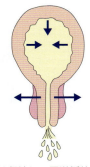

膀胱は収縮し，尿道括約筋は弛緩．

図Ⅵ-4　尿排出期

（2）尿排出障害

正常では，尿排出期には尿道括約筋が弛緩し，同時に膀胱が収縮することにより，尿を排出し，膀胱を空にすることができる（図Ⅵ-4）．このいずれかが障害されると，尿閉[*3]，もしくは，残尿[*4]を生じる．残尿がある分，膀胱容量に達するまでの時間が短いため，頻尿となる．残尿が膀胱容量を超えると，あふれて漏れる**溢流性尿失禁**となる．

残尿は感染の温床となるばかりか，尿管から腎臓へ逆流すると腎機能の低下をまねく．尿排出障害の症状（表Ⅵ-9）がある場合は，残尿量を観察し，適切な治療につなげることが肝要である．

表Ⅵ-9　尿排出障害の症状

尿勢低下	尿の勢いが弱い．
排尿時間延長	尿を出し始めてから出し終わるまでに時間がかかる．
排尿開始遅延	排尿体勢に入ってから，尿が出るまでに時間がかかる．
尿線途絶	排尿中，尿が途切れる．
腹圧排尿	腹圧をかけて排尿している．
残尿感	排尿後も残尿の自覚がある．

（3）下痢，便失禁

正常では，S状結腸内にあった便が直腸に移動し，直腸壁が伸展すると便意を催す．排便するまでは直腸が弛緩し，内肛門括約筋は不随意に収縮して，肛門上皮は，ガスか便か，便性は固体か液体かを区別する．便意を感じても，さらに外肛門括約筋を随意に収縮させて我慢できる．

下痢で便がゆるいと消化管内の便の移動が速くなるため，頻便となる．内肛門括約筋が障害さ

[*3] まったく尿が出ないこと．
[*4] 排尿直後に膀胱内に尿が残っていること．残尿100mL以上なら専門医の受診が望ましいとされる[1]．

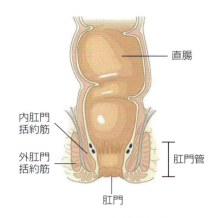

図Ⅵ-5　直腸と肛門

（藤本淳監修，藤田守，土肥良秋編（2007）ビジュアル解剖生理学，p.190, ヌーヴェルヒロカワより転載）

れると，知らないうちに便失禁している**漏出性便失禁**となる．外肛門括約筋が障害されると，便意を感じても我慢が難しい**切迫性便失禁**となる．

〔4〕便　秘

便秘は結腸性便秘と直腸性便秘に大別される．

（1）結腸性便秘

食物を経口摂取してから排便するまでにかかる時間は個人差があるが，およそ12〜72時間である．小腸と大腸で水分が吸収されるため，この通過時間が短ければ便に水分を多く含む下痢となり，長ければ水分の少ない結腸性便秘となる．

この通過時間に影響を与えるのが大腸の蠕動運動である．蠕動運動が弱ければ，内容物の移送が遅れ，その間に水分が吸収されて硬い便となる．これを**弛緩性便秘**という．逆に，蠕動運動が亢進しても，腸が痙攣を起こしたように狭い箇所ができ，便が通過できずに移送が遅れる．これを**痙攣性便秘**という．**過敏性腸症候群***の便秘型と同義である．

（2）直腸性便秘

便意を我慢することが多いと，便がたまっても便意が鈍くなる．尿意がなくても排尿できるが，便意がないと排便できない．さらに，便を直腸から押し出すためには図Ⅵ-6のような排便姿勢をとることが必要で，これにより直腸肛門角が鈍角となり便が通過しやすくなる．重力を利用し軽い努責によって横隔膜を下げ，下腹部を凹ませるように腹筋を収縮させ，骨盤底筋を挙上させることで便の排出を補助する．直腸が収縮し，内・外肛門括約筋が弛緩して便を排出する．これらが障害され，直腸内に貯留した便を排出できない状態を直腸性便秘という．

---

*　便通異常（下痢，便秘）と，それにともなう腹痛や腹部不快感を訴える機能的消化器疾患の症候群．ストレスが増悪因子の1つと考えられている．下痢型，便秘型，混合型，分類不能型がある．

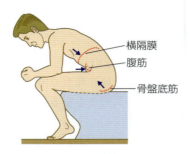

図Ⅵ-6　排便姿勢

3 原　因

　主な排泄障害のタイプごとに原因・要因となる疾患および状態を表Ⅵ-10に示す．原因を特定できない場合や，複数の要因の影響を受けている場合もあるが，原因・要因によって対処方法が異なるため，アセスメントする際に考慮する．

表Ⅵ-10　排泄障害のタイプ別原因・要因

排泄障害	病　態	原因・要因となる主な疾患および状態
腹圧性尿失禁	蓄尿期における尿道の閉鎖が不十分	妊娠，出産，閉経，加齢，肥満，便秘，前立腺の手術後
過活動膀胱 （切迫性尿失禁）	蓄尿期における膀胱過活動	加齢，脳神経疾患，軽度の前立腺肥大症
尿排出障害 （溢流性尿失禁）	排尿期における膀胱の収縮が不十分，または尿道の弛緩が不十分，または両者の調整の不具合	脊髄疾患，糖尿病，前立腺肥大症，骨盤内臓器の術後
弛緩性便秘	結腸の運動低下による便通過時間の延長	筋力低下，活動性低下，運動麻痺
痙攣性便秘 （過敏性腸症候群便秘型）	結腸の運動亢進による便通過時間の延長	ストレス，食事，腸管の知覚過敏，腸管から中枢神経系の調整不順
直腸性便秘	直腸からの便の排出困難	便意鈍麻，筋力低下，肛門括約筋奇異性収縮，排便姿勢をとれない
浸透性下痢	腸内浸透圧増加	摂取食物の消化酵素欠乏，吸収不可な物質の摂取，食物中の非電解物質の輸送遅延
滲出性下痢	腸管粘膜からの滲出液分泌	感染による胃腸炎，炎症性疾患，大腸がん
分泌性下痢	腸管壁からの分泌が増加	毒素産生性細菌感染，慢性膵炎
腸管運動異常による下痢	腸管運動亢進	甲状腺機能亢進，過敏性腸症候群
	腸管運動低下	甲状腺機能低下，糖尿病
漏出性便失禁	内肛門括約筋の収縮不全	脊髄疾患，直腸がん手術後，肛門疾患，下痢
切迫性便失禁	外肛門括約筋の収縮不全	

❹ 心身・生活への影響

　人は排泄せずに生命を維持することはできない．そして，排尿は少なくとも1日数回行うADL である．排泄に問題が生じると，その回数と同じ頻度で困難や苦痛をともなう．介助を要する場合には，患者本人だけではなく，介護者の負担ともなる．さらに，排泄物は汚染と不快な臭気をともない，排泄の失敗はときに屈辱的なまでに心を傷つける．他人に見せたくない恥部を介助のために否応なくさらさなければならないことは，自尊心を傷つける．

　基本的ニーズである排泄をコントロールできなくなることは，人としての尊厳を脅かす．排泄は，患者にとっては最後までセルフケアを行いたいことであり，在宅介護するにあたり，多くの家族が希望することの一つが排泄の自立である．

② リハビリテーションの流れ

❶ 認知機能性尿失禁へのアプローチ

〔1〕排尿パターンの把握

　尿意の訴えや事後報告がない場合，おむつを確認して得た回数が排尿回数とはいえない．それが1回分の排尿なのかどうかはわからないためである．これを把握するためには，頻回かつ一定の時間間隔で観察する．例えば，2時間おきに観察して，2回に1回尿失禁を確認できたとすれば，その人の排尿回数は6回で，「汚染したおむつの重さ(g) − 未使用のおむつの重さ(g) = 1回尿量」と考えることができる．

〔2〕定時排尿誘導（時間排尿誘導）

　上記1の要領で3〜4時間ごとの排尿パターンであることが把握できたら，「3時間おき」にトイレ誘導，もしくは尿器や便器での排尿を促す．このように，一定の時間間隔でトイレに誘導する．

〔3〕習慣化排尿誘導

　起床時と就寝時，食後に排尿することが多いなどの特徴がみられることがある．排尿することの多いタイミングで誘導する，もしくは，こちらが誘導するパターンに合わせて習慣化できそうな場合に行う．

〔4〕排尿自覚刺激行動療法

　「おむつ外しがある」，「弄便がある」場合には，排尿（排便）後の不快感があり，さらに不快感の原因を除去しようとする能力がある．つまり，事後報告できる可能性がある．「不潔な行為をする困った患者」ではなく，おむつ交換やトイレ誘導のタイミングが合っていないと判断する．

　「たまに尿意を訴えることがある」場合には，尿意があると判断する．さらに，「おむつを外し，おむつが濡れずに衣服やシーツを汚染している」，「放尿する」場合には，尿意を感じて下着を脱いで排尿したのだから，排泄行為もできる．タイムリーに誘導すれば，トイレや尿器での排尿を確立できる可能性がある．

　このように，尿意を感じている可能性がある人には尿意を確認し，排尿できたら，賞賛など患

者にとっての快刺激を与える．失敗したときは，指摘したり，叱ったりすることなく，無反応でさっと処理する．これは望ましい行動を強化する行動療法である．誘導方法や快刺激の内容は常に統一することが肝心である．ケア者によって，そのときによって対応が異なると，患者を混乱させてしまう．

② 脊髄損傷患者の自己導尿

〔1〕膀胱留置カテーテル抜去時期の検討

　膀胱留置カテーテルの抜去には，少なくとも床上ファウラー位をとれることが必要である．頭側挙上により血圧低下する時期は，抜去後は介助導尿になる．男性は外尿道口を目視でき，届きやすいため，ファウラー位がとれれば自己導尿の導入は可能である．女性は外尿道口を直接目視できないことと，陰部まで十分に手が届かなければならないので，自己導尿の実施には視力，外尿道口の位置，体幹保持能，上肢の長さ，巧緻性が影響する．硬性コルセットをしている場合は体幹を前傾することが困難なので，それにより上肢が届かない場合，頭側挙上すると外尿道口が肛門側にあり確認できない場合，巧緻動作障害がある場合は，難しいことがある．

　自己導尿はセルフケアであるため，ある程度障害を受容できていることも必要である．自己導尿は受け入れられないが，カテーテルの閉塞や尿路感染をくり返す場合は介助による間欠導尿から導入する．

　導尿は1日数回行うため，耐久性が乏しい時期は困難である．訓練などスケジュールが立て込んでいて，自己導尿を行う耐久性が不足している時期に導入する場合は，1日1～2回だけ自分で行う練習をし，それ以外は介助導尿にしたり，夜間は留置してゆっくり休めるようにするなど，段階的に進める．一生，生活の一部として行うことであるため，初期に「大変なこと」「恐いこと」という先入観をもたせないようにすることが大切である．「これができれば○○ができる」というように，メリットに目を向けられるようにする．

〔2〕導尿のタイミングの設定

　カテーテル留置中に，起床から就寝までと，就寝から起床までの尿量を確認しておく．一般的には，1回の導尿量が300mL（一般的な膀胱容量．膀胱過伸展による血流低下，膀胱内圧の上昇を避ける量）以下になるよう導尿のタイミングを調整する．例えば，昼間尿量が1,200mLであれば1,200mL÷300mL→4回となり，起床時を含めると就寝前までに5回の導尿が必要である．夜間尿量が500mLであれば500mL÷300mL→1.7回となり，就寝中1回起きて導尿する必要がある．

　このような情報がない状況では適切な導尿回数を設定することができないため，1日数回の導尿から開始し，得られた排尿日誌の情報から回数を設定しなおす．

　カテーテル留置中の尿量が把握できている場合でも，何時に導尿するのが適切かは排尿日誌を確認しながら調整する．時間帯による蓄尿量と，生活のなかで無理なく導尿できるタイミングに合わせていく．

　自排尿がある場合は，自排尿量＋残尿量（直後の導尿量）＝蓄尿量として，蓄尿量が300mLを超えないように導尿のタイミングを設定する．

〔3〕退院後の生活を考慮した方法の確立

女性の場合は鏡を使うのは最初だけにし，できるだけ早期に盲目的に導尿できるようにする．鏡がないとできないのでは，外出先での導尿ができなくなりかねない．

トイレに座れるようになったら，トイレでの導尿に移行する．床上でないと導尿できないと，退院後の活動範囲を狭める．屋外訓練の際に公共のトイレでの導尿を評価し，外出や外泊の際に外出先のトイレの使用を勧める．公共のトイレは必ずしも清潔ではないが，清潔よりも，どこでも導尿できるようになることを優先する．

有職者においては，職場およびトイレ環境，通勤途中の導尿できる場所を確認する．必要に応じ，自宅では再利用型カテーテル，外出先では親水性ディスポーザブルカテーテルなど，適宜使い分けてもよい．

③ 脊髄損傷患者の排便管理

〔1〕蓄便機能のアセスメント

肛門や直腸の知覚の有無と肛門括約筋の収縮の程度により，容易に便失禁しそうかどうか予測する．

〔2〕希望する排便方法の確認

トイレで排便したいのか，便失禁の不安を抱えるくらいならば定期的に浣腸などの強制排便で出し切って便失禁が起こらないように管理したいのか，患者の希望をきく．どちらをめざすかによって便性のコントロールが真逆になる．

（1）トイレでの排便の場合

努責が不十分なため，出しやすい便性にコントロールする．軟化しすぎると便失禁してしまうため，自力で出せて，かつ漏れない硬さにコントロールする．便意が鈍い場合や，努責が不十分な場合は，大腸刺激性坐薬の使用も検討する．

退院後の食事では便性が変化することが多いため，外泊時に食事内容と便性の変化を確認する．退院後，患者が緩下剤や食事で調整できるよう指導する．

（2）強制排便の場合

有形便でも便失禁する場合や，便失禁への不安が強い場合は，便性を硬くし，排便周期に合わせて浣腸，洗腸，摘便を行う．必要に応じ，訪問看護などの介入のタイミングに合わせて設定する．

浣腸と洗腸は，あとから液体が漏れてしまうことがあるため，外出前を避けて行う方が安心である．介助を要することが多いため，いつ，誰が介助するのかも設定する．

摘便は，無理やりかき出すような方法では長期的に痔を合併するため，肛門を傷つけないよう指導する．

2 排泄機能障害　**271**

③

看護の実際

① アセスメントの視点

〔1〕排泄機能障害のタイプと状態を評価

　これまで解説したとおり，排泄機能障害のタイプにより対処方法が異なる．したがって，「失禁するから，おむつで対応する」，「便が3日出ないから下剤を内服する」など，根拠のない慣習があれば見直す．排泄障害のタイプ，重症度，生活への影響，改善の可能性はあるかをアセスメントする．

〔2〕退院後の生活を想定し，患者と介護者のニーズを整理

　自宅退院ならば，トイレまでのアクセスやトイレ内の環境など，家屋環境を情報収集する．介護を要する場合は，同居家族，介護者と介護能力，利用可能な医療・介護サービスなど，患者を取り巻くフォーマル，インフォーマルな環境を把握する．

　患者・家族の希望，症状，ゴール設定，患者を取り巻く環境から，満たすべきニーズを整理する．

② 目　標

①改善可能なものは改善する．

　治療やケアによって，治癒またはある程度改善できる場合は，改善をめざす．

②残存する課題によって，困らない方法を確立できる．

　退院後予測される患者や介護者にとっての課題を解決し，家庭生活や社会生活を営むことのできる方法の確立をめざす．

③ ケアのポイント

〔1〕排　尿

　尿失禁の場合は，排尿日誌をつけ，退院後のおむつ交換のタイミングに合わせて，その時間帯の尿量を計る．こまめに交換できる時間帯と，夜間など長時間空いて尿量も多いときと，それぞれの尿量に合ったおむつを選択する．おむつから尿が漏れる原因の多くは，外尿道口に直接接しているおむつの吸収量が尿量に合っていないか，複数枚重ねる，アウターのサイズがフィットしていないなどの不適切な当て方にある．

　過活動膀胱は，薬物療法と併行してトイレに間に合うようにケアする．トイレに近いベッドの位置にするか，尿器やポータブルトイレを活用する．自宅の寝室からトイレまでのアクセスを確認し，退院後も継続できる方法で準備する．

　尿排出障害は，残尿量が少なければ内服治療で減量できる可能性がある．多量の残尿がある場合は自己導尿の適応を検討する．麻痺や高次脳機能障害があっても，工夫により自立できる場合もある．

　尿器や便器にはさまざまな種類がある．より自立度を高め，QOLを保てる用具の選定と使用方法を検討する．

272   Ⅵ 生活機能障害別リハビリテーション看護

〔2〕排　便

　排便は回数だけでなく，便性と量で判断する．ブリストル便形状スケール（表Ⅵ-11）のタイプ1，2は便秘，3，4，5は正常，6，7は下痢と考える．

　便意がないと排便できないが，便意は15～20分程度で消失するため，我慢しないようにする．排便は排便姿勢をとらなければ困難なため，排尿のたびは難しくても，排便だけでもトイレに座ることが望ましい．その人にとって漏れず，出しやすい硬さに調整する．

　腸刺激性下剤の適応は弛緩性便秘のみである．安易に下剤に頼らず，食事や運動でのコントロールを優先する．薬剤を使用する場合は，整腸剤を第一選択とし，便性が硬い場合は緩下剤で調整する．腸刺激性下剤は最終手段とする．下剤を使用しブリストル便形状スケールのタイプ6，7となるのは，下剤の過剰投与である．腸刺激性下剤の多くは6～12時間で反応する．内服した翌日に排便がなければ，効果がないと考える．毎日下剤を内服して3日おきに排便があるならば，排便のあった日の前日以外の下剤は不要である．排便周期を把握し，正常な便性で排便できるよう調整する．

　排便周期を過ぎても排便がない場合や，少量ずつ液体の便を失禁する場合は，直腸診をする．便が貯留していれば直腸性便秘である．毎日直腸診をして便が下りてくる周期を把握し，周期に合わせて決まった時間にトイレに座ることを習慣化する．排出が困難な場合は，浣腸，坐薬，摘便を行う．これは医療行為であるため，セルフケアが困難であれば，家族または医療職の介入が必要となる．便性が硬いほうが排出困難なため，排出可能な便性にコントロールする．早期から離床をはかり，トイレに座れる身体機能と努責することのできる筋力をつける．

　下痢は原因に応じて対処する．特に急性期では，絶食による腸内環境の悪化，薬剤の副作用，経腸栄養の影響，ストレスなどの影響を受けやすい．可能な限り原因を除去し，腸内環境を整える．腸内環境を整えることは下痢にも便秘にも基本となる．整腸剤の使用や，プロバイオティクス[*1]，プレバイオティクス[*2]を積極的に摂取する．

表Ⅵ-11　ブリストル便形状スケール

タイプ	形　状		状　態
1		コロコロ便	分離した硬い木の実のような便（排便困難をともなう）
2		硬い便	硬便が集合したソーセージ状の便
3		やや硬い便	表面にひび割れがあるソーセージ状の便
4		普通便	平滑で軟らかいソーセージ状あるいは蛇状の便
5		やや軟らかい便	軟らかく割面が鋭い小塊状の便（排便が容易）
6		泥状便	ふわふわした不定形の小片便，泥状便
7		水様便	固形物を含まない水様便

便失禁では，軟らかい便ほど漏れやすいため，漏れにくい硬さにコントロールする．肛門の随意収縮が可能な場合は，骨盤底筋訓練[*3]を指導する．

引用文献
1) 日本排尿機能学会編（2015）過活動膀胱診療ガイドライン　第2版，p.12，リッチヒルメディカル．
2) 佐々木大輔編（2006）過敏性腸症候群：脳と腸の対話を求めて，p.30，中山書店．

参考文献
1. 日本排尿機能学会／日本脊髄障害医学会編（2011）脊髄損傷における排尿障害の診療ガイドライン，pp.41-53，リッチヒルメディカル．
2. 田中純子，萩原綾子編著（2012）すぐにわかる！使える！自己導尿指導BOOK：子どもから高齢者までの生活を守るCICをめざして　第2版，メディカ出版．
3. 日本大腸肛門病学会編（2017）便失禁診療ガイドライン2017年版，南江堂．
4. 西村かおる（2008）アセスメントに基づく排便ケア，中央法規出版．

3 言語障害（失語症）がある人の看護

① 言語機能障害の特徴

1 失語症とは

　失語症とは文字通り「言葉が失われる」ことである．言語機能の障害は，言語中枢の障害による**失語症**と，発声・発語器官の障害による**構音障害**に大別される．失語症とは，大脳半球にある言語中枢が障害を受け，聞く，話す，読む，書くという言語の表現や理解という言語機能が障害された状態をいう．

---

*1 宿主に保健効果を示す生きた微生物を含む食品[2]．
*2 大腸に常在する有用菌を増殖させるか，あるいは有害な細菌の増殖を抑制することで宿主に有益な効果をもたらす難消化性食品成分．
*3 骨盤底を支える筋肉を強化する訓練．腹圧性尿失禁，切迫性便失禁の治療に用いる．

2 病態生理

言語の処理，産生にかかわる主な領域として，①運動性言語野である**ブローカ（Broca）野**，②感覚性言語野である**ウェルニッケ（Wernicke）野**，③**角回野**の3つが知られている．しかし実際には，ブローカ野・ウェルニッケ野を連絡する皮質下線維束である**弓状束**や**シルヴィウス裂**を囲む広い範囲が関係していると考えられており，いずれの部位も中大脳動脈の還流領域にあたる（図Ⅵ-7）．

失語症の分類と症状，原因となる脳の損傷部位を表Ⅵ-12に示す．

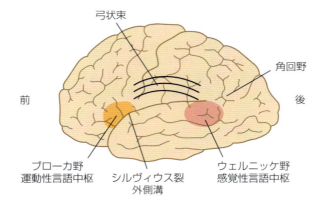

図Ⅵ-7　言語中枢の解剖（大脳優位半球側面）

表Ⅵ-12　言語障害の分類と症状，損傷部位

分類	症状	脳の損傷部位
失名詞失語 （健忘失語）	理解力や復唱能力は保たれているが，錯語や保続，迂回などがみられる．特に適切な名詞が出てこない．そのため非常に遠まわしにくどくどと説明しなければならない．	下側頭回中央付近，種々の部位
伝導失語	言語の理解は比較的保たれているが，復唱能力が障害される．話し方はおおむね流暢であるが，錯語がある．	弓状束
ブローカ失語 （運動性失語）	理解力は比較的保たれているが，表出面の障害が強い．発語は少なく，ぎこちなく非流暢となる．	ブローカ野 （優位半球前頭葉下部）
ウェルニッケ失語 （感覚性失語）	話すことは流暢であるが，錯語と喚語困難のために意味が不明となる．発話とともに理解能力も障害され，病識を欠くことが多い．	ウェルニッケ野 （優位半球前頭葉，頭頂葉）
全失語	話す，書くといった表出面，聞く，読むといった理解面すべてが障害される．	中大脳動脈領域
超皮質性運動失語	復唱は可能であり，理解も良好であるが，話しかけられた言葉をそのままくり返す反響言語がみられる．	言語中枢とは別に前大脳動脈や中大脳動脈上行枝の閉塞による脳梗塞など前頭葉の障害
超皮質性感覚失語	復唱能力は保たれている．	

> **Column**
>
> **さまざまな失語症**
> 1. **発語障害**:「まったく言葉が出ない」から「日常会話はなんとかできる」まで,症状は幅広い.
> 2. **喚語困難**:言いたいことが思い出せない,言葉を適切に用いることができない.
> 3. **語性錯語**:意図した言葉とは違う別の言葉が出てしまう,言い間違い,保続なども含まれる.
>   **迂回**:まわりくどい表現,言語健忘により言葉が想起できず,遠まわしに言う.
>   **保続**:同じ言葉をくり返し言い続ける.
> 4. **音韻性錯語**:表出された単語のなかのある音が他の音に置き換わってしまったり,配列を誤ったりする.
> 5. **残語**:場面に応じて何らかの言葉が出る場合,ほとんどの言葉が失われた状態でも,限られたいくつかの言葉をくり返して言う.
> 6. **ジャーゴン(新造語)**:意味をなさないような発語のこと.
> 7. **聴覚的理解の障害**:語音の認知障害,単語の理解障害,文の理解障害.
> 8. **文字言語の障害**
> 9. **ジェスチャーの障害**

❸ 原　因

　失語症を起こす原因は,脳血管障害や頭部外傷,脳腫瘍,炎症などで大脳の言語領域が損傷されることによる.これら出血や梗塞,あるいは腫瘍や外傷が言語機能をつかさどる脳の部位のどこで起こるかによって失語症の症状が異なる.

❹ 心身・生活への影響

　失語症は,発症から2週間から3カ月までは顕著に改善し,その後もゆるやかながら1年くらいは改善する.脳血管障害にともなう失語症は,発症から2〜3週までは病巣周辺の浮腫や出血の吸収によって改善するために一般的には3カ月までは失語症の回復が顕著であるが,その後の回復はゆるやかである.

　脳血管障害や頭部外傷などにより身体に障害をもち,リハビリテーションで日常生活の再構築をめざす患者にとって,コミュニケーションに障害があることは意思の疎通や目標の共有化がはかれずに支障をきたし,安全・安楽にも影響を及ぼすことがある.失語症は目に見えない障害であることが,身体の麻痺との大きな違いである.さらに身体機能に比べ言語機能の回復には時間を要する.

　また,看護師はもちろんのこと,家族とも思うように意思の疎通がはかれないことによるストレスから他者との交流を控えるようになる.その結果,生活の場が縮小してしまい,刺激の減少から言語のみでなく身体機能の低下にもつながる危険性がある.

276　Ⅵ　生活機能障害別リハビリテーション看護

② リハビリテーションの流れ

　意識障害や麻痺の進行などがみられ，医学的管理が必要な急性期には，まず全身状態の安定をはかり，障害の程度を把握してコミュニケーション手段を確保する．突然の発症による不安や環境変化による不穏にともなう危険防止にも努める．家族にも，失語症の症状の説明やコミュニケーションのとり方を説明し，家族が理解して患者にかかわっていけるように支援する．その方法として，家族が患者とともに訓練に参加することや病棟での生活場面をともに過ごせるような調整も必要である．

　ADL の拡大がリハビリテーションの中心になりがちな回復期・生活期（維持期）は，言語機能の回復を目的に訓練を積極的に行う．生活の場は病院から自宅へと変化し，復職などの支援も必要となる．学校や地域生活での情報提供や環境整備など患者と家族を取り巻く環境へのアプローチも大切である．回復した言語機能の維持や質の高い生活が送れるように家族，医師，言語聴覚士（ST）等との協働が全期間を通じて求められる．

③ 看護の実際

1 アセスメントの視点

　CT，MRI，血管造影などから障害部位を判別することで，失語症のタイプを推察できる．さらに ST が行う標準失語症検査（Standard language test of aphasia：SLTA）などから失語症の分類や重症度を確認する．

　失語症の症状だけではなく，障害によりあらわれている症状や合併する症状，患者，家族の心理面・社会面に関するアセスメントも行う．

　新たなコミュニケーション手段を発見し，獲得につなげていくために，自然な状態でのコミュニケーションパターンや患者の興味などを観察し，アセスメントにつなげていく．

2 目　標

（1）急性期
①コミュニケーション手段が確保できる．
②障害と予後に対する不安が軽減する．

（2）回復期
①コミュニケーション手段を獲得できる．
②失語症に対する理解ができる．
③訓練に取り組める．
④日常生活のなかでコミュニケーションをはかることができる．
⑤精神的ストレスの表出ができる．

（３）生活期（維持期）

①行動範囲が拡大する.
②言語訓練が継続できる.
③心理的サポートが得られ，精神的ストレスが緩和する.
④社会参加に向けて取り組める.

❸ ケアのポイント

　意識障害のため，失語症の状態を正確に把握することが困難な場合がある．言葉を失い，不安な状態にいる患者に接する際には，日常生活を安全に安楽に過ごせるよう援助し，回復を阻害する因子を取り除くことが重要となる.

　失語症が患者の心理面と生活にどのような影響を及ぼすかを理解したうえで回復を阻害する因子を把握し，具体的対処を考え，実践していく．失語以外の高次脳機能障害の有無も考慮し，言語機能の障害では，①発語，②理解，③書字・読解，④ジェスチャーの活用などを観察し，コミュニケーション手段を確立していく.

　生活のなかであいさつや会話から言語面への働きかけを積極的に行い，生活の再構築に向けてリハビリテーションに取り組む意思を確認し，患者・家族と医療従事者側の目標を一致させることが大切である.

　失語症をもつ患者は他の患者との交流が少なく，抑うつ状態になりやすく，生活や訓練に対する意欲も失いがちである．さらに，入院生活への適応も遅れがちで，看護師は常に声をかけ支援していくことを伝え，患者に安心感を与えることが回復への一歩を踏み出すきっかけにもなる．また，周囲の人々との交流を円滑にしていくための支援と調整が必要である．回復した言語機能を活用できるように生活の行動範囲を広げるための働きかけを行う．生活の行動範囲が広がるこ

表Ⅵ-13　失語症をもつ人へのケアのポイント

急性期	・声をかける，あいさつを忘れない. ・目線を合わせる：聴く姿勢を示す. ・ジェスチャーを交える：言葉の理解を深める. ・わかりやすい言葉で，単語や短い文で話す. ・生活にメリハリをつける. ・患者の出すサインを見逃さない. ・コミュニケーション意欲を失わせない. ・コミュニケーション手段をみつける.
回復期 生活期（維持期）	・環境に適応できるように日々根気よく声をかける．あいさつを忘れない. ・注意が向けられているか確認し，はっきりとゆっくり話す. ・患者の理解を確認：「一度説明したからわかっているはず」は禁物. ・じっくり聴く姿勢を整えて待つ：患者が話すことが苦痛とならないようにかかわる. ・落ち着いて安心して話せる環境を整える. ・できるだけ患者が答えやすい聞き方をする：言葉が出てこないときはヒントや最初の文字を言ってみて引き出す. ・言葉だけに頼らない：表情や身振りを観察し，意思をキャッチして言葉で伝える. ・コミュニケーションの機会を大切にする. ・患者の状態に応じた会話を楽しむ. ・代替方法は患者とともに考える. ・言葉そのものより，患者が真に言いたいことを理解する.

とで他者との交流をもつことは，失語症の患者にとってなによりも必要な言語的刺激を得ることになる．

　突然，話せなくなること，または相手の話していることがわからなくなることは，当たり前のように人と会話をしている者には想像することさえ限界がある．言葉で話せることのありがたさは，失われたときにはじめてわかるものともいえる．当たり前のことが当たり前でなくなるという状態は想像を超えるものであることを常に念頭におき，患者の心と身体状態に向き合い，看護を実践していくことが求められる．話すことだけが目的ではなく，目の前の患者とのていねいなコミュニケーションを心がけることが不可欠である．

Column

①患者の発語をゆっくりと待ち，自信を与える

　大学生のAさんは脳梗塞による失語症があり，復学をめざしてリハビリテーションに取り組んでいる．言葉が出にくいことから，初日のあいさつではお辞儀をするのみであり，自ら話すことはなかった．看護師はAさんとのかかわりで毎日のあいさつからはじめ，日々のなかでできるだけ会話をもつようにした．会話の内容もAさんの生活での出来事や持ち物のこと，Aさんの好きなことへと広げていった．

　Aさんは当初は首を振ったりうなずいたりするだけだったが，リハビリや学習後にベッドサイドやデイルームで当日のよかったことやうまくできたことを看護師から話していくと，Aさんも話し出すようになった．言葉につまっても，看護師はAさんからの言葉を待ち，一緒に行った訓練や学習の成果，頑張ったことなどを伝えていった．しだいにAさんの表情も話す声も明るくなり，看護師主催のレクリエーションではAさんが司会進行を行った．母親，看護師，医療スタッフらにほめられているAさんの表情はとても誇らしげであった．看護師は，Aさんが安心して話せる環境づくりとAさんが自信をもてるような対応を常に心がけていた．

②コミュニケーション手段への誤解

　失語症をもつBさんは一生懸命に話そうとするが，実習中の看護学生に伝わらず，ため息をつき，首を振って表情を暗くしてしまう．学生はなんとかコミュニケーションをとれるようになりたいと50音表やカードなど次々に作成するが，Bさんの表情は相変わらず浮かない．日ごろはジェスチャーを交え，言葉でなくとも会話をすることができていたBさんには50音表やカードは必要なかったのである．しかし，学生にはジェスチャーと数少ない発語ではBさんの伝えたいことが理解できず，次々とコミュニケーションエイドを作成したが，逆にBさんにとっては苦痛であったようである．

　失語症をもつ患者には，ときに仮名の読み書きが困難になることがあり，その場合，50音表は患者にとって苦痛になる．コミュニケーション手段をみつけることは，患者との共同作業であることを忘れてはならないことを学んだ事例である．

参考文献

1．神奈川県総合リハビリテーション事業団，リハビリテーション看護研究会編著（2010）新版　実践！

リハビリテーション看護：脳卒中を中心に，照林社．
2．浦崎永一郎（2013）やさしく読める脳・神経の基礎知識，へるす出版．
3．坂井建雄，久光正監修（2011）ぜんぶわかる脳の事典：部位別・機能別にわかりやすくビジュアル解説，成美堂出版．
4．椿原彰夫監修，種村純，種村留美編（2018）リハビリナース，PT，OT，STのための患者さんの行動から理解する高次脳機能障害 第2版，メディカ出版．
5．道又元裕監修，塩川芳昭，星恵理子，阿部光世編（2012）見てわかる脳神経ケア：看護手順と疾患ガイド，照林社．

4

高次脳機能（認知機能）障害がある人の看護

 高次脳機能障害の特徴

 高次脳機能とは

　脳の感覚野と運動野には「連合野」とよばれる部分があり，前頭葉，頭頂葉，側頭葉，および後頭葉に広がっている．そこでは視覚や聴覚，体性感覚から入力された情報を分析統合し，記憶や学習などの知的活動を行っている[1]．こうした情報を知覚し，それを認識（情報の受容・分析・

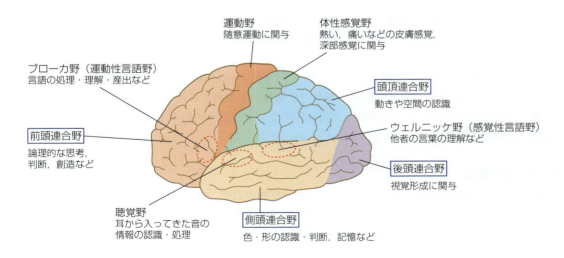

図Ⅵ-8　左大脳半球の構造

貯蔵などの機能をいう）して活動に生かすための機能は「認知機能」と総称される．このような認知機能が脳の外傷や脳卒中などの原因により障害されたさまざまな状態が認知機能障害である．それを高次脳機能障害として総称し，また，言語や視覚認知情報などを刺激して認知機能を改善していくプロセスを認知リハビリテーション[2]とよんでいる．

わが国では2001年度から2006年度までの5年間に厚生労働省で行われた高次脳機能障害支援モデル事業によって診断基準が作成され，高次脳機能障害は「脳血管障害や外傷性脳損傷等による記憶障害，注意障害，遂行機能障害，社会的行動障害等の認知障害を主たる要因として，日常生活および社会生活への適応に困難を有する障害を行政的に高次脳機能障害とよび，これをもつ者を高次脳機能障害者とよぶ」と定義[3]された．また，この定義は既存の障害者施策と矛盾しないように，高次脳機能障害であっても，すでに身体障害として認定を受けることができる失語症が，記憶障害，注意障害，遂行機能障害，社会的行動障害をともなわずにみられる場合は除外されるため，行政の基準は少し狭いものになっている．

優位半球が左脳であるときの左大脳半球の構造を（図Ⅵ-8）に示した．この連合野が高次脳機能に関連する神経構造と考えられている．

❷ 病態生理

さまざまな原因で大脳連合野が部分的な損傷を受け，注意障害，機能障害，遂行障害などが生じる．

〔1〕記憶障害

記憶とは，新しい経験が存在し，その経験が後になって意識や行動のなかに再生されることであり，記銘（入力）→把持（貯蔵）→想起（再生）の3つのプロセスに分かれる．いずれか1つでも障害されると記憶障害が起こる．記憶障害を起こす主な脳の部位として，側頭葉内側部，間脳，前脳基底部があげられる．記憶と関連が深いとされる以下の2つの回路が両側性に損傷されると，記憶障害は重篤となる．

①ペパッツ（Papez）の回路：海馬—脳弓—乳頭体—視床前核群—帯状回—海馬
②ヤコブレフ（Yakovlev）の回路：扁桃体—視床背内側核—前頭葉眼窩皮質—鉤状束—側頭葉前部皮質—扁桃体

記憶障害は脳血管障害や頭部外傷後に生じやすい障害の1つである．頭部外傷では前向性健忘（受傷後の記憶の障害）のほうが逆向性健忘（受傷前の記憶再生の障害）より著明である．また，習慣化された技能の記憶である手続き記憶は問題ないが，日々の出来事や時間など，エピソード記憶（近時記憶）の障害が著明である．

〔2〕注意障害

注意とは，「適切な事象への意識の集中，持続，移動の過程，ならびに，その準備と維持の機能」のことをいう[4]．注意は，前頭葉〜大脳辺縁系に関係があると推定されており，前頭前野は事項の時間的・空間的関係統合に関係があるといわれている．

〔3〕言語・コミュニケーション障害

失語症とは，大脳言語野の損傷により音声言語である「聴く」能力，「話す」能力，また文字言語である「読み」の能力や「書く」能力の言語機能が障害された状態[5]である．主要な言語領域は左半球のシルヴィウス裂周辺にあり，ブローカ失語，ウェルニッケ失語，全失語，伝導失語はこの領域内に病変があることが多い．広範囲の病巣例は，発症当初に全失語の状態を呈し，その後回復して持続性のブローカ失語に移行することが多い[6]．左前頭前野の損傷では，会話が混乱したり，話の内容が貧弱で話題が的を外れたりするなど，社会的交流に支障をきたす（**3**「言語障害（失語症）がある人の看護」参照）．

〔4〕失 行

失行とは，運動機能に障害がなく，認知面にも問題がないにもかかわらず，すでに学習されている動作を指示されても正しく行えない状態をいう．日常的に行っている洗面や更衣など，簡単な動作ができない．また，動作や行為の順番が入れ違うなどがみられる．失行症を生じやすい領域は，左頭頂葉，中心領域，頭頂後頭葉移行部，および脳梁といわれている．

〔5〕失 認

視覚や聴覚，触覚などの感覚の情報は大脳に届いているが，それが何であるかを正しく認知できない状態を失認という．物を認知するためには，それぞれの感覚器からの情報が，側頭葉に貯蔵されていると考えられる意味記憶の情報と照合される必要があるため，各感覚の連合野から側頭葉に至る経路のいずれかに障害があると認知されない．

（1）視覚失認

見えているのにもかかわらず，見たものの認知，識別ができない状態をいう．物の形が認知でき，模写がしばしば可能な**連合型**と，形もわからずに〇と△の区別もできない**統覚型**に分けられる．連合型視覚失認は，両側側頭—後頭葉下面の病巣によるものが最も多く，統覚型視覚失認は，両側後頭葉の病巣で起こる[7]．

（2）相貌失認

人の顔を見て認識できなくなる症状であり，右利き者（優位半球が左脳である場合）では病巣は右半球後頭葉内側面，特に舌状回・紡錘状回と考えられている．

（3）聴覚失認

聴力は保たれているのに，聞いた音の認知，識別ができない状態であり，優位半球上側側頭葉後部の障害によるとされている．

（4）半側空間無視

片側の刺激に気づかない，または反応しない症状をいい，通常，この症状は**左側空間無視**であることが多い．半側空間無視は右半球損傷のほうが頻度が高く，より重度になりやすい．病巣としては頭頂葉を含む場合が多いが，前頭葉や深部の病巣でも起こる．

〔6〕遂行機能障害

前頭前野損傷により生じることが多い．同じ前頭前野内の損傷でも，損傷部位によって障害の様相が異なる．背外側損傷では思考の柔軟性などに問題が生じる．日常生活や仕事の内容を計画して実行することができないといった，計画することと問題解決能力に障害が生じる．

〔7〕社会的行動障害

依存性・退行，欲求コントロール低下，感情コントロール低下などがあげられる．扁桃核と右上側頭回により生じる[8]といわれている．

3 原　因

高次脳機能障害の原因疾患は，脳血管障害（脳卒中）が最も多く，次に頭部外傷（外傷性脳損傷），脳腫瘍，脳炎，低酸素脳症などと続く．

〔1〕脳血管障害（脳梗塞，脳出血，くも膜下出血）

脳血管障害による高次脳機能障害の原因としては，約70％を脳梗塞，20％を脳出血，10％をくも膜下出血が占める[9]．大脳皮質や基底核が血管領域に限局して障害されることによって，失語・失行・失読・失書等（左大脳半球損傷）や左半側空間無視・着衣失行・地誌的障害・構成失行等の視空間認知障害，病態失認等（左大脳半球損傷）の典型的な症状が出現する．運動麻痺，嚥下障害，精神症状（夜間せん妄，感情失禁，意欲低下，うつ症状など）を合併することが多い．

〔2〕頭部外傷（外傷性脳損傷ともいわれる）

頭部外傷の主な原因は，20歳代から30歳代を中心とする若年者では交通事故，50歳代以降では転倒・転落事故となっている．高次脳機能障害の発症メカニズムは，大きく2つの受傷機転による分類がなされており，局在性脳損傷による脳挫傷，加速損傷*としての直撃損傷と対側損傷，それによる脳挫傷の場合，さらに加速損傷の回転加速度によるびまん性軸索損傷に分類される[10]．

脳挫傷は，外力の方向にかかわらず，脳幹部のほか，前頭葉下面（眼窩部），前頭葉底面および側頭葉外側面で好発する．前頭葉と側頭部頭蓋骨の内側には凹凸が多く，脳の衝突により挫滅しやすい．また，頭部外傷の場合，記憶障害，行動と情緒の障害，注意障害，失語症，遂行機能障害が主要症状であることが多い．

〔3〕脳腫瘍

脳腫瘍は，脳のどの部位に腫瘍が発生したかによって現れる高次脳機能障害も異なる．放射線照射の影響は認知機能低下の大きな要因であるが，それ以外に腫瘍の大きさ・部位や腫瘍が引き起こすてんかん，手術，心理的ストレスなどが高次脳機能障害の原因となる．

---

*　加速損傷：頭部に衝撃を受けると頭蓋骨は脳より速く移動するため，頭蓋骨と脳が衝突して直撃損傷を起こす．衝撃を受けた脳と反対側（対側）の脳は，頭蓋骨の動きに対してもとの位置にとどまろうとするため頭蓋骨と脳の間に陰圧が生じ，空洞化と血管損傷によって対側損傷が生じる．また，脳の剪断力や脳内が捻転することによって脳内部のずれや神経線維の断裂が生じる．

〔4〕脳炎，低酸素脳症

　脳炎による高次脳機能障害の原因は，**単純ヘルペス脳炎**が20％を占める[11]．

　側頭葉・前頭葉（主に側頭葉内側面・前頭葉眼窩面・島皮質（島回）などの病巣にともない記憶障害，遂行障害，言語障害，情動障害などが生じるが，なかでも記憶障害の頻度が高い．急性期では発熱，頭痛，精神症状，意識障害，痙攣などの症状に対する治療が行われる．回復期リハビリテーションでは，記憶障害に対する外的代償手段などの使用による訓練が行われる．

　低酸素脳症とは，循環不全または呼吸不全などにより，脳細胞への十分な酸素供給ができなくなり脳に障害をきたした病態[12]であり，低酸素状態に脆弱な海馬が障害される．記憶障害をはじめとする重篤な高次脳機能障害を合併する．

④ 心身・生活への影響

〔1〕人格や行動の変化

　一般に，意識障害が回復すると，退院後の生活は容易であると考えられやすい．しかし，意識障害が回復し，行動に落ち着きがみられるころ，受傷前との人格や行動の違いの問題が浮き彫りとなる．いままで楽しそうに笑って話をしていたかと思うと，急に怒りだし，それがさらに攻撃的態度に移行して病的な過剰興奮に至ることがある．家族を含め周囲の人々は対応に努力するが，その周囲の態度に反発して患者は孤立しやすい．記憶障害があると攻撃的態度をとったことさえ忘れてしまい，周囲の人々とのトラブルを引き起こす．また，社会的に理解されにくいために，復学や復職などの社会参加ができないなどの問題も生じる．

〔2〕社会復帰困難

　脳の損傷が軽症の場合は身体障害がないためにすぐに復職できるが，高次脳機能障害になった場合は離職をくり返し，社会生活の自立は困難な状態となる．例えば，頭部外傷による脳損傷患者の受傷年齢は30歳代が多く，この世代は家庭内外問わず，年齢と経験に見合った役割への期待が向けられているが，社会復帰ができないことで経済的な負担も家族に重くのしかかり，家族の心理的不安や介護負担が増し，さらにはQOLの低下や役割の変更を生じやすい．

〔3〕社会資源の問題

　高次脳機能障害に対する診断の難しさや，リハビリテーションプログラムの不適切さ，高次脳機能障害のフォローアップのための相談窓口がないことが問題としてあげられる．障害の程度に応じて，精神障害者保健福祉手帳，身体障害者手帳，あるいは療育手帳の申請をすることができる．しかし，高次脳機能障害者を支える法制度は複雑で多岐にわたり，制度やサービス利用にあたっては社会資源の充足度が地域により異なることもある．

② リハビリテーションの流れ

① 急性期

　急性期リハビリテーションの主な目的は早期離床と廃用症候群の予防[13]である．

284　Ⅵ　生活機能障害別リハビリテーション看護

　脳血管障害の初期治療では再発・合併症などを発生させないために，まずは救命治療が最優先される．二次的脳損傷の予防については病態によって異なる．脳血管障害の超急性期では，くも膜下出血ではクリッピング術，動脈瘤塞栓術，脳内出血は血腫除去術，脳梗塞に対してはt-PAなどを用いた血栓溶解療法などが行われる．救命処置を含めた病態安定化のための治療と並行して，リハビリテーションが開始される．

　頭部外傷の初期治療においては，脳への十分な酸素供給が最も重要とされている．そのため低血圧の防止，適切な換気，頭蓋内圧のコントロールがはかられる．

　脳浮腫に対しては，高浸透圧利尿薬が用いられる．必要に応じて，開頭血腫除去・減圧開頭手術（頭蓋内血腫の増大），内減圧術（挫傷性脳浮腫），呼吸療法などが行われる．重症例では，脳低温療法，バルビツレート療法が行われることがある．頭部外傷は意識障害が強く，昏睡期間が長いことから，関節拘縮などに代表される二次障害や，尿路感染症，呼吸器感染が合併しやすい．合併症および二次障害の予防として，集中治療室で呼吸理学療法，良肢位の保持，関節可動域訓練などが積極的に行われる．

　低酸素血症および**脳炎**の場合は，救命により蘇生後に重度の後遺症が残る場合が多く，頭部外傷患者や脳血管障害患者に比べ機能回復は緩慢である．

　病状安定化のために血圧コントロールと全身管理を行い，合併症（肺炎，尿路感染，褥瘡，栄養障害など）の予防を行う．また，多職種と同一のゴールを設定し，可能な限り早期から麻痺などの機能障害の改善とADLの早期自立に向けて支援を行っていく．家族が患者の状態を理解するために適切な情報を提供し，急性期から家族がかかわり，客観的に患者の状態をみて，今後必要となる介護のことを考えられるようにかかわっていくことが必要である．

❷　回復期

　症状が安定すると，患者は集中治療室から一般病棟もしくはリハビリテーション病棟に移り，認知障害の評価と**認知リハビリテーション**（図Ⅵ-9）を実施する．認知リハビリテーションを開始するにあたっては，医学的検査と神経心理学的検査（表Ⅵ-14）を行い，高次脳機能障害の内容や程度の初期評価をする．

　全身状態が安定し，残存する障害も明らかになる．患者が退院後の生活を安全に送れるよう，機能障害そのものに対する訓練と代償的な能力の獲得を含めたADL改善のための訓練が行われる．また，退院後を視野に入れ，生活の再構築の視点を含めた教育，患者や家族の障害受容に対する支援が行われる．

　患者の退院に向けて，退院調整看護師や地域のケアマネジャー，訪問看護師と協働し，福祉サービスなどの生活調整をはかっていく．職場復帰や家庭内自立などというようにゴールを明確にし，運動感覚機能および認知機能の改善，代償手段の獲得，障害認識の向上，家族アプローチを含む環境調整などからADLの自立をめざしていく．職場復帰をめざしている場合には，復職に何らかの配慮が必要なときは本人や家族，職場の上司，産業医などと復職支援について話し合う場を設ける．病状をすべて知らせることが本人にとって不利になる場合もあるため，事前にどこまで会社側に伝えるか，患者の意向を確認する必要がある．

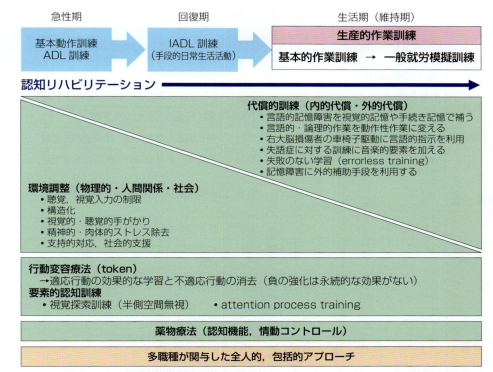

図Ⅵ-9 高次脳機能障害者に対するリハビリテーションの内容と経過

(渡邉修 (2013) 認知リハビリテーションのエビデンス, The Japanese Journal of Rehabilitation Medicine, 50 (7), p.534 をもとに作成)

❸ 生活期（維持期）

　退院後は，在宅生活を中心としたリハビリテーションを受ける．脳血管障害の場合，介護度が重度の患者は在宅生活のなかで放置されれば寝たきり状態になる危険性もある．そのため，患者の筋力，体力，歩行能力向上を維持・向上させ，社会参加促進，QOLの向上をはかるため，訪問リハビリテーションや外来リハビリテーション，地域リハビリテーションにおいて機能訓練を受ける[14]ことが必要となる．

　後遺障害が残った場合，身体障害者手帳の申請，介護保険による介護サービスなど各種の支援制度を利用し，リハビリテーションを継続して受け，患者のQOLの維持および向上をはかる．頭部外傷で高次脳機能障害が軽度の場合，復職や復学に支障がないときは病院の認知リハビリテーションのみで社会に復帰する．就学または就労が可能でも，すぐに復帰できない場合は，更生施設での**社会リハビリテーション**や，就労支援を目的とした**職業リハビリテーション**を受ける．重度の高次脳機能障害の場合，社会復帰に向けたリハビリテーションは長期にわたるため，家族支援に加え，福祉機関や保健センター等との連携が必要となることもある．また，家族に対し，患者との接し方についての情報提供が必要となる．生活訓練や就職支援の介入などを行いながら，患者の社会復帰を促進していくようかかわる．

表Ⅵ-14 神経心理学的検査一覧

		検査名	市販	基準値	所要時間	特徴
知的機能		WAIS-Ⅲ（成人知能診断検査）	○	○	90分	言語性・動作性・全検査の知能指数を算出できる包括的知能検査
記憶	言語	火事の話	△	一部○	3分	30分後の再生から記憶の把持を予測
		三宅式	○	○	15分	意味記憶の学習能力を予測
	非言語	REY図形	△	一部○	10分	視覚記銘力をみるが、構成能力も把握
	両方	WAIS-Ⅲ（ウェクスラー記憶検査）	○	○	40分	言語系と非言語系の両面の記憶を測定
	行動記憶	RBMT（リバーミード行動記憶検査）	○	○	30分	日常生活レベルの記憶を予測
注意処理速度	視覚	かな拾い	△	○	5分	注意の焦点化と処理速度を測定
		D-CAT	○	○	5分	数字抹消により注意の焦点化と維持、処理速度を測定
		TMT（トレイルメイキングテスト）	△	一部○	10分	視覚探索と注意の転換を測定
	聴覚	PASAT	△	一部○	10分	聴覚的な注意の配分を測定
遂行機能		WCST（ウイスコンシンカードソーティングテスト）	△	一部○	30分	カテゴリー操作を測定
自己認識		PCRS	△	△	10分	本人と家族の認識ギャップを測定

○：あり △：なし

（阿部順子（2003）神経心理学的評価の手引き（永井肇監修、蒲澤秀洋、阿部順子編、脳外傷者の社会生活を支援するリハビリテーション〔実践編〕、p.196, 中央法規出版）より転載、一部改変）

看護の実際

 アセスメントの視点

　意識レベルが回復するにつれて、**性格の変化**や**問題行動**などの高次脳機能障害がしだいに明らかになってくる。性格の変化や問題行動に対しては、受傷前の性格が大いに関係することから、性格などを聴取する。今後の社会復帰に向けて、家庭や学校、職場における役割や介護についても情報を把握する。ADL訓練については、多くの患者は記憶障害を合併しているため、新しい動作の学習が困難な場合が多い。重度の後遺症が残る場合は、退院後、家族による長期的介護が必要となり、家族が生活様式を変更せざるを得ないことも考えられる。

　高次脳機能障害をもつ患者が社会適応に至るには長期間を要することから、復学後は学習面に、復職後は仕事上の対人関係などで問題が生じることがあるため、社会復帰に対する不安因子を明らかにしていく。看護師は、リハビリテーション医、公認心理師、臨床心理士、理学療法士（PT）、言語聴覚士（ST）、作業療法士（OT）などからの情報を把握したうえで各職種と協働し、日常生活において、生活訓練としてどうかかわることが必要かをアセスメントする。また退院後も、社会資源の活用方法についてアドバイスをし、患者のQOL向上をめざした援助を行う。

② 目　標

①視力・運動・知覚障害を自覚し，事故を防止できる．
②コミュニケーションの手段が確立し，意思の疎通ができる．
③社会的資源の活用により，社会参加できる．
④患者が自己の存在価値を見出すことができる．
⑤家族相互の役割を再認識し，効果的なコーピングがとれる．

③ ケアのポイント

〔1〕 訓練内容を生活のなかに取り入れる

　ADL 拡大に向けて訓練内容を入院中の生活のなかに取り入れて，訓練室での「できる ADL」を患者の生活の場である病棟での「している ADL」に一致させていく．病棟でのさまざまな生活場面に訓練の要素を取り入れていくと効果的である．患者の歩行時における転倒には注意し，例えば車椅子・歩行器・杖などを使用する場合は，くり返し安全な動作を指導する．

〔2〕 リハビリテーションチームでの協働

　患者の疾患のコントロール，認知機能障害の改善，活動制限の軽減など多くのニーズに対応できるよう，リハビリテーションにかかわる多職種が問題解決に取り組むためには，チームでの協働が必要である．看護師は病棟内の患者の行動をよく観察し，訓練内容が適切なものかどうかの判断を行い，他職種にも必要な情報を提供する．

〔3〕 訓練意識への支援

　訓練を受けている患者にとって，訓練がスムーズに進まないと苦痛が大きくなる．看護師は患者の訴えを聞き，支持的に接して原因を探り，訓練が段階的に進むようにかかわる．患者が目標を達成したときは，そのことを賞賛し，肯定的な評価を返していく．

〔4〕 障害を自己認識するための支援

　前頭葉損傷を受けた患者は，自分の行動がまわりの人にどのような影響を与えているかを省みることが難しい．また，身体の変化やできていたことができなくなった事実に気づくことは，強い喪失体験となる．看護師は，患者の心理的苦悩を受けとめ，患者が障害に向き合い，リハビリテーションに取り組んでいけるように支援する．障害を認知できることは，例えば，記憶力や判断力の向上が望めない状況にあっても，できない部分を他人に依頼したり，できないことをはっきり他者に伝えることによって，トラブルを未然に防ぐことができる．

〔5〕 社会資源の活用

　高次脳機能障害が重度な患者の社会復帰を支援するためには，家族支援に加え，福祉機関や保健センター等との長期的な連携が必要となることもある．生活訓練や就職支援などを行い，社会復帰を促進していく．患者の自己実現の目標を達成するために，患者を取りまく人々の協力を得ていくよう働きかける．社会資源の上手な活用の仕方をアドバイスするなど，患者の QOL 向上をめざした援助を行う．

288　Ⅵ　生活機能障害別リハビリテーション看護

表Ⅵ-15　代表的な高次脳機能障害をもつ患者のリハビリテーション

障害	具体的な行動	対　応	訓　練
記憶障害	・新しい知識が覚えられない ・自分の体験した内容があいまいになる ・約束した日を思い出せない	・病室はトイレの近くにし，トイレの表示を大きくするなど，目につきやすくする ・記憶力の低下を補う手段を活用する（メモ帳，日記，携帯電話のスケジュール機能） ・記憶想起の手がかりを用いる（アラームつき時計，タイマー） ・重症の場合は絶えず見守る	見当識（RO）訓練 環境調整 反復訓練 外的代償法：メモ，ノート 内的代償法 　視覚的ストラテジー 　言語的ストラテジー
注意障害	・ひとつのことが続けられない ・気が散りやすい ・同時に複数のことに，注意が向けられない	・静かで集中できる環境をつくり，注意を向けるべき対象を少なくする ・大人数より，1対1の会話をする ・話のテーマを途中で変えず，一貫した話題にする ・注意を集中したり，持続する過程を言葉で意識化するよう促す	APT（Attention Process Training） APT-Ⅱ
半側空間無視	・食膳の左側を食べ残す ・ひげそり，歯磨き，爪切り，整髪，洗面，入浴時に左側の処置を忘れる ・横書きの文章の左側を読み飛ばす ・左にいる人に気がつかない ・通路の左側にある病室に戻れない	・積極的に無視側に注意を向けるよう促す ・食後に食器トレイを180°回転させて，食べ残しがないか確認してもらう ・横書きの文章では，無視側の行端に印をつけたり，定規を置いて読んでもらう ・患側の壁や廊下に目印をつけて，無視側の部屋に注意を向けるよう促す ・無視側には操作するものを置かない ・衣服の乱れを直すときは，無視側の身体に実際に触れて，自分の動作を確認する習慣をつける ・車の運転はしないよう指導する	視覚探索訓練 プリズム順応訓練
遂行機能障害	・計画が立てられない ・課題や仕事を正しい方法で続けられない ・仕上がりに無頓着である ・認知障害を理解できない	・手がかりを与え一緒に計画を立てる ・そのつど正しい方法に手がかりを用いて誘導し，しだいにその手がかりを減らす ・例えば折り目に目印をつけたり，きれいに仕上げるための具体的な工夫を行う ・第三者に客観的に判断してもらう	自己教示法 問題訓練法
社会的行動障害	・感情を抑えられず，ちょっとしたことでも怒る ・衝動的な行動をとる	・怒りの前駆症状がみられたら，話題を変える ・行動にすぐに移るのではなく，少し待って，考えて行動する習慣をつける	環境調整 認知行動療法 自己コントロール

引用文献

1 ）岡本隆嗣（2016）回復期リハビリテーション病棟で対応が必要な高次脳機能障害の理解とアプローチ，Medical Rehabilitation，192，pp.1-10.
2 ）原寛美監修（2015）高次脳機能障害ポケットマニュアル 第3版，p.1，医歯薬出版.
3 ）中島八十一（2009）社会的行動障害への挑戦 オーバービュー：社会的行動障害と高次脳機能障害者支援，Clinical Rehabilitation，18（12），pp.1066-1071.
4 ）大沢愛子，前島伸一郎，近藤和泉（2016）注意機能障害に対するアプローチ，Medical Rehabilitation，192，pp.41-45.

5) 田川皓一編（2004）神経心理学評価ハンドブック，p.12, 西村書店．
6) 石合純夫（2012）高次脳機能障害学 第2版，p.38, 医歯薬出版．
7) 前掲書6), p.118.
8) 前掲書2), p.196.
9) 渡邉修編著（2011）高次脳機能障害 CD-ROM で情報提供，p.7, 医歯薬出版．
10) 前掲書2), p.31.
11) 飛松好子，浦上裕子編（2016）社会復帰をめざす高次脳機能障害リハビリテーション，p.16, 南江堂．
12) 橋本圭司，上久保毅編著（2017）高次脳機能障害リハビリテーション入門 改訂第2版，p.86, 診断と治療社．
13) 石川ふみよ（2016）急性期からのリハビリテーションにおける看護のエビデンス，Medical Rehabilitation, 201, p. 7-10.
14) 川手信行（2017）生活期におけるリハビリテーションのあり方，The Japanese Journal of Rehabilitation Medicine, 54（7), pp.490-493.

5

視覚障害がある人の看護

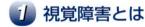

視覚障害の特徴

1 視覚障害とは

　視覚障害は，**盲**（blindness）と**ロービジョン**（low vision）に分類される．盲は，視覚による情報が得られない，または視覚を利用して社会生活を行うことが困難な状態である．一方，ロービジョンとは弱視であり，手動弁（目の前で手を左右に振り，手の動きがわかる視力）以上であり，見えにくさのために日常生活に不自由を生じる状態である．世界保健機関（WHO）では，眼鏡などによる矯正視力が0.05〜0.3未満をロービジョンと定義している．わが国では視力障害認定基準はあるが，ロービジョンの定義は明確ではない．
　ここでは両者を視覚障害者として，特に中途視覚障害者のリハビリテーションについて述べる．

2 病態生理

　視覚器は，眼球，視神経，視中枢および眼球付属器（眼瞼，結膜，眼筋，眉毛）からなる．視力が1.0であることは，すべての視覚器が機能し，空間視・形態覚や色覚により対象を認識していることを意味する．まず，「見える」というメカニズムを理解すると同時に，視覚障害をきたす疾患がどのように視覚や日常生活に影響を及ぼしているかを理解することが重要である．そして，見え方は，その人の病態により異なり，個別性がある．
　例えば，**緑内障**は視神経の障害から視野欠損をきたす．**糖尿病網膜症**は網膜の血管に障害をきたすことで，出血を起こし視力低下が生じる．**網膜色素変性**は網膜に異常がみられる遺伝性疾患

であり，夜盲，視野狭窄，視力低下が生じる．**黄斑変性**は加齢にともない網膜色素上皮下に老廃物が蓄積することにより黄斑部が障害される疾患である．

③ 原　因

　視覚障害の原因疾患は，緑内障 21.0％，糖尿病網膜症 15.6％，網膜色素変性 12.0％，黄斑変性 9.5％の順であった．疾患別の平均年齢は，緑内障 75.7 歳，糖尿病網膜症 64.2 歳，網膜色素変性 60.1 歳，黄斑変性 75.9 歳であり，すべて 60 歳以上であった[1]．高齢化にともない，身体障害者手帳取得者のうち，約 30 万人が 65 歳以上である[2]．今後，視覚障害者は増加していくことが予測されている．

④ 心身・生活への影響

　生活への影響では，視覚障害の程度により，視覚による日常生活が困難な場合から，補助具を用いて社会活動に積極的に参加できる場合までと幅広い．

　見えない，あるいは見えにくい場合，食事・入浴などの ADL，移動や外出，そして，相手の表情や動作，周辺の様子を知ること，文字を読む，書くなどのコミュニケーションに能力低下をきたす．見えることは環境から多くの情報を得ることであり，人生に楽しみをもたらす．多くの場合，人生中途の視覚障害は，深い悲しみ，絶望または喪失感をもたらすといわれる．

　視覚障害者のリハビリテーションで重要なことは，その人のニーズや保有する能力を引き出し活用することで，その人の ADL は比較的容易になり，社会参加も可能であるという考え方である．また，人間にとって見えることにどのような意味があるかを理解すると同時に，たとえ視覚障害があっても「人間は，身体全体で見ることができる存在である」ことを知る必要がある．

② リハビリテーションの流れ

　視覚障害がある人のリハビリテーションは，保有している視機能を最大限に活用し，QOL の向上をめざすことである（**ロービジョンケア**）．従来のリハビリテーションは，障害を受容後，希望する人だけが教育・福祉による訓練を開始するというものであった．しかし近年では，プライマリーロービジョンケアとして医療機関で患者が治療中である段階からケアを受け，次に基礎的ロービジョンケア，実践的ロービジョンケア，そして就職・雇用支援へと展開していくことが推奨されている[3]（図Ⅵ-10）．

　リハビリテーションは治療している医療機関からはじまり，福祉や教育などの領域との連携によるケアを実施し，さらに必要に応じてケアを新たに創造していく．医療者は患者の状態をよく知る存在であり，リハビリテーションの導入役を担う．

③ 看護の実際

① アセスメントの視点

　アセスメントでは視機能と日常生活状況を査定して視覚障害者の QOL 向上を達成するために

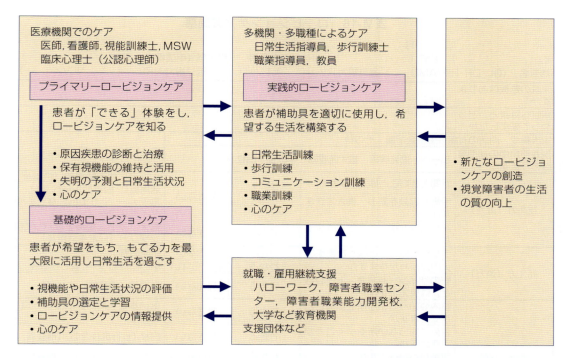

図Ⅵ-10 ロービジョンケアと包括的（医学的・心理的・教育的・社会的・職業的）リハビリテーション
（高橋広（2013）働く視覚障害者にはロービジョンケアを，日本職業・災害医学会誌，61（1），p.6 を参考に作成）

ニーズを明らかにし，ゴール，ケアプランを決定する．

　視機能は，眼科で行う視機能検査のほかに日常生活状況に近い条件で評価する．また，視覚障害者の保有視機能が最大限に発揮できる環境を明らかにする．視機能検査には，屈折検査，調節検査，視野検査，固視検査，コントラスト感度，グレア検査，色覚検査，両眼視機能の検査がある．視覚障害，治療，検査への理解度や思いについてもアセスメントする．

　日常生活状況は，その人に必要な ADL，コミュニケーション能力そしてリハビリテーションニーズ，実際の日常生活行動などをアセスメントする．眼科外来でのアセスメントツールとして，高橋による評価表[4]，ロービジョンケア外来用の質問票（表Ⅵ-16）などがある．今後，アセスメントツールの妥当性を検討し，洗練化していく必要がある．

2 目　標

①保有視機能を最大限に活用し，視覚や視覚以外の感覚を活用して情報入手し，ADL を行うことができる．
②事故の危険性について自ら認識し，安全に行動できる．
③回復に向かう途中で生じる課題に対峙し，自分らしい生活を送ることができる．

292 Ⅵ　生活機能障害別リハビリテーション看護

表Ⅵ-16　ロービジョンケア質問票

年　　　月　　　日
ID（　　　　　　　　）名前（　　　　　　　　　）身体障害者手帳　　級・無（申請希望）　職業（　　　　　　　　）
診断名 1)（GL・DR・RP・AMD　　）遠見視力 RV=（　　　）LV=（　　　）近見視力 NRV =（　　　）NLV=（　　　）

来院の動機はありますか				
病院へは誰と，どうやって来ましたか				
家族構成・同居の有無・患者会所属・その他				ロービジョンケア
現在使用中の補助具はありますか	ルーペ・遮光眼鏡・拡大読書器・単眼鏡・白杖（　　　　　　）			
見え方（近方）	新聞を読むことはできますか	できる	できない	ルーペ・拡大読書器［日常生活用具］・眼鏡型ルーペ
	手紙や書類を読み・書きできますか			電子ルーペ（I pad® など）・タイポスコープ
	パソコンを使うことができますか	できる	できない	拡大ソフト・読み上げパソコンソフト［日常生活用具］
見え方（遠方）	テレビを見ることはできますか	できる	できない	眼鏡調整
	人の顔がわかりますか	わかる	わからない	中心暗点あり → 偏心視訓練
	駅のサイン（時刻表・トイレなど）は見えますか	見える	見えない	単眼鏡（補装具）・I pad®
歩行・移動	室内や知っている所を歩くことができますか	できる	できない	伝い歩き・高コントラスト環境調整
	屋外や知らない所を歩くことができますか	できる	できない	白杖（歩行訓練含む）［補装具］
	段差がわかりますか	わかる	わからない	白杖（歩行訓練含む）［補装具］
	人や物にぶつからずに歩けますか	歩ける	歩けない	白杖（歩行訓練含む）［補装具］
	夜間の外出はできますか（夜盲の有無）	できる	できない	フラッシュライト
羞明	屋外 / 室内でまぶしくないですか	まぶしくない	まぶしい	遮光眼鏡（補装具）・サンバイザー・帽子・日傘
日常生活	車の運転をしていますか（免許・事故歴）	している	していない	無自覚の視野障害あれば指導
	料理はできますか（ガス器具使用の有無）	できる	できない	音声電磁調理器［日常生活用具］
	薬の管理はできますか	できる	できない	大文字ラベル貼付（ピルケースや点眼薬等）
	食事は一人でできますか	できる	できない	長方形トレー使用・クロックポジション
	爪は自分で切ることができますか	できる	できない	爪やすり・拡大読書器利用による爪切り
	落としたものをひろうことができますか	できる	できない	視野狭窄 → 眼球運動トレーニング
	携帯電話を使用できますか	できる	できない	音声対応携帯電話・身体障害者電話料金割引の紹介
	時計を見ることができますか	できる	できない	音声時計・触知時計［日常生活用具］
	硬貨・紙幣の区別はできますか	できる	できない	仕分け財布・紙幣硬貨見分け板
	お化粧 / ひげそりはできますか	できる	できない	LED 照明付き 10 倍拡大ミラー
心理	落ち込むことはないですか	ある	ない	メンタルケア（食欲，睡眠障害等あれば専門外来紹介へ）
	趣味・好きなことはありますか	ある	ない	メンタルケア・就労支援・患者会紹介

1) GL（Glaucoma）：緑内障，DR（diabetic retinopathy）：糖尿病網膜症，RP（Retintis Pigmentosa）：網膜色素変性，AMD
　（Age-related Macular Degeneration）：加齢黄斑変性
2) この表は，鹿児島大学病院ロービジョン外来担当医師　斉之平真弓氏の厚意による．

3 ケアのポイント

〔1〕保有視機能を最大限にする支援
（1）保有視機能の維持
　視覚障害の原因疾患を治療し，保有視機能を維持する．眼の負担を軽減するために矯正眼鏡や遮光眼鏡を常用する，外傷や努責を避ける，規則的な生活を心がける，などを指導する．

（2）網膜像の拡大
　網膜上の像の大きさを拡大するためには，見ようとする対象物を拡大する，対象物に接近する，補助具を用いる，などといった方法がある．光学的補助具の種類には，拡大鏡（ルーペ類），単眼鏡，拡大読書器がある．これらには手持ち式や眼鏡式などタイプがあるため，本人が使用しやすい補助具を選択することが望ましい．また，ロービジョン者に補助具を処方する場合，文字倍率を**臨界文字サイズ**まで拡大する．臨界文字サイズとは日常的な読書速度が達成できるサイズであり[5]（図Ⅵ-11），臨界文字サイズより大きくしても読書速度は変わらない．

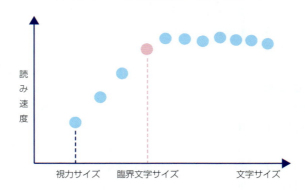

図Ⅵ-11　文字サイズによる読書速度の違いと視力・臨界文字サイズ

（小田浩一，新井三樹（2000）近見視力評価（新井三樹編，わたしにもできるロービジョンケアハンドブック：残存視覚の有効利用と患者のケア，p34，メジカルビュー社）より転載）

（3）グレア（glare：まぶしさ）の軽減
　視覚障害者は，まぶしさや見えにくさを訴えることが多い．主なまぶしさの原因は散乱光によるものである．特に波長の短い青色光が散乱光を生じやすい．補助具として，屋内用・屋外用の遮光眼鏡，偏光レンズ，カラーコンタクトレンズを用いるとかなりまぶしさを軽減できる．まぶしさを感じる状況は，屋外や屋内などの環境や個人により異なることから，透過率曲線の異なる遮光レンズを使用するとよい．また，サイドシールドのついた眼鏡枠やサンバイザーなどを利用するとまぶしさの軽減に有効である．

（4）コントラスト感度の活用
　コントラスト感度（contrast sensitivity function）とは，物体の明るい部分と暗い部分の違いを識別する能力である．視覚障害者は正常の眼より明るい光を必要とするため，対象物に光が当たる工夫をしたり，眼にやさしい照明器具や電球を探したりする．また，白黒反転，鮮やかな色使

いなど色の属性である明度，彩度，色相を利用してコントラスト感度を高めると見えやすくなる．例えば，色がついた茶碗に白飯を盛る，白いカップでコーヒーを飲む，白紙に太いマジックで文字を書くなどである．

〔2〕ADL の支援

（1）コンピュータの活用

視覚障害者は，一般に使用されているパソコン機器に音声用の専用ソフトを活用して文字を読み書きできる．視覚障害者用のパソコンでは，①活字を音声にする，②音声入力によって文字を書く，③点字で入力し，文字に印刷する，④文字入力し，点字に印刷する，⑤文字を拡大し印字をする，⑥文章を整理・保存するなどの機能がある．パソコンを使用することにより，視覚障害者の社会参加や就労が可能となる．

（2）補助具の活用

文字のコントラスト感度を高めるために，太く濃いペンを活用する．また，文字を書く位置をわかりやすくするために，行の幅が大きく罫線が太いノートやタイポスコープを活用するとよい．また，補助具であるルーペ類や単眼鏡を活用することにより読み書きが可能となる．場合によっては点字を習得する方法もある．

〔3〕歩行（移動）の支援

視覚障害者は保有視機能と聴覚，嗅覚，皮膚感覚など全身の感覚を活用し，環境情報を得ながら歩行する．優位眼の視力が 0.1 程度あれば，前方 5 m にいる人がだれかはわからないが，性別は判断できる．0.05 程度では，2 ～ 3 m 以内ならかなり判断できる．0.01 では，歩車道の区別や大きな標識なら識別は可能であり，慣れた道ならば単独で歩くことができる．

歩行は，移動（mobility）と同時に，自分自身がどこにいて，どこへ行こうとするのかという定位（orientation）を必要とする．視覚障害者の歩行には，単独歩行，誘導歩行（ガイドヘルプ），白杖，盲導犬を用いた歩行がある．まず，保有視機能と生活場面での歩行状況を理解し，安全で効率のよい歩行方法を選択する．

（1）白杖を使用しない歩行

白杖を使用しない歩行として，防御による歩行，伝い歩き，誘導歩行がある．防御による歩行は，上半身や下半身，顔面を手で防御しながら，壁や机などの障害物から身体を保護する方法である．伝い歩きは，壁や家具を手で触れ，位置や方向を確認しながら歩行する．誘導歩行（ガイドヘルプ）は，障害者がガイドヘルパーの肘を握り，半歩程度後を歩く．

（2）白杖を使用する歩行

視覚障害者は白杖を使用することで環境情報を入手し，比較的容易に歩行できる．しかし，視覚障害者 152 名の白杖の使用について，59.9％が外出時に使用しておらず，50.0％が使用方法を未習得であり，白杖を抵抗なく使用できるまでに男性は 6.8 年，女性は 5.0 年かかっていた[6]．白杖で歩行することは，まさに自分自身が視覚障害者であることを公表することであり，羞恥心や不安をともなうため，心のケアを必要とする．

〔4〕ADL における工夫

視覚障害者は，行動パターンを変える，補助具を用いる，保有視機能を活用し視覚以外の感覚を用いることにより，自ら行動できる．

（1）食事摂取

ロービジョン者はコントラスト，位置感覚，筋肉運動感覚など保有機能を活用して普通に食事ができる．食べ物の位置がわからない場合，食器や調味料の位置はクロックポジションでの説明により理解できる．食事や食器が熱い場合，事前に知っていることで，自分自身で注意しながら食事摂取ができる．

（2）調理行動

視覚障害者は障害をもつ前からの調理体験，視覚以外の感覚の活用，反復による習熟などによって，揚げ物，煮物，サラダなどのほとんどの調理が可能である．調味料や調理用具の保管は，同一の場所にしたり，輪ゴムで印をつけたりすると，必要時に使用できる．

（3）清潔と身だしなみ

視覚障害者は補助具の使用や少しの工夫により，歯磨き，手洗い，洗顔，ひげそりができるようになる．また，衣服の左右や前後を識別するために印をつけると，身だしなみを整えるうえで便利である．

（4）住環境の整備

視覚障害者が不自由なく，また安全に行動するためには，①足もとに物を置かない，②家具や物品の位置を変更するときは事前に説明しておく，③使用したものは定位置に片づける，などが必要である．

〔5〕心のケア

山田[7]は，視覚障害者の約半数は死を考えるとし，心のケアの必要性を述べている．また，死を考えるのは，約66％が「仕事や生活が困難になったとき」であると述べている．看護師が視覚障害者の不安や就学・就労などの悩みを解決できるように支援するには，まず話を聞くことが重要である．また，遺伝性疾患が視覚障害の原因となっている場合は，遺伝をめぐる偏見に悩む場合があるため，遺伝相談を行う必要がある．

〔6〕看護師の課題

視覚障害者のリハビリテーション看護は，視覚障害者自身や家族の生活を理解し，その人に何が必要かを知ることから始まる．看護師による視覚障害者のリハビリテーションの実践と研究を相互に行い，リハビリテーションのエビデンスを明らかにしていくことが必要である．

なによりも，視覚障害者には，患者として受診している医療機関における初期のリハビリテーションがその後を左右するほど重要である．したがって，看護師の課題は，視覚障害者のQOLを高めるためのリハビリテーションプログラムを構築し，実践していくことである．

Column

白杖の使用で ADL を拡大

　A氏（50歳，男性）は数年前に失明した．その後，歩行訓練により白杖を使用して単独で歩行できるようになった．ところが風邪から肺炎を発症し，入院治療となった．入院当初からポータブルトイレをベッドのそばに置いて使用していた．肺炎は治癒傾向にあるが，看護師は「危ないからこのままポータブルトイレを使用してほしい」と説明した．ところが，A氏はポータブルトイレを使うより「歩行できるし，トイレに行きたい」と希望を述べる．A氏は新しい環境で，トイレまで歩行できるであろうか？

　この場合，まずA氏はベッドからトイレまでの歩行を練習する．A氏は白杖で位置を確認しながら，移動可能となる．

引用文献

1）若生里奈，安川力，加藤亜紀ほか（2014）日本における視覚障害の原因と現状，日本眼科学会雑誌，118（6），p.496.
2）厚生労働省ホームページ，平成23年生活のしづらさなどに関する調査（全国在宅障害児・者等実態調査）.
3）高橋広（2013）働く視覚障害者にはロービジョンケアを，日本職業・災害医学会誌，61，pp.1-7.
4）高橋広編（2006）ロービジョンケアの実際：視覚障害者のQOL向上のために 第2版，pp.20-25，医学書院.
5）新井三樹編（2000）わたしにもできるロービジョンケアハンドブック：残存視覚の有効利用と患者のケア，p.34，メジカルビュー社.
6）高柳泰世，愛知視覚障害者援護促進協議会編（1996）見えない人見にくい人のリハビリテーション，p.62，名古屋大学出版会.
7）山田幸男ほか（2001）中途視覚障害者のリハビリテーション 第6報：視覚障害者の心理・社会的問題，とくに白杖，点字，障害者手帳，自殺意識について，日本眼科紀要，52（1），pp.24-29.

6

聴覚障害がある人の看護

① 聴覚障害の特徴

　聴覚障害には先天的な難聴と人生の中途で聴覚を障害された場合とがある．ここでは，中途聴覚障害者のリハビリテーションの概要について述べる．

6 聴覚障害 *297*

1 聴覚障害とは

　人が音としての聴覚刺激を受け取る能力が低下した状態を**難聴**（impairment of hearing／hearing loss）という．外耳から中耳，内耳，脳幹から聴覚の大脳皮質中枢に至る一連の聴覚器官のいずれかに機能的あるいは器質的な変化をきたすと聴力低下が起こる．難聴は，**伝音難聴，感音難聴**，伝音・感音両方の難聴が存在する**混合難聴**および**心因性難聴**に大別される．

　難聴の程度による分類は，現在，国際的に統一した分類法はない．日本聴覚医学会では，伝音・感音難聴の種類を問わず，軽度難聴から重度難聴までに分類している（表Ⅵ-17）．

表Ⅵ-17　難聴（聴覚障害）の程度分類

難聴の程度	聴力レベル	日常生活における聴覚の程度
軽度難聴	25dB 以上 40dB 未満	小さな声や騒音下での会話の聞き違いや聞き取り困難を自覚する．会議などでの聞き取り改善目的では，補聴器の適応となることもある．
中等度難聴	40dB 以上 70dB 未満	普通の大きさの声の会話の聞き違いや聞き取り困難を自覚する．補聴器のよい適応となる．
高度難聴	70dB 以上 90dB 未満	非常に大きい声か補聴器を用いないと会話が聞こえない．しかし，聞こえても聞き取りには限界がある．
重度難聴	90dB 以上	補聴器でも，聞き取れないことが多い．人工内耳の装用が考慮される．

（日本聴覚医学会，難聴対策委員会報告（2014）難聴（聴覚障害）の程度分類について，Audiology Japan，57（4），pp.258-263より作表）

2 病態生理

　聴覚障害をもたらす主な疾病として，中耳炎や突発性難聴などがあげられる．

〔1〕急性中耳炎

　急性中耳炎（acute otitis media）は，急性上気道炎の経過中に上咽頭から耳管を経由して起こる中耳粘膜の感染症である．幼小児期に頻回に罹患する．耳痛，耳閉感，難聴，発熱などが出現する[1]．

〔2〕滲出性中耳炎

　滲出性中耳炎（otitis media with effusion）とは，急性感染症状を欠き，鼓膜穿孔をみとめず，中耳腔内に貯留液が存在する中耳炎の総称である．発生は耳管狭窄により中耳内の空気の換気ができないことに起因する．中耳の換気障害の原因は，急性中耳炎や耳管炎などにより耳管の粘膜が腫脹し内腔が狭くなること，嚥下動作の際に耳管が開く機能が障害されていることの2つに大別される．小児では両側性，高齢者には一側性に生じやすい．主な症状は難聴，耳閉感，耳の圧迫感である[1]．

〔3〕慢性化膿性中耳炎

　慢性化膿性中耳炎（chronic purulent otitis media）は，急性中耳炎の回復遅延や外傷によって生じた鼓膜の穿孔が残存し，そこに細菌の感染による炎症が起こり慢性化した中耳炎である．主

な症状は膿性・粘膿性耳漏，難聴である[2]．

〔4〕突発性難聴

突発性難聴（idiopathic sudden deafness）は，突然に発症する原因不明の高度感音難聴である．ほとんどが一側性で，難聴の発生と前後して耳鳴り，眩暈および悪心，嘔吐をともなうことがある[3]．

3 原因

〔1〕伝音難聴

伝音難聴は外耳から中耳伝達系までの音を伝える部分の障害で起こる（図Ⅵ-12）．耳垢による外耳道の閉鎖，外耳道の奇形，鼓膜穿孔，耳管狭窄症，中耳の耳小骨連鎖の奇形，中耳炎による滲出液の貯留，中耳の腫瘍，耳硬化症などが原因で，内耳の聴細胞に伝達する音刺激が弱まることによって起こる．自分の声は頭蓋骨を伝わって直接蝸牛に入る**骨気導音**として聞くことができる．伝音難聴は低音が障害されやすい．手術により聴力の改善が期待できる．

〔2〕感音難聴

感音難聴は蝸牛およびそれより中枢側の音を感じる有毛細胞や聴中枢に至る蝸牛神経などの障害で起こる（図Ⅵ-12）．内耳炎，薬物の副作用（ストレプトマイシン硫酸塩，カナマイシン硫酸塩，シスプラチンなど），内耳奇形，音響外傷，頭部外傷，メニエール病，突発性難聴などの**内耳性難**

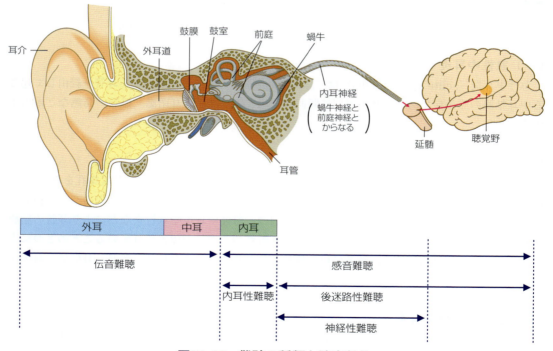

図Ⅵ-12　難聴の種類と障害部位

聴と，老人性変化や聴神経腫瘍，脳腫瘍，脳梗塞，脳出血などで起こる中枢側の後迷路性難聴がある．

感音難聴は，可聴域でも，以下の障害が生じやすい．

①音の大きさの補充現象

音を徐々に大きくすると聞こえるが，ある大きさになると急に異常な騒音として音を感じる現象．

②異常順応現象

一定の強さの音を連続して聞くと，はじめは大きく，徐々に小さく感じ，やがてまったく聞こえなくなる現象．

内耳を構成する器官が障害されると，有毛細胞の炎症・変性・破壊が生じ，これらが内耳の感音機構を障害する．感音難聴は伝音難聴に比べて言葉が明瞭に聞こえず，高音が障害されやすい．内耳の感音機構の障害は不可逆的で，手術による聴力改善が難しい．体内に埋め込まれる内部装置と外部装置でできた人工内耳の適応となることがある．

〔3〕混合難聴

中耳炎の内耳感染，中耳炎とストレプトマイシン難聴の合併，進行性の耳硬化症，職業性難聴，側頭骨外傷などが原因で伝音・感音両方が障害されて起こる．鼓膜，ツチ骨，キヌタ骨，アブミ骨の機能を代替する埋め込み型補聴器である人工中耳の適応となることがある．

〔4〕心因性難聴

器質的な障害部位はなく，ヒステリーや精神的ショックなど心因性因子によって起こる．

④ 心身・生活への影響

〔1〕言語的コミュニケーションの困難

聴覚機能の障害により，言語的コミュニケーションが困難となる．会話の際に言葉とともに表現された感情の理解が難しく，同時に自己の思いも十分に伝えにくい．他者の表情，口の動き，動作など視覚的な情報から理解しようとして緊張が持続し，心身ともに疲労するため，人との交流が少なくなる可能性がある．言語的コミュニケーションを用いて営む思考・創造・記憶など知的な活動も困難となる．

〔2〕情報獲得の困難・遅延

情報獲得の困難や遅延が起こり，音による危険の予測・回避が難しくなり，生活上のさまざまな危険にさらされる．聴覚機能の障害は他者から一見してわかりにくいため，例えば，車のクラクションに反応して行動すると思われても，それができないことで不意の事故につながるなどの危険性がある．

〔3〕情緒的な問題

音楽や自然の音色など，快の感情への情緒的な刺激を受けて気分転換やリラックスをはかるなどが難しく，心身のストレスがたまりやすい．中途聴覚障害者は，聴覚を失う前の音のある世界

300   Ⅵ 生活機能障害別リハビリテーション看護

から遮断され，孤独感や不安感などの心理的混乱もきたしやすい.

〔4〕社会生活上の変化

これまでの社会生活上の人との関係性が変化する可能性や，職業によっては仕事の継続が困難になることが考えられる. また，人生におけるさまざまなライフイベント，例えば結婚や育児にどのように対応するかなどについても考える必要が生じてくる.

② リハビリテーションの流れ

中途聴覚障害者はすでに言語を習得しているため，リハビリテーションは補聴器（hearing aids）の使用や，筆談，読話，手話などの聴覚機能を代替する新たなコミュニケーション手段の習得が必要となる. 補聴器で補っても，聴力の損失がなお 40dB 以上ある場合や，語音明瞭度の低い感音難聴においては，聴覚機能を代替する他の感覚を利用する方法を習得する. 職業を変えざるを得ない場合には職業リハビリテーションも必要となる. 以後では主にコミュニケーション手段の習得について述べる.

③ 看護の実際

聴覚障害がある人のリハビリテーション看護で重要な点は，その人がもてる力を最大限に発揮できるように支援することである. さらに，音が聞こえないことにより生じる心身の苦痛や苦悩に対する葛藤を乗り越え，聴覚機能を代替する手段を活用してコミュニケーションをはかり，その人らしい新たな生活を構築して生きていけるよう継続的に支援していくことである.

❶ アセスメントの視点

〔1〕聴覚機能

静かな環境であれば聞こえるのか，補聴器の使用はどの程度有効か，言葉が判別できるか，話しかけに対する反応（表情・行動）など，聴覚機能の程度を評価する（表Ⅵ-17 参照）. 難聴の随伴症状である耳鳴，眩暈，耳漏，耳閉塞感，耳痛，頭痛，顔面神経麻痺などの有無と程度を評価する. また，難聴の原因・誘因や増悪因子を明らかにする. 聴覚機能の検査には，耳鏡検査，耳管機能検査（ティンパノメトリーなど），聴力検査，精密聴力検査，他覚的聴力検査などがあり，検査結果の変化をアセスメントする.

〔2〕日常生活状況

コミュニケーションの手段およびコミュニケーション能力，実際の日常生活活動についてアセスメントする. また，症状が日常生活に及ぼす影響，難聴や検査，治療に対する患者と家族の認識や期待についてもアセスメントする.

② 目　標

①能力に合った手段を用いてコミュニケーションを行うことができ，対人関係を良好に保つことができる.
②生活に必要な情報を得て安全な日常生活を送ることができる.
③日常生活の行動範囲が維持できる.
④心身のストレスが緩和され，心理的混乱を起こすことなく社会生活を送ることができる.

③ ケアのポイント

〔1〕積極的なコミュニケーションのための援助

　患者の正面に位置し，その人の聞こえる側から，大きく口を開閉し，ゆっくりと明確な発声で，表情，身振り，動作を使いながら話す．患者が聞き取りやすいように環境を整え，積極的にコミュニケーションをはかる.

　正確な情報伝達が必要な場合は，筆談や資料を用いて話の内容を明確に示す．補聴器を使用している場合，マイクとの距離を10〜15cm程度にすると聞き取りやすい．聴覚障害者への情報伝達の方法について医療スタッフ間で検討し，一定の方法を用いると混乱が少ない.

〔2〕コミュニケーション能力の改善

（1）補聴器の使用

〈補聴器の適応・効果〉

　補聴器は音を増幅して聞きやすくする機器で，30〜90dBの伝音難聴に有効である．風や騒音など聞こうとする音以外の音も同時に増幅されて聞こえるため，人の声を聞き分けられるまでには訓練が必要である.

　補聴器は，薬物療法や手術療法によって聴力を改善できなかった人で，会話に不自由を感じる場合に適応となる．伝音難聴は聴覚神経機能が残されており，拡大した音を耳に送ることで聴力を改善でき，補聴器の最もよい適応である.

　一方，感音難聴は中・高音域の周波数が障害されると補充現象も現れるため，補聴器によっては急激に音が大きく変化したように響き，不快に感じることがある．また，片耳難聴は近くでの会話に不自由を感じないが，方向感が得られない場合があるため，補聴器を装用することが望ましく，両耳難聴は難聴の程度によって補聴器の効果が異なる.

〈補聴器の種類〉

　補聴器は，マイクロホン，増幅器，音量調整器，出力制限装置，イヤホン，電源部から構成され，音質調整器や騒音抑制装置が内蔵されたものもある．①ポケット型（box type），②耳かけ型（behind-the-ear type），③耳穴型（in-the-ear type）などの種類がある（図Ⅵ-13）.

ポケット型：本体を洋服のポケットに入れて使用でき，操作部分が大きくて見やすく，主に高齢者に用いられている.

耳かけ型：比較的形態が大きく，多くの機能を組み込めるため，性能が自由に得られる．ポケット型に比べて目立ちにくい，衣類や身体による音の遮断が少ない．軽度から高度難聴まで幅広く対応し，普及している.

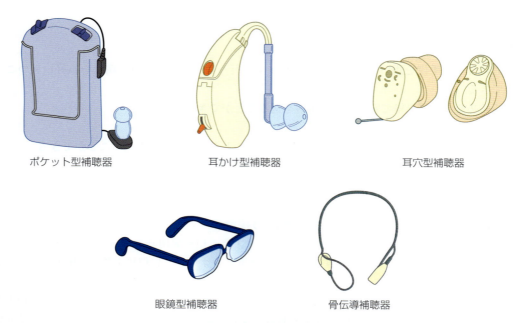

図Ⅵ-13　補聴器の種類

耳穴型：全体を外耳道に差し込むようにして使用する．マイクロホンが外耳道の近くにあり，耳介による集音効果が有効に生かされる．イヤホンの音がマイクロホンに入り反復して増幅され，ハウリングが起こりやすく，音の増幅に限界があるため，55dB以下の難聴者が利用する．

その他の補聴器：眼鏡のツルの部分に骨導補聴器を組み込んだ眼鏡型補聴器や，イヤホン（音）の代わりに骨導振動子を用い，乳様突起に装着し，振動によって音声信号を頭蓋骨に伝える骨導補聴器がある．近年，雑音の抑制が可能なデジタル補聴器や，オープンフィッティング対応補聴器などが開発されている．オープンフィッティングは，細い導管チューブの先端に外耳道を閉鎖しない耳栓の装着により低音を逃がし，耳閉塞感を防ぐ．

〈補聴器の調整〉

　補聴器は外見的に聴覚障害とわかるため使用を拒否する人もいる．聴覚障害がある人の思いを理解し，補聴器への関心がもてるよう支援する．例えば資料や実物を用いて補聴器の利点を説明し，実際に使用している人の体験を聞く機会を設けるなど補聴器への関心を高め，訓練する意欲につなげる．

　補聴器はその人に合わせた微調整が必要で，調整がうまくいかなければ使用することが面倒になりマイナスのイメージをもつことになる．補聴器で会話音を聞き取る際，低音を多く含む騒音のなかでは高音域の周波数を増幅すると会話音が聞き取りやすくなり，静かな場所では低音域の周波数を増幅すると自然の声に近くなる．これらを説明し，自分で調整できるように支援する．

〈段階的な支援〉

　補聴器で増幅された音は自然の音とは異なり，会話と同時に聞こえる雑音の除去は不可能である．そのため段階的に補聴器に慣れるように支援する．はじめは静かな場所で，1m程度離れて会話音が聞き取れるように補聴器を調整し，ゆっくりはっきりとした言葉で会話する．補聴器の装用で「聞こえやすくなった」という体験ができるようにし，意欲を高める．

次に，食堂や外来など人が集まる場所で，さまざまな音に対してそのつど補聴器の調整を行い，聞こえ方の違いを実感し，環境に合わせて自分で調整できるように支援する．はじめは装用時間を短時間とし，補聴器の調整ができるようになったら徐々に長くし，連続で5〜8時間程度装用できるよう練習する．慣れてきたら外出時に装用してみる．長時間の装用で疲労感や頭痛が出現した場合は装用を中断して休憩し，回復したらまた装用するようにする．

〈家族の理解を深める〉

家族に補聴器を通したときの音の聞こえ方と，補聴器の調整の仕方を説明する．家族も知識を得ることで，患者の体験の理解につながり，サポートしやすくなる．また，補聴器の活用が互いのコミュニケーションを助ける手段として有効であることを患者と家族の双方が体験できるように補聴器を用いての会話，聞き取りにくい言葉や聞き取りやすい話し方などについて話し合う場を設けるなどの支援を行う．

（2）筆談の活用

筆談は紙などに文字を書いて言語を伝え，意思疎通をはかる方法である．長い文や複雑な文，多義語や比喩を避け，一般的な意味の言語を用いて簡潔に表現する．患者の言語力によっては簡単な言語ばかり用いると侮辱されたと感じることがあるので，理解状況をみて複雑な言語や表現に漸次変えていく．

（3）読話（読唇術）の活用

会話する相手の口唇や舌の動き，顔の表情，ジェスチャーなどを観察することで言語を理解する方法である．人間関係が構築されれば読話によるコミュニケーションが可能となる．読話は長期的な訓練を要するので，訓練を受けるかどうかは患者自身で選択できるようにする．

読話は暗いところでは困難なので，話し手の顔に光が当たる場所で対面して1〜1.5m程度離れて座る．話し手は，はっきりと自然に話す．ゆっくりしたり，急にスピードを変えたり，強調しすぎたりしない．読話は集中を要することから疲労しやすいため，話し手は常に相手の疲労度に注意する．疲労がみられた場合は他のコミュニケーション手段に変えるか会話を中止する．相手が話の内容を理解できているか常に確認し，必要時すぐに使えるよう筆記用具を準備する．

（4）手話・指文字の活用

手話は聴覚障害者相互で最も活用されているコミュニケーション手段である．音声言語とは異なり，手の形・位置・方向・動きの4つの要素から構成され，1つひとつに言葉としての意味をもたせて言語の代わりとして表現し，意思疎通をはかる方法である．指文字は五十音と対応して指の形で文字を表し，手話を補う手段として用いる．他者との交流の範囲を広げ，自信をもって社会参加するために，手話や指文字の習得を勧める．

（5）コンピュータやデジタル端末の活用

コンピュータやデジタル端末が普及し，聴覚障害者が利用できる手段が増えている．電話や来客の到着を文字や点滅灯で知らせる補助具も開発されている．必要に応じ，活用可能な補助具や自治体で貸与できるものなどを紹介する．

304　Ⅵ　生活機能障害別リハビリテーション看護

〔3〕情報獲得のための援助

　必要な情報が確実に伝わるよう，質問したいことはないかを患者に毎日たずねる．重要なことを説明した場合には理解の状況を確認し，文字にして書き残す．

〔4〕事故防止

　視覚や触覚などの聴覚以外の感覚器を活用して，危険を知らせるサインを患者が認知できるよう支援する．聴覚障害が高度でない場合，声や音に気づいても内容がわからないことがあり，混乱や不安をきたすことで事故を起こしやすい．必要な情報については看護師が個別に説明に行くことを伝えておき，非常時に患者が安心して待てるようにする．

〔5〕緊張の緩和

　聴覚障害のある人は他者の行動を気にかけ，相手の話を少しでも正確に聞き取ろうと集中して聞くため，心身ともに常に緊張状態にある．できる限り緊張しなくてもよいように配慮し，後頸部や肩のマッサージ，温罨法，ストレッチなどを行って，緊張の緩和をはかる．

〔6〕心のケア

　外見上，聴覚障害者は他者からはわかりにくく，「人に知られたくない」などの思いから，自己の世界に閉じこもりやすい．また，聴覚障害をもって生きる今後の人生へのさまざまな思いをもっていることが考えられる．病気や治療にともなう苦痛や苦悩を乗り越えるために，他者の心の支えが必要であり，援助者には，ゆっくり話を聞く姿勢が求められる．

　会話の際，感情や考えを伝え合える雰囲気をつくり，感情や考えを伝えることの重要性を伝え，積極的に表出できるように援助する．そして，会話に参加できるように積極的に働きかける．さらに，言語的コミュニケーションだけでなく，非言語的に視覚や触覚を用いてコミュニケーションをはかる．

〔7〕対人関係の調整

　対人関係ではコミュニケーションの不足によって誤解が生じる可能性がある．同室患者など周囲の人々に状況を説明し，協力を求める．障害者が意思疎通をはかれるように援助する．家族の面会が少ない，聴覚障害者が電話ができないなどの理由で，家族との連絡に支障をきたす場合は，必要に応じて，家族との連絡方法を明確にしておくことや，本人の希望を確認して代わりに家族に連絡をとるなどの支援を行う．

〔8〕社会資源活用への援助

　難聴の程度によって，身体障害者福祉法による社会資源の活用が可能であることを説明する．身体障害者福祉法で「身体障害者」と認められると，身体障害者手帳や更生医療，補装具（補聴器など）の給付が受けられる．これらは，経済的な負担の軽減や日常生活上のハンディキャップの緩和につながる．

引用文献

1）北村聖総編集（2013）臨床病態学 3 巻　第 2 版，pp.392-396，ヌーヴェルヒロカワ.
2）市村恵一編著（2011）図解　耳鼻咽喉科，p.32，金芳堂.
3）前掲書 2），p.44.

参考文献

1．浅野嘉延，吉山直樹編（2017）看護のための臨床病態学　改訂 3 版，南山堂.
2．野村恭也監修（2013）新耳鼻咽喉科学第 11 版，南山堂.
3．野村恭也，小松崎篤，本庄巌編（1999）CLIENT21—21 世紀耳鼻咽喉科領域の臨床 -10，感覚器，中山書店.

事例編

パートⅢ

308　パートⅢ　事例編

1

脳卒中で片麻痺を残しながら自立，在宅復帰をはたす

① 事例紹介

患　者：Sさん，59歳
診断名：脳梗塞（右内包後脚）
障害名：左片麻痺，構音障害
既往歴：糖尿病，脂質異常症，高血圧症
病　歴：仕事中に下肢脱力，ふらつきを自覚し近医受診．頭部MRIで異常なく帰宅となった．翌日，左片麻痺・構音障害が出現．総合病院へ緊急搬送され，頭部MRIの結果，右内包後脚の脳梗塞と診断され保存的に治療．1カ月後，回復期リハビリテーション目的でA病院に入院となる．
家　族：母と2人暮らし．Sさんの母の介護のため現在は妻と別居．娘2人は独立（同市内，県外に居住）．母は要介護2でデイサービスを2回／週利用，排泄や食事摂取などは自立．同市内にSさんの兄と妹が住んでいる．
職　業：警備員をしており1週間に2回宿直業務をしている．

② アセスメント

　Sさんは右内包後脚部分の脳梗塞を発症した．内包は運動系・感覚系の重要な神経線維束が密集して走行しているため，運動麻痺や感覚障害を起こすことがある．Sさんの場合も左片麻痺を呈しており，ブルンストロームステージは上肢：ステージⅡ，手指：ステージⅢ，下肢：ステージⅣであった（Ⅴ章**1**①**4**「後遺症として最も多い片麻痺」参照）．入院時のFIM（Functional Independence Measure：機能的自立度評価法）合計点数は94点（運動項目：60点，認知項目：34点）（表1）で，移動は車椅子介助，移乗見守り，尿便失禁なくトイレでのズボン上げ下げ動作は見守りで行うことができた．
　前院では理学療法士（PT）が行う練習で，手すりを使用して15m程度の歩行練習はできていた．Sさんからは「この病院で練習を厳しくしてもらって，杖を使ってでもいいから歩けるようになりたいです」とリハビリテーションに対して意欲的な発言が聞かれた．麻痺の状態を考慮したうえで，今後は歩行での自立した生活を送ることができると考え，PTの歩行練習に加え，日常生活（食事・排泄・入浴などを行う際に歩行で移動する）で歩行機会を増やすかかわりが必要と考えた．しかし，A病院で使用している「転倒アセスメントスコアシート」（表2）で転倒リスクⅡ（転倒

事例 1 脳卒中による片麻痺　**309**

表 1　FIM（機能的自立度評価法）による S さんの状態

		入院時	退院時
セルフケア	食事	7	7
	整容	6	7
	清拭	4	6
	更衣（上半身）	4	7
	更衣（下半身）	4	7
	トイレ動作	5	7
排泄コントロール	排尿コントロール	7	7
	排便コントロール	7	7
移　乗	ベッド，椅子，車椅子	5	7
	トイレ	5	7
	浴槽，シャワー	4	6
移　動	歩行，車椅子	1	6
	階段	1	6
コミュニケーション	理解	7	7
	表出	7	7
社会的認知	社会的交流	7	7
	問題解決	6	7
	記憶	7	7
合　計		94	122

レベル	7：完全自立（時間，安全性を含めて） 6：修正自立（補助具使用）	介助者なし
	〈部分介助〉 5：監視 4：最小介助（患者自身で 75％以上） 3：中等度介助（50％以上） 〈完全介助〉 2：最大介助（25％以上） 1：全介助	介助者あり

を起こしやすい）であり，さらに睡眠薬を服用していることも影響し転倒の危険性が高いと予想し，転倒を予防する対策が必要であると考えた．

　リハビリテーションに意欲的な発言が聞かれる一方で，「発症後 1 週間程度は悲観的なことしか考えられなかった」という発言があった．これから入院生活を送るなかで，いままでできたことができなくなったこと，退院後に自宅での役割（母の介護）が遂行できないことで精神的に落ち込むことがあるのではないかと考えた．そのときに自分の気持ちを伝えることができるよう人間関係の構築に努める必要があると考えた．

　既往歴に糖尿病，脂質異常症，高血圧症があり脳梗塞再発のリスクが高く，特に糖尿病は

310　パートⅢ　事例編

表2　転倒アセスメントスコアシート

項　目	評価スコア	患者評価					
		入棟時					
		／	／	／	／	／	／
中枢神経麻痺	□2あり □0なし						
入棟までの転倒歴	□1あり □0なし	／	／	／	／	／	／
視野・視力障害	□1あり □0なし						
感覚障害	□1あり □0なし						
尿失禁	□1あり □0なし						
中枢神経作用薬	□1あり □0なし						
移動手段	□2車椅子 □1歩行器 □0ストレッチャー，杖歩行，独歩						
HDS-RまたはMMSE （認知障害）	□1 HDS-R ≦ 22または MMSE ≦ 24 □2 HDS-R ≧ 23または MMSE ≧ 25						
・リスクⅢ（7〜10点） ・リスクⅡ（4〜6点） ・リスクⅠ（0〜3点）	合計点						
	危険度 （リスク：Ⅰ・Ⅱ・Ⅲ）						
	サイン欄						

※ 査定日は入棟時，1カ月ごと，転倒発生時，その他状態変化など

リスクⅢ：シート合計点7〜10点	転倒をよく起こす
リスクⅡ：シート合計点4〜6点	転倒を起こしやすい
リスクⅠ：シート合計点0〜3点	転倒する危険性がある

HbA1cが9.9％と高値であり，服薬治療やインスリン治療を継続するとともに退院後の生活を見すえて，それらを自己管理できるように指導をしていく必要があると考えた.

〈問題点〉

#1　脳血管疾患の発症および再発を引き起こす危険性がある.

#2　左片麻痺に関連した転倒の危険性がある.

#3　障害の残存，役割遂行障害に関連した自己尊重の低下がある.

③ 目　標

〈長期目標〉（入院期間：120日間）
①積極的に自己の健康管理を行うことができる．
②屋内外を1人で安全に移動することができる．
③身の回りのことを自分で行い，自宅で安心して安全な生活を過ごすことができる．

④ 看護の実際

1 脳血管疾患の発症および再発の危険（#1）

〔1〕観察項目
①バイタルサインの変化（血圧上昇，脈圧の増大，脈拍数の減少（徐脈），呼吸の不整，呼吸数の変化など）．
②眼の症状（瞳孔の大きさ・形・左右差の有無，対光反射の有無，眼球運動の状態）．
③麻痺の部位，程度．
④検査データ（血液・尿検査，レントゲン，心電図，頭部CTなど）．
⑤排尿・排便状況．

〔2〕ケア項目
①毎日のバイタルサイン測定を確実に行う．
②便秘予防のため排便コントロールを行う．
③異常がある際には医師の指示のもと必要な処置や投薬を行う．
④多職種と連絡を密にとり情報交換を行う．

〔3〕教育指導項目
①身体に異常を感じるときにはすぐに申し出るよう説明する．
②再発時の症状や前駆症状について説明する．
③糖尿病，脂質異常症，高血圧症，脳梗塞についての基本的な知識を伝え，脳梗塞再発を予防するための血圧自己管理，食事，服薬，インスリン自己注射，運動の自主練習について指導を行う．

〔4〕実践と結果
　入院初期よりバイタルサインの変化や麻痺の増悪がないかなどの全身状態の観察を行った．Sさんは入院時よりFIM認知項目が高く（5項目合計34点：理解7点，表出7点，社会的交流7点，問題解決6点，記憶7点），早期に健康管理指導を行うことで服薬やインスリンの自己管理が自立して行えると考え指導を開始した．
　服薬自己管理は，左片麻痺を考慮して最初は複数の錠剤を1袋にまとめ1回分ずつの管理方法から開始した．袋から取り出す際に錠剤をこぼすことや飲み忘れがないことを確認し，3日後には1日分の服薬自己管理を行い，それも飲み忘れがなければ1週間分を自己管理するように管理日数を延ばしていった．その間，薬の袋をハサミで切るための指先動作や，薬を小皿に入れてこ

ほさず服用する動作については，作業療法士（OT）の評価を参考にしてくり返し服薬自己管理練習を行った．Sさんは糖尿病の既往があり，食後薬に加え血糖降下薬を食前に服用する必要があった．退院後も服薬自己管理を継続していくため，Sさん本人・医師・薬剤師と相談し，内服薬はすべて食前に服用する調整を行った．その結果，入院1カ月後には服薬自己管理は自立した．

　インスリン自己管理は，服薬自己管理練習を開始した同時期から指導・練習を開始した．インスリンの単位調整，穿刺部位の消毒，穿刺，穿刺針の片付けなどは主に非麻痺側の右手で行うが，左手も補助手として積極的に使用しながら行った．途中インスリン単位の変更があり，そのつど指導を行った．入院中2回ほど低血糖症状があったが，ブドウ糖を服用し症状は改善した．低血糖症状時の対処法についても指導を行った．入院2カ月後にはインスリン自己管理は自立した．服薬自己管理，インスリン自己管理ともに医師・薬剤師と協働し，教育・指導を本人・家族に適宜行うことで自立に至った（退院時のHbA1c：6.2%）．

❷ 左片麻痺に関連した転倒の危険（#2）

〔1〕観察項目
①運動障害のタイプとその程度．
②麻痺の性質：弛緩性麻痺か痙性麻痺か，回復状況（ブルンストロームステージ）．
③ADLの障害および自立度：寝返り，起き上がりなどの基本動作やベッドと車椅子間での移乗，トイレ・浴槽への移乗，移動能力など．
④運動前後のバイタルサインの変化．
⑤活動と休息のバランス．
⑥障害の受けとめ方．

〔2〕ケア項目
①使う頻度が多い物品は手の届く場所に置くよう環境設定を行う．
②非麻痺側から起き上がれるようベッド位置を調整する．
③移動能力に応じて介助を行う．

〔3〕教育指導項目
　Sさんに自立度を説明し，介助が必要な場合はナースコールを押してもらうよう指導する．

〔4〕実践と結果
　Sさんは入院時より回復への意欲が高く，歩行練習にも積極的であった．PTを中心とした歩行練習に加えて，看護師介助による日常生活（食事・排泄・入浴など）での歩行練習を行った．睡眠薬服用後の21時以降は歩行能力が不安定になるため，まずは日中（9時〜17時）の日常生活場面での歩行機会を増やした．歩行能力が上がるとともに1人での活動が増えて転倒する危険性が高くなったため，自立度の設定についてはSさん本人に口頭と紙面提示で細かく説明した．

　ベッド周辺の環境設定は本人に説明を行い，同意を得たうえでSさんが日常的に使用する物品（テレビのリモコン操作器やティッシュペーパーなど）を手の届く位置に置いたり，非麻痺側から起き上がれるようにベッドの位置を調整した．夜間も含めた歩行能力について，医師，PT，OT

などSさんを担当するチームメンバーと情報を共有し，徐々に自立度を上げていった．入院後1カ月半を経過すると1本杖を使用し病棟内歩行が自立，2カ月めで杖を使用せずに歩行が自立した．退院後は階段を使用することもあり階段昇降練習を行った．一度，階段昇降の自主練習中につまづき，転倒した．「こんなところで転倒するとは思わなかった．できないところもわかった」と，転倒したことでSさん自身が自分の歩行能力を確認する場面もあった．

　入院3カ月め，自宅生活での課題抽出と解決方法の検討を目的に，Sさん，Sさんの兄，同市内に住む娘，そして介護支援専門員（ケアマネジャー）同伴で自宅訪問を行った．自宅内では特に転倒の危険性が高い浴室の壁に手すりの設置と，浴槽内に入るための福祉用具貸与を行った．

3 障害の残存，自己尊重の低下（#3）

〔1〕観察項目
①障害の残存の程度．
②活動と休息のバランス．
③日常生活上でできることとできないこと．
④運動時および日常生活上の訴え，苦痛の状況．
⑤感情の表出，抑圧の言動．
⑥Sさんと家族の関係（面会頻度，1回の面会時間，面会時などのSさんと家族の会話や表情）．

〔2〕ケア項目
①障害の状況を受けとめられるよう訴えを傾聴する．
②Sさんの言動を多職種で共有し，障害受容の段階を考慮したかかわりを行う．
③悲観的言動を家族と共有し，家族も含めた包括的なコミュニケーションをはかる．

〔3〕教育指導項目
①焦らずに生活の自立に取り組めるよう会話のなかで説明していく．
②入院中だけでなく，退院後も継続したリハビリテーションを行い，かかわっていくことを説明する．

〔4〕実践と結果
　歩行能力とともに更衣や入浴動作能力も向上した．しかしSさんは自分が思うように上肢の動きが回復しないことに悩んでいた．医師，社会福祉士を交えた面談時に看護師も同席し，Sさんとその家族の表情や発言の内容から，面談後に再度Sさんと家族に現在の気持ちや将来についての考えを聞いた．病前の役割であった家事（調理など）についての練習を提案したが，「いまは家事をやれる気がしない」との返答があり，Sさんの意思を尊重して家事動作練習の促しは継続したが，実施することはできなかった．このように，日々の生活のなかでSさんや家族の気持ちに寄り添い，傾聴していった．課題として残った上肢機能の改善については，退院後，外来リハビリテーションを継続して行うこととなった．

　ADLは自立し，自宅への外出・外泊をくり返し，自宅での生活は安全に行うことができるとSさん本人・家族・チームメンバーとともに判断し，入院4カ月めに自宅退院に至った．退院時の

314   パートⅢ　事例編

FIM 合計点数 122 点（運動項目：87 点，認知項目：35 点），ブルンストロームステージは上肢：ステージⅣ，手指：ステージⅣ，下肢：ステージⅤであった．家事などの IADL は S さんの兄や妹の手を借りながら行い生活することとなった．

⑤ 評　価

　リハビリテーション看護では，障害だけに焦点を当てるのではなく，その人を生活者としてとらえ，QOL を高めていくかかわりが必要である．それは，機能障害によって生じた生活の不自由さや困難に対処する適切な生活の仕方を学び，よりその人らしく生きられるように，機能障害に陥った生活を立て直し，再構築することを目標としているからである．

❶ 自己の健康管理について

　目標①「積極的に自己の健康管理を行うことができる」については，S さんは A 病院に入院した当初からリハビリテーションへの意欲が高く，FIM 点数も高いことから早期に ADL が向上すると考えられた．しかし，糖尿病や脂質異常症，高血圧症の既往があり，脳梗塞の再発の危険性は高く，全身状態の観察が重要であった．再発予防のため健康管理指導を行い，血圧の自己測定や服薬・インスリンの自己管理を行うことができるようになった．これには薬剤師などの専門職のかかわりもあったが，S さんが困っていることを看護師が察知して声かけを行い，そのつど助言や指導をするなど毎日のかかわりを通して日々の変化を観察し，体調を調整・管理していたことが有効であったと考える．

❷ 安全な移動について

　目標②「屋内外を 1 人で安全に移動することができる」については，看護師は 24 時間患者の生活にかかわっているため，夜間の移動能力も把握することができる．このときに FIM や BI（バーセルインデックス）などの共通の評価基準を使用することで患者の能力を適切に評価し，チームで情報共有することが患者の自立度を上げていくことにつながった．多職種で情報を共有するためにコミュニケーションを密にとるが，その際には共通の評価基準をもつことが不可欠である．

　移動能力が向上すると，同時に転倒の危険性も高くなるため，日常生活での移動能力を評価したうえで転倒を予防するための環境設定をすることが重要である．実際に転倒したときには，S さんの行動を責めるのではなく，S さん自らが行動しようとしたことを認めたうえで，S さん自身が「できること」と「できないこと」を考える学習支援を行ったことが効果的であったと考える．

❸ 身の回りのことを自分で行い，安心・安全に過ごすことについて

　目標③「身の回りのことを自分で行い，自宅で安心して安全な生活を過ごすことができる」ために，環境設定は病院内だけでなく，退院後に生活する場所を想定して検討を行った．S さん，兄，娘も一緒に自宅を訪問して検討し，必要な場所に手すりを設置するなどを行ったことでスムーズな自宅退院に至ったと考える．

Sさんは自宅で安全に生活することは可能となったが，Sさん自身が思う回復に至らず家事動作の練習には至らなかった．Sさんの母についてはPTが入院翌日に自宅を訪問して状況を確認し，食事の準備などを除いて自宅内の生活はほぼ自立という情報を得た．また，Sさんの入院後は兄妹が協力して母の介護を行っていることも面談時に確認した．Sさんができなくなった母の食事の準備には兄妹が協力してくれることになり，退院後Sさんの役割は「母を見守ること」になった．Sさんや家族の思いをそのつど傾聴し，必要に応じて指導を行ったことが，Sさんが障害を受け入れ，生活の再構築を行う準備を支えることにつながったと考える．

⑥ 本事例のポイント

Sさんは回復期リハビリテーション病院に入院した時点でFIM合計点数94点と高く，比較的早期にADLは自立すると想定された．そのため病棟内での歩行練習は段階的に自立度を上げていった．しかし移動能力の向上にともない転倒の危険性が高くなったため，多職種で情報共有しながらそのつど環境調整を行い，転倒予防に努めた．Sさんは一度転倒したが，看護師はできることを認めつつ見守りながらできないことを適切に介助するように努めた．

ADLが向上するなかで，Sさん自身が思う回復が得られず将来の生活に不安を感じ，悲観的になることもあった．Sさんの気持ちを傾聴することに加え，意思を尊重した練習を継続し，残る課題は退院後の継続したリハビリテーションにつなげた．これらは看護師だけのかかわりで解決することはない．他職種の専門的な知識・技術を用いて協働してかかわることが重要である．

参考文献・資料

1. 酒井郁子，金城利雄編（2010）リハビリテーション看護：障害をもつ人の可能性とともに歩む，南江堂．
2. 全国回復期リハビリテーション病棟連絡協議会　医療安全委員会，転倒アセスメントシート評価表．

2

高次脳機能障害による危険，不安，混乱を乗り越え自信を取り戻すまで

① 事例紹介

患　者：Tさん，男性，60歳代前半
診断名：頭部外傷（左前頭葉皮質下出血），高血圧症

障 害 名：右片麻痺（ブルンストロームステージ上肢：ステージⅤ，手指：ステージⅤ，下肢：ステージⅤ），高次脳機能障害（注意障害，右半側空間無視，記銘力障害，失行，失語，遂行機能障害）．
家　　族：妻（50歳代後半，パート勤務）と2人暮らし（子どもはすでに独立）．
現 病 歴：2カ月前，農作業中に転落して受傷，保存的治療を受けた．受傷2週間後に回復期リハビリテーション病棟に入院した．
既 往 歴：なし
生 活 歴：製材会社に勤務し，60歳の定年退職後は山や畑で農作業をして過ごしていた．
本人の回復期待：家に帰りたい．山で農作物の世話をしたい．

アセスメント

　Tさんの主となる障害は注意障害，右半側空間無視であった．記銘力，遂行機能の低下と，食事動作では食器を直接口に運ぶなどの失行もみられた．失語もあり，コミュニケーションは単語レベルであれば可能な状態であった．麻痺はほとんどないが，右側の筋力低下が軽度にあり，右半側空間無視によって右への注意が払えないことで歩行時の転倒の危険が高い状態であった．
　以下，高次脳機能障害によって起こりうる日常生活上の課題に焦点を当ててアセスメントの内容を述べる．

1 移動・移乗時の転倒，身体損傷の危険（#1）

　多職種で入院時に評価を行い，Tさんは歩行が安定するまで車椅子を使用する方針となった．Tさんは標準型車椅子を使用しているが，ブレーキをかけないまま立ち上がったり座ったりした．そのため移乗時に車椅子が動くことで転倒しそうになる場面がみられた．車椅子駆動の場面では，右側の障害物を見落とし，衝突することがあった．
　作業療法士（OT）による高次脳機能の評価では記銘力の低下がみとめられ，MMSE（ミニメンタルステート検査）では12点／30点と，認知機能の低下が疑われた．
　これらの情報から，Tさんは日課や指導されたことを記憶にとどめて行動することが難しいと予測した．特に車椅子の操作方法を習得することは，それまでに体験したことのない課題を学習することとなり，習得に時間を要すると予測した．Tさんは必要時にスタッフコールを使用してスタッフを呼ばなければならず，危険を回避しながら車椅子で移動することは困難であり，転倒のリスクが高い状態であった．よって，Tさんに日常生活のなかでくり返される移動・移乗場面での転倒対策をしっかりと行うとともに，Tさんが自分で危険を回避しながら安全に移動・移乗できるようにすることが必要であると考えた．

2 状況理解の困難と環境適応困難により心理的に不安定となる可能性（#2）

　急性期病院から回復期リハビリテーション病棟に移ることによる環境の変化は，患者に不安と緊張をもたらす．加えてTさんのように高次脳機能障害をもつ状態では，自分の行動を自覚することや自分の置かれた状況を理解することが難しく，周囲への違和感や混乱が生じやすい．したがってTさんの生活場面で不安や混乱を助長させないかかわりが重要であり，安心して入院生活

を送ることができるような援助が必要と考えた.

　言語聴覚士（ST）の情報から，Tさんは理解面においては，話し言葉だけでなく文字を併用するほうがスムーズにできることがわかった. 表出は単語か短文レベルの発語がみられることから，援助場面でのコミュニケーション方法を工夫することで意思疎通をはかり，不安を軽減していくことができる. また，記銘力の低下によりスタッフや環境，日課に慣れることに困難を生じることが予測されるため，Tさんの反応を観察しながら，かかわり方を統一していく必要があると考えた.

❸ セルフケア不足状態

　入院時に行われた評価から，Tさんの基本的なニード（食事，排泄，睡眠，清潔など）は未充足の状態であることがわかった. 体調と心の安定を整えることにより，生活行動再獲得に向けた学習に取り組む力を発揮できるようにする必要があると考えた.

　以下に，ADLに関連する課題から「食事」と「排泄」の2つを取り上げてアセスメント内容を述べる.

〔1〕食事のセルフケア不足状態（＃3）

　Tさんは食堂で車椅子に乗車しテーブル席について食事をすることができた. しかし目の前に食事が準備されても自発的に食べ始める様子はなかった. スタッフが手を添えてTさんにスプーンを持ってもらい，食べる動作を数回行うと，食事動作を開始した.

　Tさんは右上肢の麻痺はほとんどない状態であったが，筋力低下の影響のために右手ではしを使って食事をすることは難しい状態であった. 左手でスプーンを使用すれば食事動作は可能であったが，途中で手が止まることがあった. スプーンを使わずに食器を直接口に運んで食べる動作もみられ，スタッフが修正するととまどう表情がみられた. 嚥下機能に問題はなかったが，食卓周囲で人の動きがあると，Tさんは注意がそれてむせることがあった. また，右側の食べ残しに気づかないことがあった.

　以上のような状態から，Tさんは注意障害と右半側空間無視，失行のために食事に集中することが難しく，食事動作がスムーズに進まないと考えた. また，注意が分散することで，飲み込みに集中できず，誤嚥する危険があると判断した.

　よって，まずはTさんが安全に食事をすることができるように，食事に集中できる環境を整える. 動作を促す声かけや手順の説明はTさんが混乱しないように統一する. 右側の食べ残しに対しては，当面はスタッフがさりげなく食器の位置換えを行い，Tさんがストレスを高めずに全量摂取できるよう援助することが必要であると考えた.

〔2〕排泄動作のセルフケア不足状態（＃4）

　Tさんは，尿意，便意は感じているが，スタッフコールや言葉で知らせてくることはなかった. 時折リハビリパンツ内に失禁があったが，トイレでも排泄があった. Tさんがベッドから起き上がり，そわそわしているときにトイレに誘導すると，排尿があった.

　トイレ内の排泄動作は，手順を指示すると手すりにつかまり車椅子から立ち上がることができるが，回転して体の方向を変えるときには逆回りに回ろうとしてとまどっていた. ズボンを下げ

ないまま便座に座ったり，排泄後はリハビリパンツを上げないままズボンを上げるなど，動作手順に混乱がみられた．

以上の状況から，失禁する要因として，①失語，記銘力低下によりスタッフコールを使用してタイミングよく尿便意を伝えることができない状態であること，また，②失行，遂行機能障害（Tさんの場合は複数手順の動作に混乱が生じる）によりトイレに行って排泄するまでの一連の動作がスムーズに行えないことで間に合わず失禁（機能性尿失禁）していることが考えられた．

よって，まずはスタッフコールを押して尿意を表出することができるように，指導と環境設定を行う．トイレ内での排泄動作については，介助者はTさんの動作を見守りながら，必要な部分には手順の声かけと介助を行い，動作が習得できるように援助する．失禁することはTさんにとって失敗体験となるため，Tさんの尊厳を守りながら，失禁することなく成功体験を重ねられるように援助することが必要であると考えた．

③ 目 標

長期目標（入院後4カ月）：屋内での歩行・ADLが自立し，安全に過ごすことができる状態で退院し，サービスを利用しながら在宅生活が可能となる．

④ 看護の実際

1 移動・移乗時の転倒，身体損傷の危険（# 1）

〔1〕**短期目標（入院後1カ月）**
①右側に注意を向けることができ，見守りで起き上がり，移乗ができる．
②車椅子の安全操作ができ，目的地まで安全に駆動できる．
③移動・移乗時にはスタッフコールを押して介助を求めることができる．

〔2〕**看護実践**
（1）入院時
　Tさんがスタッフコールを押すことがなかったため，Tさんと家族に同意を得たうえで転倒防止対策として特殊コールを使用した．スタッフがTさんの離床行動を早くキャッチするために，コールマットのほかにクリップコール（臥床している患者の衣類にクリップで取り付けておくと，患者が動いたときにひもが引っ張られることでセンサーが反応してコールが鳴る．引っ張られたときにはひもはセンサー本体から外れるしくみなので，患者の動きを妨げることはない）を導入した．同時にTさんにはスタッフコールを押すようにくり返し説明するとともに，OTと相談し，Tさんの注意が向きやすくなるようにコール機の設置場所を決め，カラーテープで色づけする環境設定をした．

（2）入院後1週間
　クリップコールが鳴ってスタッフが訪室すると，Tさんは性急に車椅子に移乗し，ブレーキを解除せずに駆動しようとした．口頭で説明するだけでは理解が難しいようであったため，スタッ

フは移乗の仕方やブレーキ解除の仕方を説明しながら手を添えて介助した．スタッフがベッドサイドから離れるときには，スタッフコール機を見せながら，押してスタッフを呼ぶことを文字に書いて説明した．このようなかかわりをくり返し行った．

（3）入院後3週間

Tさんはスタッフコールを押し，端坐位でスタッフの訪室を待つようになった．Tさんからは「（スタッフを）呼ばないといけないと思って」との言葉が聞かれた．車椅子駆動もできるようになったが，右側の扉にぶつかりそうになることもあったため，スタッフが見守りながら「右側は大丈夫ですか」と声かけを統一し，Tさんの気づきを促し，進行方向を修正する介助をくり返した．

（4）入院後1カ月

理学療法士（PT）によると，Tさんは坐位姿勢が良くなり，右側に注意が向くように誘導すると障害物に衝突することなく歩行できるようになっていた．多職種カンファレンスでは，車椅子を移動手段とするよりも歩行ができるようにアプローチをするほうが，Tさんの移動の自立がスムーズに進む段階にきたと判断した．Tさんはスタッフコールを押すことができるようになり，スタッフが訪室するまで待てるようになったことも考慮し，生活の移動手段を「車椅子」から「歩行」に変更した．Tさんにそのことを説明すると，「大丈夫，いける」と自信をのぞかせた．

❷ 状況理解の困難と環境適応困難により心理的に不安定となる可能性（#2）

〔1〕短期目標（入院後1カ月）
①意思疎通ができ，伝えたい内容を伝えることができる．
②環境や日課，スタッフに慣れ，混乱を生じることなく病棟生活を送ることができる．

〔2〕看護実践

（1）入院時

回復期リハビリテーション病棟では1人の患者に多職種がかかわるため，患者にとってはスタッフの区別がつかず，混乱をまねくことがある．Tさんも「あなたは訓練士さんだったかね？」と混乱する様子がうかがえた．

まずはTさんがスタッフに慣れて安心できるように，かかわるスタッフは「おはようございます．今日の担当看護師の○○です」と，職種と名前を自己紹介することを徹底した．

また，Tさんの混乱を最小限にするために，食事をするテーブル席も毎回同じ席に設定するなど環境を統一し，タイムスケジュール表を作って日課を文字で提示した．

（2）入院後1週間

クリップコールが鳴って訪室し「どうしましたか？」と表出を促すと，Tさんは「トイレ」とその場に応じた適切な単語を発するようになった．

（3）入院後3週間

日中，休息の希望を問うと「起きておこうか」とTさんは短文で希望を伝えられるようになった．

320　パートⅢ　事例編

デイルームのテーブル席で，病前によく読んでいたという新聞や雑誌をわたすと，読む姿がみられるようになった．また，就寝時にはTさんからスタッフに「おやすみ」と言葉をかけるようになり，病棟の生活やスタッフに慣れてきたことがうかがわれた．

（4）入院後1カ月

　スタッフコールが鳴り訪室すると，「訓練の時間だね」と，Tさんはスケジュール表を見て自分で時間に応じた行動をとる様子がみられた．まだスタッフの名前は覚えていなかったが，顔と職種は記銘できており，顔なじみの関係ができてきた．

　この頃から，「最近困っていてね．歯医者……，違う．歯磨き，歯磨きがうまくできないね．ダメだね」という発言も聞かれるようになった．入院当初はADLが困難な場面で混乱し，自分の状態を言葉で表現することはできなかったが，徐々にそのときどきの自分の状況を理解し，不安な気持ちを表出するようになった．

③ 食事のセルフケア不足状態（＃3）

〔1〕短期目標（入院後1カ月）
①食事に集中でき，誤嚥を起こさず摂取することができる．
②右側に置かれた食事にも注意を払いながら，全量を自力で摂取することができる．

〔2〕看護実践
（1）入院時

　混乱を防ぐための環境設定を行った．まずは食事するテーブル席を一定にした．また，他の患者の動きで注意がそれないよう，左側からの入力刺激を遮断するためにTさんの左に壁があるようにして座ってもらった．1回の食事では，声かけや介助する担当者は1名にした．

　Tさんは注意障害と失行のために，食事への注意が持続しなかった．食事動作が始まらない場面や途中で食事の手が止まる場面では，ペースや一口量を観察しながら声をかけて促し，必要時，手を添えて介助した．右側への注意が向かないときには，スタッフが右と左の食器を入れ替えて位置を変えた．

（2）入院後1週間

　スタッフが食器の位置を変えることで，食器内の食事を食べ残すことがなくなり，自分で全量摂取できるようになった．

（3）入院後2週間

　食事への集中力が向上してきたため，OTと検討し，食器の位置換えは中止して，「右側はどうですか？」と声かけをすることにした．すると，右側に注意を向けることができ，他の食器に気づくことができた．

（4）入院後1カ月

　Tさんは食事動作の開始が自発的にできるようになり，左手でスプーンを使用して一口量や口

に運ぶペースも適切にできるようになった．食事中に自分の前の席に座っている他患者の顔を見て話しかけるなど，会話しながら一口量を自分で調整し，最後まで食べることができるようになった．

④ 排泄動作のセルフケア不足状態（＃4）

〔1〕短期目標（入院後1カ月）
①尿意，便意を知らせることができる．
②トイレで排泄ができ，失禁がなくなる．
③見守りと声かけによる誘導でトイレ動作が自立する．

〔2〕看護実践
（1）入院時
　尿意便意を感じたときにスタッフに知らせることができるよう，＃1，＃2のプラン同様，スタッフコールの使用を指導し，環境を整えた．排泄チェック表で排尿パターンを把握し，間隔をみて尿意の表出を促した．

　また，コールが鳴って訪室したときには，Tさんの様子を観察し，尿意を感じて動き出していると推測したときには尿意の有無を問うようにした．

　Tさんがトイレ内の排泄動作を習得できるように，一連の動作をOTと確認し，ブレーキ操作の促し方など，スタッフ間で統一した介助を行った．ただし，Tさんがトイレ内動作を学習することよりも，まずは失禁することなくトイレで排泄できることを優先して，ズボンの上げ下げはスタッフが行った．

（2）入院後2週間
　「トイレに行きたい」と尿意を表出できるようになった．トイレまで車椅子を駆動する姿がみられ始めた．トイレ内ではズボンを下ろす動作を自分で行っているうちに失禁することがあったため，リハビリパンツ内に尿取りパットを併用し，失禁してもパットを交換するだけで簡単に対処できるようにした．

（3）入院後3週間
　失禁することがなくなったため，Tさんと相談し，尿取りパットの使用をやめた．排泄後のズボンを上げる動作は，シャツの裾をズボンに入れることが十分にできないため，その部分の介助を行った．

（4）入院後1カ月
　移動手段が車椅子から歩行になったことで，トイレ内でスムーズに動作ができるようになった．スタッフコールを押すことも定着してきた．Tさんから「大丈夫だと思う」という言葉があったため，妻にも説明し，リハビリパンツをやめて布パンツを着用することにした．

⑤ 評 価

1 転倒，身体損傷の回避について

　Tさんの移動手段を「車椅子」から「歩行」に変更したことで，「車椅子の操作」というTさんには習得が難しい課題がなくなり，TさんのADLは向上した．Tさんからは「どんどん動きたいね」という言葉が聞かれ，回復を実感し意欲が高まっているようであった．ただ，注意障害，右半側空間無視は残っており，危険回避のための行動は十分でないため，引き続きスタッフが見守り，安全を確保する必要がある．今後はTさんが自分で危険を回避しながら目的地までたどり着けるようプランを継続していく．

2 心理的な安定について

　Tさんはコミュニケーションがとれるようになった．また，スタッフの顔や環境を記銘し，日課を把握して過ごすことができるようになった．心理的に安定して病棟生活を送ることができるようになった．よって，＃2の短期目標①②は達成したと考える．しかし1カ月経過して，Tさんは新しい状況に遭遇すると，できない自分に気づき，落ち込む様子がみられるようになった．Tさんの気持ちの表出を促しつつ，できることが増えている事実を援助の場面でフィードバックしながら，Tさんの気持ちを支えていく．

3 誤嚥の防止と食事動作の自立について

　注意障害や右半側空間無視，失行が改善されつつあり，周りの環境にも左右されずに，一連の食事動作ができるようになった．また，誤嚥や見落としもなく自分で全量を食べることができるようになった．よって，＃3の短期目標①②は達成したと考える．しかし，注意障害が残っているため見守りは継続する．また，右手の筋力が回復しつつあるため，今後は右手での食事動作を生活のなかに取り入れることをOTと検討する．

4 排泄の自立について

　失禁することなくトイレでの排泄が可能となった．よって，＃4の短期目標①②は達成したと考える．ただし，注意障害により，衣服の裾をズボンに入れたり整えたりする部分で，ときに介助が必要であり，また右半側空間無視が残っていることから，安全確保のため見守りは継続し，自立を見極める．

5 評価のまとめ

　Tさんの入院後1カ月の目標はほぼ達成したと評価した．また，多職種カンファレンスでも目標は達成したと評価した．しかし注意障害，右半側空間無視が残っていることから，日常生活のあらゆる場面でTさんが自ら気づき，危険を回避できる動作を習得できるように，学習支援を継

事例 3 脊髄損傷　**323**

続する必要がある.

　今後は，在宅生活を見すえて必要なセルフケア行動（更衣，服薬管理，体調管理，スケジュール管理など）の学習支援を行いながら，妻の生活も含めた在宅生活の調整を行う. そのためには，早期に家庭訪問を行い，T さんの在宅生活への希望や課題を明確にして達成をめざす.

⑥ 本事例のポイント

①安全を確保し心理的な安定を整える

　T さんは，自分の高次脳機能障害に気づかず，不安や混乱を体験している時期であったため，環境設定とかかわり方の統一を行い，安全に安心して病棟生活を送ることができるようにアプローチした.

②生活場面でくり返しかかわり，段階的に進める

　毎日の生活援助場面でくり返しかかわり，できることを一つひとつ増やしていくことで T さんが回復を実感しながら安心して次の段階に進めるようアプローチした.

③多職種でかかわる

　多職種で情報共有しながら柔軟に対応したことが目標の達成につながった.

3

脊髄損傷を負った若年者の障害受容

① 事例紹介

患　者：K さん，20 歳代前半，女性. 会社員で，1 人暮らしをしていた.

診断名：頸髄損傷，第 4 ～ 5 頸椎脱臼骨折

障害名：四肢麻痺，神経因性膀胱直腸障害，嚥下障害，呼吸障害

家　族：実家に両親が住んでいる. ともに 50 歳代. 家族関係は良好で，受傷後より父は休職し，母は退職して両親が交替で 24 時間付き添っていた.

性　格：物静か. 「将来，海外で生活してみたい」との夢があった.

現病歴：通勤途中に交通事故にて受傷した. 救急搬送され，急性期病院に入院. C4~C5 の頸椎脱臼骨折，頸髄損傷で前方椎体固定術を施行. 人工呼吸器管理から 41 病日めに完全離脱した. 入院当初は「死にたい」などと悲観的な訴えが聞かれたが，徐々に落ち着き，60 病日め，リハビリテーション病院に転院となった. 転院前に医師より患者と両親に告知を行ったが，精神的に大きく変化することなく経過した.

転院時の状況：フランケル分類による脊髄損傷評価は A（損傷高位以下の運動知覚完全麻痺）. 四

肢麻痺により自力体動困難のため，ADLは全介助．SOMI（sternal occiput mandibular immobilization）型頸椎固定装具を装着．気管カニューレより酸素 1 〜 2L ／分投与．喀痰が多く，頻回に吸引が必要であった．栄養は胃瘻より注入．スタッフがケアをするたびに警戒するような表情で見ていた．ナースコールは，ブレスコールを使用することができ，口唇の動きやまばたきで訴えるが，うまく伝わらないことも多く，訴えが伝わらないといらいらした様子で閉眼してしまう状況であった．両親が交替でそばに付き添い，訴えを聞いてスタッフに伝えていた．両親は会話時に笑顔はあるものの，疲労がみられた．患者の希望で，家族以外の面会は断っていた．

② アセスメント

　転院時の状況から以下のようにアセスメントし，ケア計画を立案してかかわった．
①喀痰が多いこと，自力体動困難であること，装具装着に対する違和感があること，セルフケアが行えないことにより身体的・精神的安寧が保たれていない．
②前医において 24 時間付き添ってきた家族に身体的・精神的疲労がみられる．
③告知を受けて間もないことや転院・環境の変化による不安があり，さらに，重度の障害で 20 歳代前半と年齢が若いため，将来への不安から今後精神的に不安定になる可能性がある．

③ 目　標

　患者と家族が身体的・精神的に安寧に過ごすことができるよう，以下の目標をあげた．
①呼吸状態が安定し，セルフケアが介助にて保たれ，身体的・精神的苦痛が軽減する．
②家族の疲労が軽減する．
③不安が軽減する．

④ 看護の実際

身体的・精神的苦痛（#1）

〈転院初期のケア〉
　転院した日から，患者は物品や環境，前医で受けていたケアと少しでも違いがあると，「前の病院では，こうしていた」とあらゆることに不安を訴えていた．そのため，ケアを実施する際は患者・家族に説明をして，同意を得ながら行うことを徹底し，疑問や不安を生じさせないようにすることを重要視した．また，排泄ケアや清潔ケアについては，青年期の女性であることに配慮して，女性スタッフでかかわるように統一した．
　呼吸状態の安定については，喀痰が多いことから，体位ドレナージやスクイージングで痰の喀出を促し，夜間はなるべく痰の喀出により睡眠が阻害されないように配慮した．患者が痰を吸引してほしいときにはナースコールで知らせてくれるため，ナースコールへはすばやく対応するようにした．
　また，患者が安楽にケアを受けられるように体位変換や清潔ケアは看護師 2 人で，快・不快の

意思表示を確認しながら実施した．夜間は看護師が頻回に訪室して訴えを聴くとともに，訴えがなくても状況に合わせて対応するようにした．

② 家族の疲労（#2）

　家族の疲労については，両親に休息が必要と考え，「24時間の付き添いはせず，ご両親が自宅で過ごせる時間もつくるようにしていきましょう」と，入院時に患者と両親に提案をした．入院して3日は終日母親が付き添っていたが，その後は日中のみ付き添うことになり，家族はいままでできなかった家の用事をしながらゆっくりと過ごすことができるようになった．患者から家族がいないことに関しての不安の訴えは聞かれなかった．

③ 今後への不安（#3）

〔1〕転院後90日

　転院後90日頃から，呼吸状態が落ち着き，喀痰の量も少なくなり，スピーチカニューレに変更が可能な状態となった．しかし，Kさんは「怖い…」と言い，医療措置が必要であった身体状態からの回復にともない，気管カニューレや持続吸引など，頼っていたものがなくなることへの不安が出てきたため，患者の不安を軽減し，回復を妨げないようにする必要があった．そこで看護師は，いまの呼吸機能の状態でスピーチカニューレに交換しても大丈夫であることについて根拠をもって説明し，Kさんの同意を得ることができた．交換後，Kさんは「お母さん」と発声することができ，家族もうれしそうにしていた．その後，気管カニューレを抜去していく際も同様に看護師が何度も説明を行い，Kさんからの同意を得ることができた．Kさんは「看護師さんからの説明や後押しがなかったら，前に進めなかった」と話した．

〔2〕退院に向けての準備

　気管カニューレが抜去され，医療措置は膀胱留置カテーテルと胃瘻のみとなった．車椅子への乗車訓練や摂食・嚥下訓練を積極的に進め，活動と休息のバランスが保たれた1日を過ごせるようになった．

　Kさんは夜間，家族がいないときに，「家に帰ってもいいのかな」と，退院後，両親に対して負担をかけるのではないかという不安をスタッフに表出することがあった．しかし，家族には自分がそのような思いでいることは知られたくない，このことでさらに気をつかわれたくないという気持ちがあり，看護師は患者の気持ちを尊重し，Kさんの訴えは両親には伝えず，傾聴した．

　両親はKさんに対して落ち着いた態度でおだやかに接しており，患者に心配をかけないようにしている様子であった．患者を気づかう家族の気持ちに寄り添えるよう，心配なことや不安なことはないかなど，両親がKさんから離れたときに話を聴き，そのときどきの家族の状況を把握するようにした．

　この時期は，患者の訴えを傾聴するとともに，介護する両親の負担を軽減するための介助方法やスケジューリングを工夫した．両親に対する移乗，食事，排泄，清潔ケアについての指導時は，スタッフからの一方的な指導にならないように両親の意見を取り入れ，Kさんからも意見を聞くようにし，介助方法を検討した．両親の休息時間や退院に向けての事務手続きなどのための時間

を十分に取れるように配慮した．両親は気負うことなく落ち着いた様子で，自分たちの考えを話しながら介助方法を習得し，退院に向けて自宅の準備を行うことができた．

Kさんは家族の様子を見て，「最初は自分が家に帰ってもいいのかなって思っていたけど，両親やみんなが帰るためにいろいろ準備してくれているから，帰ってもいいんだと思えるようになった」と話すようになった．また，友人の面会に対して「会っても大丈夫かな」と受け入れるようになった．

評　価

1 身体的・精神的苦痛の軽減について

　入院初期は，まだ身体状況が不安定なことから身体的苦痛はもちろんのこと，それにともなう精神的負担がかなり大きいと考えられた．このような状況下では，障害を受けたことに対して向き合えるほどの余力はなく，いまある苦痛に対処することで精一杯であり，ゆえにKさんが求めているのは，身体的にも精神的にも安寧に過ごせる時間であると考えた．

　この時期は特に基本的欲求の1つである呼吸が阻害されていた．そのため，呼吸状態が落ちついて過ごせることが精神的安楽にもつながると考え，言語的コミュニケーションが十分にはかれないなかでも呼吸状態の観察と患者の反応に注意し，苦痛がないように配慮しながらケアを実施した．また，ケアについて患者と家族に説明し同意を得てから実施したことにより，患者がそのときの状態に合わせて自らが納得したケアを受けられることができ，苦痛の緩和や安心感を得られたと考える．

2 家族の疲労軽減について

　目標①「呼吸状態が安定し，セルフケアが介助にて保たれ，身体的・精神的苦痛が軽減する」ためのケアを通したかかわりのなかで，患者と家族，スタッフの間に信頼関係を構築することができた．これは，医療者側と患者・家族側が目標を共有し，患者・家族の意思決定にそってかかわることができたからと考える．そして，患者が看護師にケアを任せてもよいと判断したことで，家族も看護師を信頼し，24時間の付き添いをやめることにつながったものと考える．これにより，家族も自身の時間をもつことができ，問題解決のために身体的にも精神的にも耐えうる状態で向き合うことができたと考える．

　障害をもった患者の家族は，ショックと悲しみという精神的ストレスと将来への不安を抱えながら，生活の再構築をしていかなければならない．看護師は，患者のみならず家族の状態もアセスメントしながらケアを提供していく必要がある．

3 不安の軽減について

　入院（転院）初期は身体的・精神的苦痛による不安が大きかったが，入院中期から後期に入ると，身体の状態も落ち着き，車椅子への乗車時間が増え，活動範囲が少し広がった．このことで現在の自分の状況や将来のことを考える機会が増え，障害と向き合う時期となり，入院時とは異なる

不安が出現してきた．そのため，Kさんが何に対して不安があるのか，またそれにどのように対処していくかを検討していく必要があった．

退院後の生活を見すえる時期のKさんの不安は，「ADL全般に関して介助を要するので，両親に負担をかけてしまうのではないか」ということであった．そこで，患者の精神的支援を行いながらも，両親への身体的・精神的支援も意識的に行うようにした．これにより，両親が安寧に過ごすことができ，そんな両親の姿を見たKさんの心の負担をいくらか軽減できたと考える．

青年期の頸髄損傷患者のキーパーソンは，壮年期にある親の場合が多く，問題に対する家族の対応能力は比較的高い．そのため，家族の身体的サポートや情緒的サポートが期待でき，患者が安心してリハビリテーションに取り組むことができる環境をつくりやすいという強みがある．今回は，この家族の力という強みを生かしたことで，Kさんが障害と向き合うための安寧な状態をつくることができた．

患者を取り巻く環境は，心理状態に大きく影響する．看護師は，患者が安寧な状態でいられるようにケアしながら，生活の再構築のために患者自ら考えることができる環境・状況をつくることが大切である．Kさんは退院して両親のいる自宅に戻ってから，入院中にスタッフから紹介された同じ頸髄損傷患者と連絡を取り合ったり，学生時代の友人とともに県外に旅行に出かけたりと，家族以外の人たちとの交流もみられるようになった．

障害により自己価値の転換を余儀なくされ，危機的状況に陥ってもおかしくない状況であったが，社会的交流をもてるまでに回復できたのは，両親やスタッフなど信頼できる人々に自分は支えられているのだという実感がもてたからではないかと考える．青年期はアイデンティティー確立の時期であり，周囲の人たちとの関係性から自己を見いだしていくことから，患者・家族との信頼関係を重要視しかかわってきたことが，患者が自己価値を育むことによい影響を及ぼしたのではないかと考える．

本事例のポイント

患者の家族に対して早期よりケアを行い，家族の力を強みとしながら，安心できる環境を提供し，安寧な状態を保ったことで，青年期の患者が自己と向き合うことができ，自己価値の転換を促進することができた．

参考文献

1. 渡辺俊之，本田哲三編（2000）リハビリテーション患者の心理とケア，医学書院．
2. 粟生田友子（2008）看護師の立場から：看護ケアのなかで見える対象の障害受容とケアのありよう（特集 障害は"受容"できるか?），リハビリナース，1（6），pp.30-34.
3. 鈴木和子，渡辺裕子（2012）家族看護学：理論と実践 第4版，日本看護協会出版会．
4. 中瀬雄大（2017）人が発達する変化の過程を理解する枠組みとしての心理社会的発達理論，月刊ナーシング10月増刊号，37（12），pp.129-131.
5. 石鍋圭子，野々村典子ほか編著（2001）リハビリテーション専門看護：フレームワーク／ビューポイント／ステップアップ，医歯薬出版．

付　録

用語の解説

糸賀一雄 (1914 - 1968)	戦後混乱期の 1946 年に知的障害児や戦災孤児らを集めた学校を創設し，1963 年には西日本初の重症心身障害児入所施設を開設．日本の障害児教育・障害者福祉を切り開いた第一人者．『この子らを世の光に』『福祉の思想』などの著書がある．
下位運動ニューロン	シナプスで上位ニューロンから運動の指令を受け，その信号を手や足などの筋に伝える神経路．
活動耐性低下	活動により高まった酸素需要に応えるために心拍数や呼吸数が増加すると息切れや動悸として自覚される．呼吸機能や心機能の障害により，少ない運動量でもこれらの症状が出現する状態をいう．
言語聴覚士 (speech-language- hearing therapist：ST)	失語症，聴覚障害，言語発達遅滞，声や発音の障害など言語的コミュニケーションにかかわる障害をもつ人に対し，検査と評価，必要に応じて訓練，指導，支援などを行う専門職．摂食・嚥下の問題にも対応する．
国際障害者年	世界保健機関（WHO）は障害者の「完全参加と平等」を掲げ，障害者の社会生活への完全参加，障害のない人と同等の生活を享受する権利の実現をめざし，1981 年を国際障害者年と決議した．
作業療法士 (occupational therapist：OT)	作業療法に携わる専門職．作業療法（occupational therapy）とは，身体障害を有する人の運動機能，また認知機能や精神に障害を有する人の障害回復と社会適応能力の向上をめざして行われる訓練であり，日常生活の諸動作，芸術，ゲーム，スポーツなど広範囲の作業や活動を含む．
上位運動ニューロン	大脳皮質から延髄および脊髄に走行し，運動指令を下位ニューロンに伝える神経路．

障害者基本法	心身障害者対策基本法を改題・改正して1993（平成5）年に成立. 障害者の自立および社会参加等を支援するための施策を定めた法律. 障害者福祉施策の基本理念, 施策の基本となる事項, 国・地方自治体の責務や基本計画策定義務などを規定する.
障害者総合支援法	障害者自立支援法を改題・改正して2012（平成24）年に成立. 障害の有無にかかわらず国民が相互に人格と個性を尊重し安心して暮らせる地域社会（共生社会）の実現を目的とし, 必要な障害福祉サービスの給付や地域生活支援事業などを総合的に行うことを定めた法律.
障害者の権利宣言	1975年の第30回国連総会において障害者に対する差別と不平等の是正に向け, 包括的な障害者の権利に関する決議がなされた. 障害者は, この宣言に掲げられるすべての権利を享受するとしている.
障害確かめ体験	障害を負った人が現在の状態や今後に対する不安, 焦りから, 自分の力や可能性を確かめたいという思いのもと訓練プログラム以上の活動, 危険とみなされる行為を試みること.
身体障害者福祉法	1949年制定. 身体障害者の自立と社会経済活動への参加を促進するための援助と必要な保護（更生援護）を総合的に実施し, 身体障害者の福祉の増進をはかることを目的とする法律.
世界人権宣言	人権および自由を尊重し確保するため, 「すべての人民とすべての国とが達成すべき共通の基準」を宣言したもの. 1948年の第3回国連総会において採択された.
世界保健機関 (World Health Organization：WHO)	健康を基本的人権の一つととらえ, その達成を目的として1948年に設立された国連の専門機関. 本部はスイス・ジュネーブ. 設立日の4月7日は世界保健デーとなっている.
体性感覚	目, 耳, 鼻, 舌など特定の感覚器で知覚される感覚以外の, 全身に分布する構造から得られる感覚のこと. 表在感覚と深部感覚がある. 表在感覚は, 触覚, 痛覚, 温度覚などの皮膚感覚をいう. 深部感覚は, 運動覚, 位置覚, 圧覚, 振動覚などのことで, 筋, 腱, 関節, 骨膜などにある受容器によって知覚される.
ディコンディショニング	長期の安静臥床により引き起こされる身体調節機能の異常や運動耐容能力の低下のこと.
徒手筋力検査（manual muscle test：MMT)	筋力を検者の徒手（素手）により評価する方法. 「0〜5＋」で評定されるが, 「3＋〜5＋」では主観が入りやすいため, 治療方針を計

付録：用語の解説　**331**

画する場合は機器による測定の併用が勧められる.

日常生活活動
（activities of daily
living：ADL）

食事，排泄，入浴，更衣など日々の生活で必要となる基本的な行為・行動．または単なる身体動作の意味だけでなく，"行為・行動を企図し，状況を判断し，手順を考え，記憶する" といった心理的，知的機能も備わって成り立つ日々の活動をいう.

日常生活行動
（daily life behavior）

人が成長・発達し，社会生活を営み，その人らしさを形づくる行動の総称．生命維持にかかわることから，人間的成熟，社会的関係を形成・発展させるための行動まで幅広く含み，行動のあらわれ方は個別的特徴をもつ．日常生活活動（ADL）よりも広義の言葉として用いられる.

ノーマライゼーション

障害者や高齢者など社会的に不利益を受けやすい人々が，すべての人々と均等の機会を得るとともに生活条件の向上を等しく享受することができるよう社会を改善・整備していこうとする活動，施策のこと.

ノーリフトケア®

患者（要介護者）を人力だけで持ち上げない，抱え上げない，ベッド上で引きずらない看護のこと．患者が車椅子やベッドから移乗する際，人力だけで行わずに適切な福祉用具を使用することで，看護師の腰痛予防のみならず患者の皮膚損傷や不快感の防止・軽減につながるとされる．ノーリフト／ノーリフトケアは日本ノーリフト協会の商標登録用語.

パラリンピック

1952 年に脊髄損傷者を中心とする第 1 回国際競技会として発足し，現在ではあらゆる種類の身体障害者が参加する世界最高水準の身体障害者スポーツ大会．オリンピックと同じ年，同じ開催地で開かれる.

バリアフリー

障害のある人や高齢者が社会生活を送るうえでのさまざまな障壁（バリア）を取り除くこと．車椅子でも生活できる住宅や公共施設，段差の解消や視覚障害者誘導用ブロックを設置するなど，公共生活上のあらゆる障壁を除去し，暮らしやすい町づくり，安全・安楽な生活空間に整備することをいう.

福祉用具法

正式名称は「福祉用具の研究開発及び普及の促進に関する法律」．日常生活を営むのに支障のある高齢者や障害者の自立の促進，介護を行う人々の負担軽減などを目的として 1993 年に制定された.

ユニバーサルデザイン

すべての人のためのデザインを意味し，年齢や障害の有無などにかかわらず，できるだけ多くの人が利用可能となるデザインのことを

いう．1980年代にアメリカで明確にされ，①公平性，②自由度，③単純性，④わかりやすさ，⑤安全性，⑥省体力，⑦スペースの確保——の7つの原則が提唱されている．

理学療法士
(physical therapist：PT)

理学療法に携わる専門職．理学療法（physical therapy）とは，身体に障害を有する人の基本的な生活動作能力改善のために行われる運動療法や日常生活などの訓練をいう．

レジリエンス
(resilience)

「回復力」「復元力」または「弾力性」などと訳される．さまざまなストレスや困難な状況，障害に対しても適応し，再生する力をいう．人は本来，自らの生きる力を回復・復元する力をもつとされる．

IADL
(instrumental ADL：手段的日常生活活動)

掃除，洗濯，料理などの家事，外出，交通機関の利用，買い物などといったADLよりも複雑で高度な行為・行動．

IL運動

1960年頃からアメリカで始まり，その後世界各国で取り組まれてきた障害者自身による主体的な運動．障害者が地域社会のなかで自分の意思と責任に基づいて生活できる条件（自己決定権）の獲得を目的とする．

日 本 語 索 引

ア

アーリーモビライゼーション 58
アセスメント 61, 92
　運動機能 70
　嚥下障害 262
　下肢切断 236, 239, 241
　感覚機能 73
　言語機能 76
　更衣行動 142
　高次脳機能障害 286
　在宅支援 186
　視覚障害 290
　失語症 276
　心理 94
　性行動 155
　脊髄損傷 215, 222, 228
　大腿骨近位部骨折 246, 250, 251
　聴覚障害 300
　転倒 310
　入浴行動 147
　認知機能 77
　脳卒中 199, 204, 210
　排泄機能障害 271
　排泄行動 137
圧迫創傷 181
アテローム血栓性脳梗塞 195
アドボカシー 33
安全管理 58
アンダーソン・土肥改定基準 44
IL 運動 32, 332

イ

意思決定 35, 107
意思決定支援 105
移乗 117, 181, 122, 208, 316
移乗動作介助 129
溢流性尿失禁 265
移動 117, 314, 316
糸賀一雄 26, 329

衣服の着脱 143
インテーク 167
院内肺炎 89
インフォームドコンセント 36

ウ

ウェルニッケ失語 60, 76, 274
ウェルニッケ野 274, 279
ヴォルフェンスベルガー 32
迂回 275
うつ（うつ病） 55, 104, 197
運動機能障害 68, 143, 155
運動機能のアセスメント 70
運動障害 214
運動神経 68
運動性失語 274

エ

栄養状態 55, 56
壊死 234
エネルギー摂取量 57
嚥下機能障害 74
嚥下機能のアセスメント 74
嚥下訓練 83
嚥下障害 55, 199, 256
嚥下代償法 261
嚥下中枢 257
嚥下反射 257
エンパワーメント 33
ADL 再獲得 112
ADL 自立 110

オ

黄斑変性 290
起き上がり動作 119
オレム 110
音韻性錯語 275

カ

ガーデン分類 244

臥位 78
下位運動ニューロン 70, 329
介護給付 170
介護保険 28, 48
介護力 184
咳嗽 153
快体験 112
改訂水飲みテスト 83
ガイドヘルプ 294
回復期
　下肢切断 239
　高次脳機能障害 284
　失語症 276
　脊髄損傷 222
　大腿骨近位部骨折 250
　脳卒中 204
回復期うつ 104
回復期リハビリテーション 40, 45, 104
回復期リハビリテーション病棟 5, 46
回復期リハビリテーション病棟協会 206
外来リハビリテーション 48
過活動膀胱 264, 271
学習理論 17, 112
下肢伸展挙上 82
下肢切断 231
仮性球麻痺 74
家族看護 159
家族看護エンパワーメントモデル 161
家族看護理論 159
家族支援 44, 211
加速損傷 282
家族のアセスメント 160
家族の障害受容 105
片麻痺 54, 308
価値変換 99
活動制限 42
活動耐性低下 329
ガットマン 99
合併症 16, 47, 205
カテーテル 220
過敏性腸症候群 266
感音性難聴 73, 297, 298

334 日本語索引

感覚異常　149
感覚機能障害　70
感覚機能のアセスメント　73
感覚障害　70, 152
感覚性失語　274
間欠導尿　226
看護・介護10か条　206
喚語困難　275
看護者の倫理綱領　33
関節可動域訓練　43, 79, 250
関節可動域制限　86
間接訓練　83, 260
関節拘縮　86, 200, 221
関節拘縮予防　88
感染　250
感染予防　252
観念運動失行　60
観念失行　60
カンファレンス　186

キ

記憶障害　60, 85, 280
起居動作介助　125
危険行為　58, 62
義歯　153
偽性球麻痺　257
義足装着　239
義足歩行　231
基礎疾患　16, 205
気道閉塞　199
機能回復訓練　78
機能制限　20
機能低下　41
機能的自立度評価法　113, 308
嗅覚　73
急性冠症候群　158
急性期
　下肢切断　236
　高次脳機能障害　283
　失語症　276
　脊髄損傷　215
　大腿骨近位部骨折　246
　脳卒中　198
急性期リハビリテーション　40
急性錯乱状態　61
急性中耳炎　297
球麻痺　74, 257
共助　106

共生社会　29
強制排便　270
共同偏視　196
虚血性心疾患　158
居宅介護　170
起立性低血圧　56, 87, 88, 199
起立性低血圧予防　88
筋萎縮　199
筋力強化訓練　82, 250
筋力低下　86
QOL向上　168

ク

靴・靴下の着脱　144
屈曲回旋　118
くも膜下出血　197, 282
グループホーム　172
車椅子　79, 122, 134
車椅子移乗　181, 225
グレア　293
グレイソン　99

ケ

ケアプラン　167
経口摂取　261
痙攣性便秘　266
血圧管理　56, 204
血圧の変動　54
血行障害　215
結腸性便秘　266
血糖管理　56
下痢　265, 272
言語機能障害　76, 273
言語機能のアセスメント　76
言語訓練　84
言語中枢　274
言語聴覚士　4, 9, 46, 49, 83, 184, 286, 329
言語的コミュニケーション　299
幻肢痛　233
健忘　280
健忘（性）失語　76, 274

コ

更衣　142, 209, 226
更衣援助　145

更衣行動のアセスメント　142
構音障害　273
構音障害訓練　84
高額障害福祉サービス費　170
効果の法則　112
口腔環境　83
口腔ケア　56, 83, 203
高血圧　65, 199
高血圧治療ガイドライン　204
高血糖　54
高次脳機能障害　59, 77, 131, 146, 279, 315
高次脳機能障害の食行動　132
拘縮　246
構成失行　60
更生センター　173
交通バリアフリー法　28
行動援護　170
行動療法　112
公認心理師　9, 43, 97, 286
後迷路性難聴　299
誤嚥　131, 153, 203, 322
誤嚥性肺炎　55
誤嚥性肺炎の予防　56
コーン　99
股関節　244
呼吸管理　221
国際障害者年　4, 21, 26, 329
国際障害者年行動計画　26
国際障害分類　12
国際生活機能分類　12, 109, 166
国際リハビリテーション協会　4
国連障害者世界行動計画　5
個人の尊厳　28
語性錯語　275
骨萎縮　87, 199
骨気導音　298
骨折　243
コミュニケーション　105, 163
コミュニケーション障害　281
混合難聴　299
コントラスト感度　293

サ

坐位　79, 120, 201
細菌感染　250
坐位姿勢　79

坐位耐性訓練　43
在宅支援　186
在宅療養　48
作業療法士　4，9，46，49，
　186，286，329
左右失認　149
サルコペニア　67，258
残語　275

シ

シェイピングの原理　112
自我　96
視覚　72
視覚失認　60，281
視覚障害　289
弛緩性便秘　266
弛緩性麻痺　199
自己概念　47，59
自己価値　92
自己教示法　113
自己決定能力　32
自己受容　99
自己像　101
自己尊重の低下　313
自己導尿　269
自己抜管　64
脂質異常症　66，205
自傷　64
視床出血　196
視床性失語　196
自助具　134，145
下着の着脱　140
失禁　137，158
失語　60，76
失行　60，132，281
失行訓練　85
失語訓練　84
失語症　273
失書　76
失読　76
失認　60，281
失名詞失語　274
ジャーゴン　275
社会参加　21，26，173
社会参加促進事業　173
社会資源　252，283，287，
　304
社会受容　99
社会福祉基礎構造改革　28
社会福祉士　9，46

社会福祉法　165
シャツの更衣　144
重度障害者等包括支援　171
重度心身障害者医療費助成
　174
重度訪問介護　170
終末期リハビリテーション
　40
就労支援　172
手段的日常生活活動　183
術後合併症　247
術前訓練　234
受容　97
受容支援　186
手話　300，303
上位運動ニューロン　68，329
障害　91
障害基礎年金　176
障害者基本法　8，20，27，330
障害者虐待防止法　30
障害者ケアマネジメント　165
障害者権利条約　30
障害者雇用義務制度　174
障害者雇用支援センター　176
障害者雇用調整金　175
障害者雇用納付金制度　175
障害者差別（を禁ずる）法
　26
障害者差別解消法　31
障害者施策　23
障害者就業・生活支援センター
　176
障害者職業センター　176
障害者自立支援法　166，168
障害者総合支援法　29，166，
　168，330
障害者対策に関する新長期計
　画　27
障害者対策に関する長期計画
　27
障害者手帳　21
障害者に関する世界行動計画
　26
障害者の医療　173
障害者の権利条約　20
障害者の権利宣言　20，330
障害者の雇用の促進等に関す
　る法律　174
障害者の定義　20
障害者福祉　24
障害受容　97

障害確かめ体験　59，205，330
障害福祉サービス　170
障害をもつアメリカ人法　26
消化管管理　221
小脳出血　196
静脈血栓　90，215
ショートステイ　172
職業リハビリテーション　285
食事　44，130，208，295
食事援助　131
食事環境　131
食事管理　225
食事姿勢　133
食事動作　131
食事療法　66
褥瘡　88，90，181，214，234，
　246
褥瘡の好発部位　90
褥瘡予防　78，88，220，249
職場における腰痛予防対策指
　針　180
触覚失認　60
ショック　100
ジョブコーチ　175
自立　105
自立訓練　172
自立支援　186
自立支援医療費　173
自律神経障害　214
心因性難聴　297，299
神経心理学的検査　286
心原性脳塞栓症　195
人工股関節全置換術　246
人工呼吸器関連肺炎　88
人工骨頭置換術　246
心疾患　54
滲出性中耳炎　297
新スウェーデン法　31
身体失認　60
身体障害者　21
身体障害者更生相談所　169
身体障害者雇用促進法　25
身体障害者社会参加支援施設
　173
身体障害者相談員制度　169
身体障害者手帳　169
身体障害者手帳所持者数　22
身体障害者福祉司　169
身体障害者福祉法　8，21，
　25，27，330
伸展回旋　118

心肺機能低下　87
深部静脈血栓症　88, 90, 199, 246, 249
深部静脈血栓症予防　88
心理アセスメント　94
心理社会的安寧　98
心理社会的反応　92, 100
心理的支援　209
心理テスト　97

ス

遂行機能障害　60, 86, 282
スキナー　112
スキンテア　181
スクリーニング　167, 186
ストレス　105, 299
ズボンの更衣　144
座り直し介助　130

セ

生活介護　171
生活期（維持期）　47, 198
　下肢切断　241
　高次脳機能障害　285
　失語症　277
　脊髄損傷　228
　大腿骨近位部骨折　251
　脳卒中　210
生活期（維持期）リハビリテーション　40
生活習慣　66
性機能障害　156, 214, 229
清潔　147, 295
清潔行動　147
性行動　154
性行動のアセスメント　155
精神機能評価　97
精神症状　98
生存権　20
整腸剤　272
性的自己概念　158
性の機能　155
整髪　153
整容　151
整容行動のアセスメント　151
整容の援助　151
世界人権宣言　330
世界保健機関　4, 330
脊髄ショック　212

脊髄神経　213
脊髄損傷　54, 212, 323
脊髄損傷患者の排便管理　270
摂食・嚥下の5期モデル　260
切迫性便失禁　266
セルフケア　16, 94, 109, 229, 251, 317
1959年法　31
漸減抵抗運動　83
全国在宅障害児・者実態調査　21
全失語　60, 76, 274
漸増抵抗運動　83
全人間的復権　4
洗面　153
洗面動作　151
せん妄　55, 61, 246, 250
せん妄の予防　58
専門看護師　10

ソ

早期訓練　42
早期離床　201, 249
喪失　101
創治癒遅延　234
創部観察　249
相貌失認　281
ソーシャルサポート　103
ソーンダイク　112
側臥位　78, 248
尊厳　28, 36

タ

体位変換　181, 201, 224
退院支援　188
体性感覚　70, 330
体性感覚神経系　71
大腿骨近位部骨折　243
大腿四頭筋セッティング　82
大脳半球　279
耐用能　45
多職種協働　9, 49, 236
立ち上がり動作　121
脱臼　246
脱臼予防　252
脱臼を起こしやすい姿勢　248
脱水　246
端坐位　120, 208
端坐位膝屈伸運動　83

単純ヘルペス脳炎　283
弾性包帯法　238
断端訓練（下肢切断）　238
断端痛　232
断端部ケア　235

チ

地域活動支援センター　173
地域生活移行支援　183
地域生活支援事業　170
地域包括ケアシステム　49, 191
地域包括ケア病棟　49
地域連携パス　197
チームアプローチ　9, 43, 197, 235
知覚障害　214
蓄尿障害　264
窒息　131
着衣失行　60, 147
注意障害　60, 85, 132, 280
中耳炎　297
聴覚　73
聴覚機能　300
聴覚失認　60, 76, 281
聴覚障害　296
腸刺激性下剤　272
超皮質性運動失語　60, 274
超皮質性感覚失語　60, 274
直接訓練　83
直腸性便秘　266, 272
鎮静　55

ツ

通過症候群　61
爪切り　154

テ

低栄養　55, 199, 249
ディコンディショニング　86, 330
デイサービスセンター　173
低酸素血症　284
低酸素脳症　283
定時排尿誘導　268
適応過程　100
転位　244
伝音性難聴　73, 297
転倒　64, 122, 312, 322

転倒アセスメント　310
伝導失語　60, 274
転倒防止　251
転倒予防　149, 206
デンボー　99

ト

等運動性訓練　82
同行援護　170
等尺性訓練　82
等張性訓練　82
疼痛　158, 245
疼痛コントロール　247
導尿　269
糖尿病　66, 205
糖尿病網膜症　289
頭部外傷　284
特別児童扶養手当支給制度　177
特別障害給付金制度　177
特別障害者手当等支給制度　177
読話　300, 303
徒手筋力検査　14, 330
怒責　205
突発性難聴　298

ナ

内耳性難聴　298
難聴　297, 298
難聴（聴覚障害）の程度分類　297

ニ

二次障害　16
日常生活活動　8, 43, 45, 109, 331
日常生活行動　6, 15, 95, 109, 331
日常生活動作　109
日常生活用具　169
日本リハビリテーション医学会　5
日本リハビリテーション看護学会　5
乳酸性作業閾値　67
入浴　147, 208
入浴援助　148

入浴禁忌　148
入浴行動のアセスメント　147
入浴の補助具　150
尿意切迫感　264
尿失禁　271
尿排出障害　265, 271
尿路感染症　87, 88, 220
尿路感染症予防　88
ニルジェ　31
認知機能訓練　85
認知機能障害　59, 77, 279
認知機能性尿失禁　268
認知機能のアセスメント　77
認知リハビリテーション　280
認定看護師　10

ネ・ノ

寝返り動作　118

脳炎　283, 284
脳幹出血　196
脳血管疾患　194, 311
脳血管障害　282
脳梗塞　195, 282, 308
脳挫傷　282
脳出血　196, 282
脳腫瘍　282
脳卒中　54, 194, 308
脳卒中地域連携パス　198
脳卒中リハビリテーション看護　11
脳損傷　54
脳浮腫　284
ノーマライゼーション　23, 31, 331
ノーマライゼーション7か年戦略　27
ノーリフトケア　179, 331
ノーリフトケアコーディネーター　179

ハ

バーセルインデックス　113
ハートビル法　28
肺炎　88
肺炎予防　88
排泄　137, 203, 208, 322
排泄機能障害　74, 264
排泄機能のアセスメント　75

排泄行動　111
排泄行動のアセスメント　137
排泄姿勢　141
排泄障害　158
排泄障害のタイプ　267
排泄動作　139
排泄の自立　137
排泄パターン　137
肺塞栓症　90, 249
排尿　74
排尿管理　224
排尿困難　265
排尿自覚刺激行動療法　268
排尿自覚刺激法　138
排尿習慣化訓練　138
排尿障害　214
排尿パターン　268
排尿誘導　137, 268
排便　75
排便管理　225
排便姿勢　267
廃用症候群　41, 86, 199, 245
廃用症候群予防　88
廃用性萎縮　86
廃用性障害　86
白杖　294
発語失行　60
発語障害　275
発達課題　160
歯磨き　153, 208
パラリンピック　26, 331
バリアフリー　29, 331
バルンカテーテル　220
ハローワーク　176
パワーレスネス　106
バンク・ミケルセン　31
半側空間無視　85, 132, 281

ヒ

被殻出血　196
ひげそり　153
皮質下出血　196
悲嘆　100
筆談　300, 303
必要エネルギー量　57
ビニール排便法　221
皮膚統合性障害　237
肥満　67
病態失認　60

フ

不安　42，245
フィードバックコントロール
　113
フィンク　100
不快体験　112
腹圧性尿失禁　265
福祉用具　178
福祉用具プランナー　178
福祉用具法　178，331
服薬管理　209
浮腫　215
不動　86
不眠　42
ブリストル便形状スケール
　272
不慮の事故　77
ブルンストロームステージ
　197
プレバイオティクス　272
フロイト　96
ブローカ失語　60，76，274
ブローカ野　274，279
プロバイオティクス　272

ヘ

平衡感覚　72
閉塞性動脈硬化症　232
ヘルスリテラシー　107
便座移乗　139
便失禁　265，273
便秘　205，246，266

ホ

防衛機制　45，58，93，95
防衛機制の例　96
防衛的退行　100
膀胱障害　214
膀胱留置カテーテル　269
訪問看護制度　174

歩行　208
歩行支援　294
歩行失行　60
ポジショニング　78，201
補助具　294
補装具　169
保続　275
補聴器　300
補聴器の種類　301
ボディイメージ　47，99，158，
　234
保有視機能　293

マ

マットローリング　220
麻痺　212
慢性化膿性中耳炎　297

ミ・ム

味覚　73
身だしなみ　151

無意識　93

メ・モ

メディカルソーシャルワーカー
　43，186，236

盲　289
網膜色素変性　289
目標心拍数　67
持ち上げ許容量　180

ヤ・ユ・ヨ

薬物療法　65

有酸素運動　66
ユニバーサルデザイン　331

抑うつ　45，55，277

ラ・リ

ラクナ梗塞　195

理学療法士　4，9，46，49，
　186，235，286，332
立位荷重訓練　250
立位保持　82，201
リハビリテーション医　46，
　286
リハビリテーション看護　6，10
リハビリテーション看護の定
　義　7
リハビリテーション専門医　5
リハビリテーションチーム
　186
リハビリテーションの語源　4
リハビリテーションのステー
　ジ　40
リハビリテーションの阻害要
　因　54
リハビリテーションの定義　4
リハビリテーションの範囲　8
リポヒアリン変性　195
療養介護　171
緑内障　289
臨界文字サイズ　293
臨床心理士　9，286
倫理原則　34
倫理的課題　33

レ

レジスタンス運動　66
レジリエンス　106，332

ロ

漏出性便失禁　266
ロービジョン　289
ロービジョンケア　290

外 国 語 索 引

A

acceptance of disability　98
activities of daily living（ADL）
　26, 109, 183, 203, 294, 331
acute otitis media　297
ADA　26
adaptation　100
adjustment　100
arteriosclerosis obliterans
　（ASO）　232

B

Bank-Mikkelsen, N.　31
Barthel Index（BI）　113
bipolar hemi-arthroplasty
　（BHA）　246
blindness　289
BMI　66
Broca　274
Brunnstrom stage　197

C

central pattern generator
　（CPG）　257
chronic purulent otitis media
　297
clinical nurse specialist（CNS）
　10
cognitive structure　100
Cohn, N.　99
contrast sensitivity function
　293

D

daily life behavior　109, 331
DDA　26
deconditioning　86
Dembo, T.　99
disabled persons　20
disuse syndrome　86

E

early mobilization　58
emotional experience　100

F

Fink, S.L.　99
Functional Independence
　Measure（FIM）　113, 204,
　308

G

Garden　244
glare　293
Grayson, M.　99
Guttmann, L.　99

H・I

hearing loss　297

id　96
idiopathic sudden deafness
　298
impairment of hearing　297
independent living movement
　（IL）　32, 332
instrumental activities of daily
　living（IADL）　183, 332
Intensive Care Delirium
　Screening Checklist
　（ICDSC）　62
International Classification of
　Functioning, Disability and
　Health（ICF）　12, 109,
　116, 166
International Classification of
　Impairments, Disabilities
　and Handicaps（ICIDH）
　12
ISO　179

L

lactate threshold（LT）　67
Leopold　260
low vision　289

M

manual muscle test（MMT）
　14, 330
MDRPU　249
modified water swallow test
　（MWST）　83
mourning　100
MSW　43, 186, 236
multiple organ failure（MOF）
　43

N

NANDA　110
Nirje, B.　31

O

occupational therapist（OT）
　4, 9, 43, 85, 186, 286, 329
onset of disability　102
Orem, D. E.　110
otitis media with effusion
　297

P

physical disability　100
physical therapist（PT）　4, 9,
　43, 186, 235, 286, 332
psychosocial well-being　98

Q

quality of life（QOL）　33,
　168

R

range of motion exercise
(ROME) 43, 79
rehabilitation 4
Rehabilitation International
(RI) 4
resilience 106, 332

S

self-efficacy 103

self-esteem 103
self-experience 100
shaping 112
skin tear 181
Skinner, B.F. 112
social support 103
speech-language-hearing
therapist (ST) 4, 9, 43,
83, 186, 286, 329

T

Thorndike, E.L. 112

total hip arthroplasty (THA)
246

W

well-being 33
Wernicke 274
Wolfensberger, W. 32
World Health Organization
(WHO) 4, 330

◆成人看護学◆

リハビリテーション看護論
［第3版］

編　集	中　西　純　子 石　川　ふみよ	2005 年 10 月 30 日 2008 年 3 月 1 日	初 版 発 行 第 2 版発行
発行者	廣　川　恒　男	2018 年 12 月 25 日 2019 年 12 月 20 日	第 3 版 ⓒ 1 刷 発 行 2 刷 発 行
組　　版 印　　刷 製　　本	株式会社ワコープラネット 図 書 印 刷 株 式 会 社		

発 行 所　　ヌーヴェル ヒロカワ

〒 102 - 0083　　東京都千代田区麹町 3-6-5
電話 03（3237）0221　　　FAX 03（3237）0223
ホームページ http://www.nouvelle-h.co.jp

NOUVELLE HIROKAWA
3-6-5, Kojimachi, Chiyoda-ku, Tokyo
ISBN 978-4-86174-072-5

成人看護学シリーズ

総編集：大西 和子

看護師国家試験の出題基準に健康レベルでの看護が明確に示され，それに合わせた教育カリキュラムの変更が行われつつあります．本シリーズはこのようなニーズに応えて，理論的基盤に立った判断力と看護実践能力を活かし，成人を対象とした看護が実践できるように，企画・構成されています．

成人看護学概論　第2版　フルカラー
大西和子／岡部聰子　編集
定価（本体2,200円＋税）
ISBN 978-4-86174-021-3

急性期看護論
池松裕子／山勢善江　編集
定価（本体2,400円＋税）
ISBN 978-4-902085-12-9

周手術期看護論　第3版　フルカラー
雄西智恵美／秋元典子　編集
定価（本体2,400円＋税）
ISBN 978-4-86174-060-2

慢性期看護論　第3版　フルカラー
鈴木志津枝／藤田佐和　編集
定価（本体2,600円＋税）
ISBN 978-4-86174-061-9

リハビリテーション看護論　第3版　フルカラー
中西純子／石川ふみよ　編集
定価（本体2,500円＋税）
ISBN 978-4-86174-072-5

緩和・ターミナルケア看護論　第2版　フルカラー
鈴木志津枝／内布敦子　編集
定価（本体2,200円＋税）
ISBN 978-4-86174-044-2

ヘルスアセスメント　フルカラー
横山美樹／石川ふみよ　編集
定価（本体2,500円＋税）
ISBN 978-4-902085-17-4

ホームページ　http:// www.nouvelle-h.co.jp

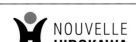

東京都千代田区麹町3-6-5　〒102-0083
TEL 03-3237-0221（代）　FAX 03-3237-0223